铁路红十字救护员培训教材

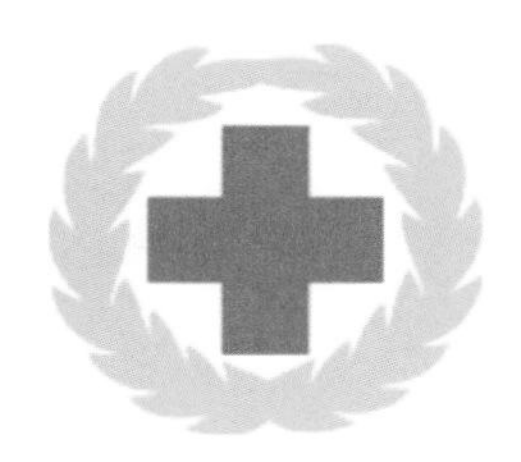

中国铁道出版社有限公司

2019年·北京

图书在版编目(CIP)数据

铁路红十字救护员培训教材/韩树荣主编. —北京：中国铁道出版社，2010.01（2019.6 重印）

ISBN 978-7-113-10892-2

Ⅰ.①铁…　Ⅱ.②韩…　Ⅲ.①急救—技术培训—教材
Ⅳ.R459.7

中国版本图书馆 CIP 数据核字(2009)第 229338 号

书　　名：铁路红十字救护员培训教材
作　　者：韩树荣　主编

责任编辑：吴　军　黄　燕　　　**电话：**010－51873094
封面设计：崔丽芳
责任校对：张玉华
责任印制：陆　宁

出版发行：中国铁道出版社有限公司（100054，北京市西城区右安门西街 8 号）
网　　址：http://www.tdpress.com
印　　刷：中国铁道出版社印刷厂
版　　次：2010 年 1 月第 1 版　　2019 年 6 月第10次印刷
开　　本：787 mm×1 092 mm　1/16　　**印张：**11.25　　**字数：**264 千
书　　号：ISBN 978-7-113-10892-2
定　　价：45.00 元

《铁路红十字救护员培训教材》

编辑委员会

主　编　韩树荣

副主编　崔　艳　马跟东　陈映新

张　岚　刘春光　冯　博

编　委　（按姓氏笔划）

马　进　马跟东　冯　博　邓　留

刘春光　刘平一　刘书祥　张　岚

陈映新　郑江风

前言 qianyan

根据《中国红十字会 2006～2010 年卫生工作规范》中提出“在铁路积极开展卫生救护培训，做到旅客列车的工作人员中有经过培训合格的红十字救护员”的要求，为规范铁路系统红十字救护培训，使铁路客运员工掌握相应的救护知识和技能，具备对伤、病的旅客、职工实施应急处理和现场紧急救护的能力，进一步提高铁路客运服务质量，铁道部劳动和卫生司、运输局共同组织编写了这本教材。

本教材根据铁路有关规定，针对站、车、工区常见的突发疾病和创伤，从救护程序、要领、注意事项等方面进行了深入浅出的详细论述，并对站、车突发公共卫生事件的处置原则作了简述，突出了行业特色和实用性；在内容编排上力求图文并茂，使其具有科学性、通俗性、可读性和可操作性。

《铁路红十字救护员培训教材》既可作为培训教材，也适合有兴趣的铁路员工自学，帮助更多的人学会红十字救护知识，掌握救护技能。

本书在编写过程中，参考了中国红十字会《救护师资培训教材》和国内外的一些著作和网站资料，西安铁路局李凡也为本书的编写做了大量的工作，在此一并致谢。

2009 年 12 月 1 日

目录 mulu

第一篇　救护基础篇

第二篇 现场救护篇

第三篇 公共卫生篇

第一篇　救护基础篇

第一章　解剖生理基础

第一节　人体结构简述

为了对需要救护的伤病员正确有效地施行现场急救，急救者首先应简要了解人体主要器官的位置、结构以及它们之间的相互关系和作用，只有掌握了这些知识才能和异常相鉴别，在抢救时作出正确的分析和处理。

医学上为了正确表达人体各部位的结构和位置关系，对其方位作了统一的规定并赋予专门的名称术语（图 1—1）。

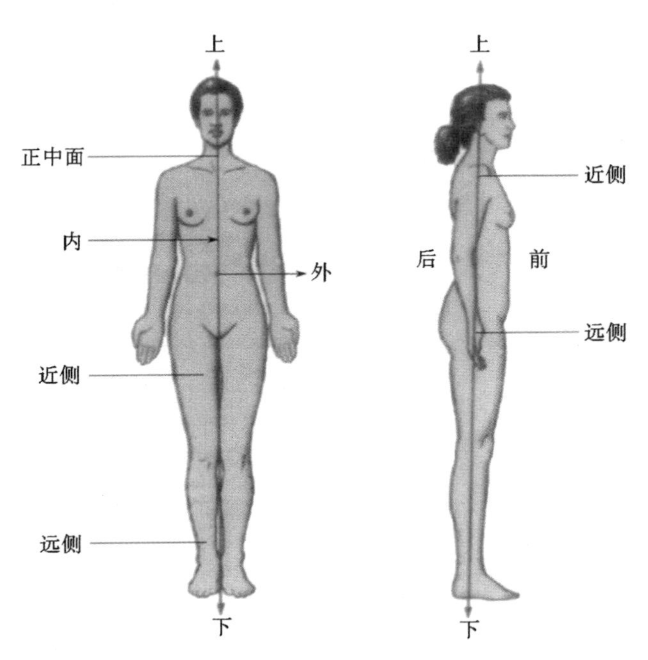

图 1—1　方位术语

腹部为前，背侧为后，人体从上向下，头为上足为下；从人体正中平分为左右两部，靠近中线称为内侧，远离正中线称为外侧。在四肢，靠近肢根部（肩部、臀部)称为近端,远离肢根部(手、足)称为远端。前臂近尺骨(小指侧)的为尺侧,近桡骨(拇指侧)的为桡侧,小腿前面靠近胫骨部分(足拇趾侧)称为胫侧,后外面(足小趾侧)称为腓侧,它们分别与内侧和外侧相对应。

第二节　运动系统

运动系统由骨骼、肌肉和关节组成,全身骨骼见图1－2。

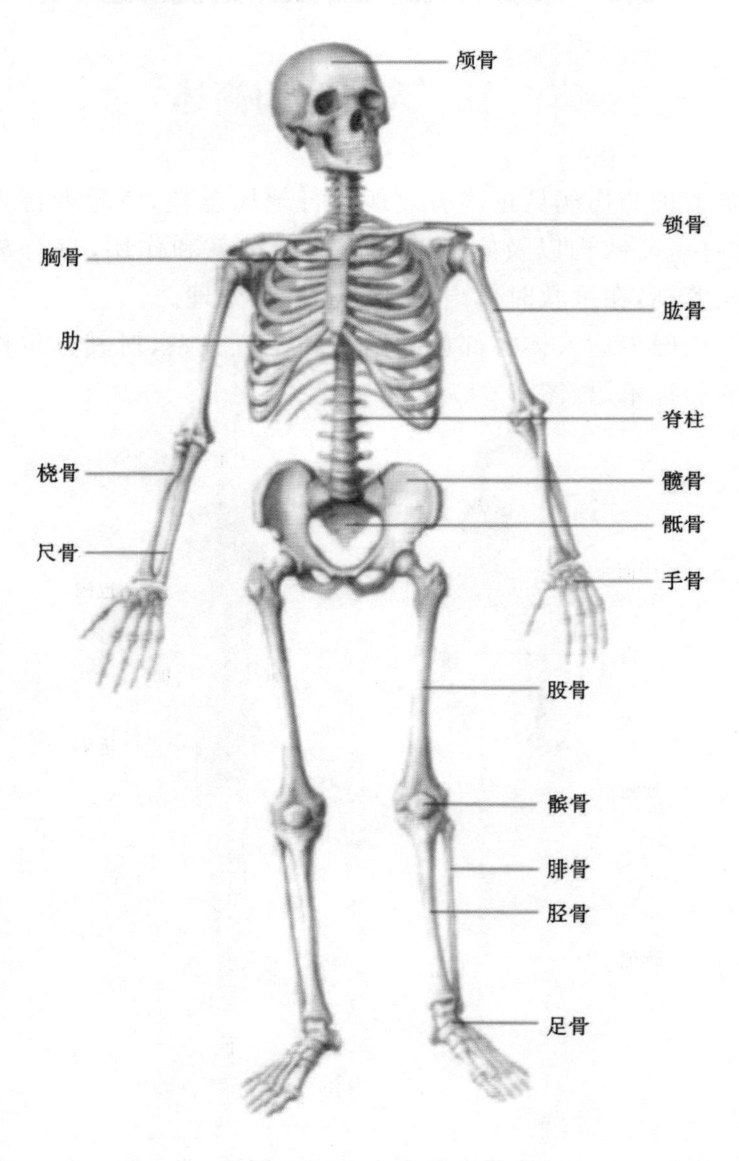

图1－2　全身骨骼图

一、骨　　骼

（一）上 肢 骨

在胸廓的前上方有锁骨，分别与内侧的胸骨和外侧的肩胛骨相连接，上臂骨是肱骨，肱骨头与肩胛骨形成肩关节，肩关节最为灵活，可以做各种形式的运动，肱骨中部是肱骨体，桡神经及其伴行的血管从肱骨体后面中部的桡神经沟内通过，当肱骨干骨折或在中段上止血带时容易损伤桡神经，造成“垂腕”现象。肱骨下端则与桡尺骨形成肘关节。

前臂外侧为桡骨，内侧为尺骨。在手腕处的桡侧可触及下端突出部分就是桡骨的下端，外伤时常发生骨折。

桡骨、尺骨下方的关节盘和腕骨组成腕关节，下接掌骨和手指骨。

（二）下 肢 骨

全身最长最粗的骨是大腿的股骨，其上接骨盆。骨盆由两侧髋骨（髂骨、坐骨、耻骨）和骶骨、尾骨结合而成，股骨头嵌入髋骨外侧的髋臼内形成髋关节。

小腿和前臂相似，有两根长骨，分别为胫骨和腓骨，胫骨与股骨下端及髌骨组成膝关节。腓骨较细，在胫骨后外方。胫腓骨下端与距骨组成踝关节，下接跟骨、跖（足掌）骨和趾骨。

（三）脊 柱 骨

脊柱骨由颈椎、胸椎、腰椎、骶骨和尾骨组成，它们相连形成脊柱。从侧面看，脊柱有颈、胸、腰和骶 4 个生理弯曲。其中，颈曲和腰曲凸向前、胸曲和骶曲凸向后，这增加了脊柱的弹性，对维持身体重心的稳定有重要意义。由于颈腰部运动灵活，故损伤也较多见（图 1—3）。

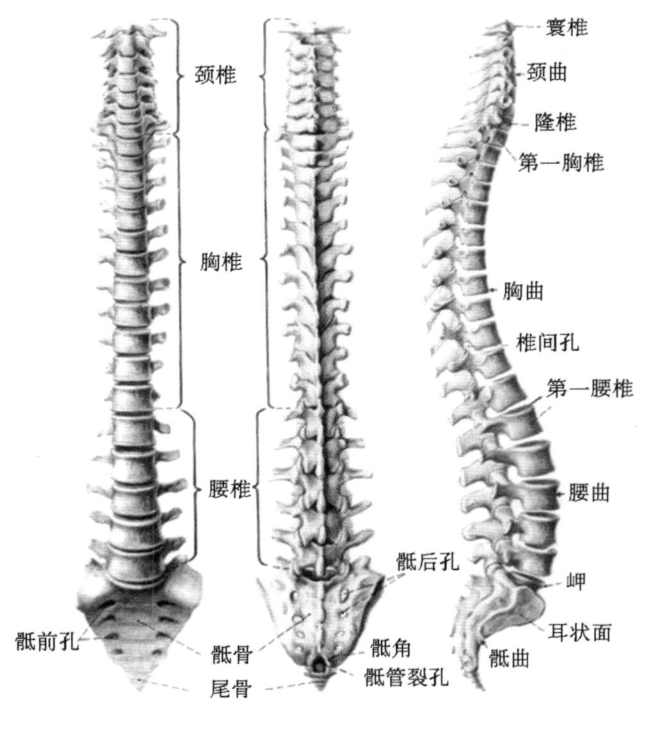

图 1—3　脊柱前、侧、后面观

（四）胸骨和肋

胸骨在胸前的正中，从上而下可分胸骨柄、胸骨体和剑突三部分。胸骨两侧与肋骨相连。肋骨呈弓形，向后与胸椎相连，胸骨与 12 对肋和 12 块胸椎连接起来构成胸廓。它呈圆锥形,除了起保护心肺、支持躯体作用外,还参与呼吸运动,肋骨骨折时,可影响呼吸功能。

二、肌　　肉

1.肌肉按其生理功能可分三类:

(1)受人们意志管理运动的称骨骼肌,主要存在于躯体和四肢,通常附着于骨;

(2)不直接接受人们意志管理的,主要存在于内脏及血管壁称为平滑肌;

(3)心脏所特有的肌肉称心肌,也属于不随意肌。

2.骨骼肌通过伸缩使关节运动,做各种动作,受伤后影响运动功能;平滑肌痉挛时可产生内脏疼痛;心肌主要是起收缩与舒张作用,一旦心肌收缩停止,心跳即停止。

第三节　呼吸系统

呼吸系统的主要功能是进行气体交换,即吸入氧,排出二氧化碳,由呼吸道及肺组成(见图1—4)。

项呼吸道包括鼻、咽、喉、气管和支气管等,是传送气体的通道,临床上通常把鼻、咽、喉叫做上呼吸道。气管和各级支气管叫做下呼吸道,喉在上呼吸道的位置较重要,向上与咽相连,向下与气管相通。在急性喉阻塞时,可在喉的前壁甲状软骨(喉结下方)和环状软骨之间用粗注射针头刺入喉腔,建立暂时的通气道。气管向下分为左、右主支气管,分别进入左肺和右肺。

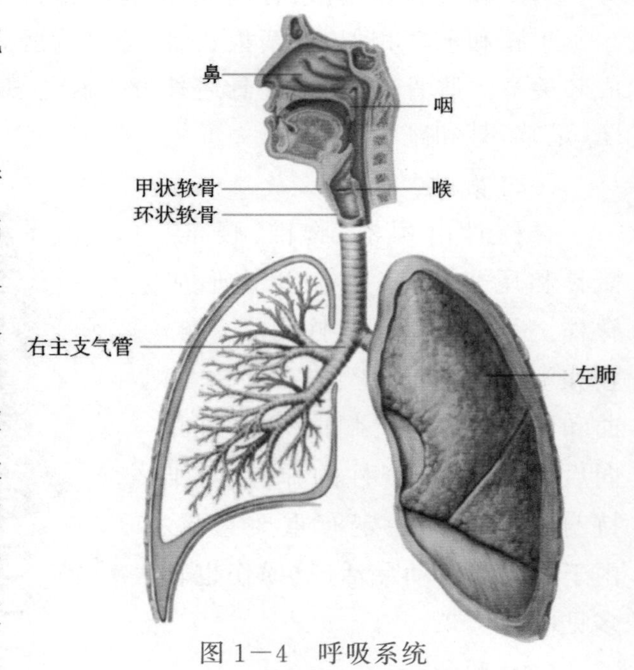

图1—4　呼吸系统

肺是氧气和二氧化碳气体交换的重要场所。

第四节　消化系统

消化系统包括消化管和消化腺两大部分(图1—5)。其功能是吸收营养,排出食物残渣。

消化管分为口腔、咽、食管、胃、小肠和大肠，口腔后部与咽相通。咽的下部狭窄，异物易停留在喉口两侧的隐窝内。食管在气管后方，穿过膈肌，进入腹腔与胃相连。胃的出口依次连接十二指肠、空肠和回肠，三者统称为小肠，它们是消化和吸收的主要部位；大肠分盲肠、阑尾、结肠、直肠和肛管，它们主要功能是吸收水分、维生素和无机盐，并排出食物残渣。消化道破裂时，食物、血液等进入腹腔，引起严重的腹膜炎。

消化腺包括口腔（唾液）腺、肝、胰及消化管壁内的许多小腺体，主要是分泌消化液。肝脏是人体内最大的腺体，紧贴着膈下，位于右上腹。胸外按压时位置过低或外力撞击常致肝脏裂伤，引起内出血，刺激腹膜出现腹痛，严重时可引起出血性休克，甚至死亡。

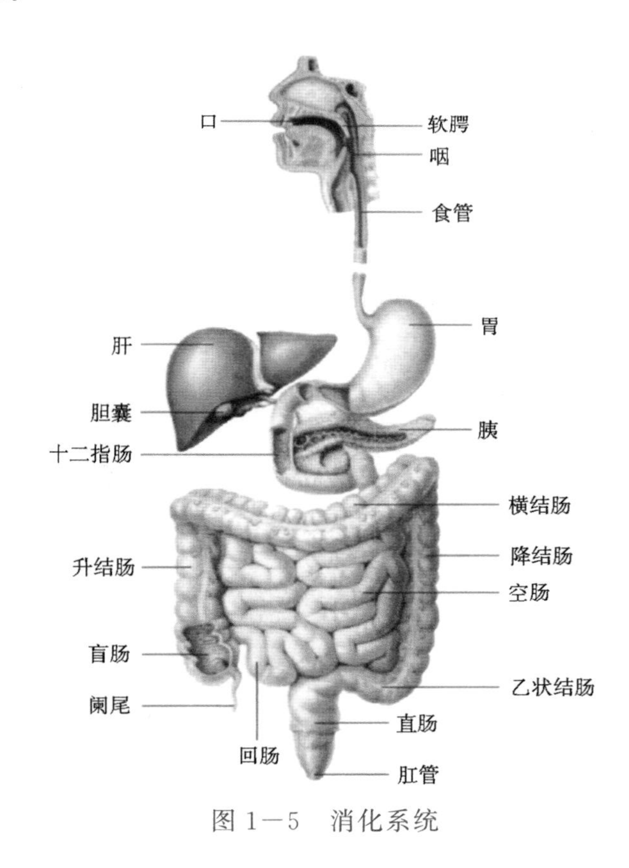

图1—5　消化系统

第五节　心血管系统

心血管系统由心脏、动脉、静脉和毛细血管组成（图1—6）。

一、动　　脉

动脉是运送血液离开心脏至身体各部的血管，心脏收缩射血时，动脉管壁被扩张；心脏舒张时，动脉管壁上的弹性纤维回缩，以维持血压和推动血液继续向前流动。中小动脉特别是小动脉的收缩、舒张可以改变动脉管腔的大小，从而改变局部的血流量和血流阻力，影响到血液的分布和血压的变化。

二、静　　脉

静脉是引导血液回心的血管，分浅静脉和深静脉。浅静脉位于皮下，又称皮下静脉，常用于抽血、输液等，浅静脉的血最终流入深静脉；深静脉位置较深，与动脉伴行。

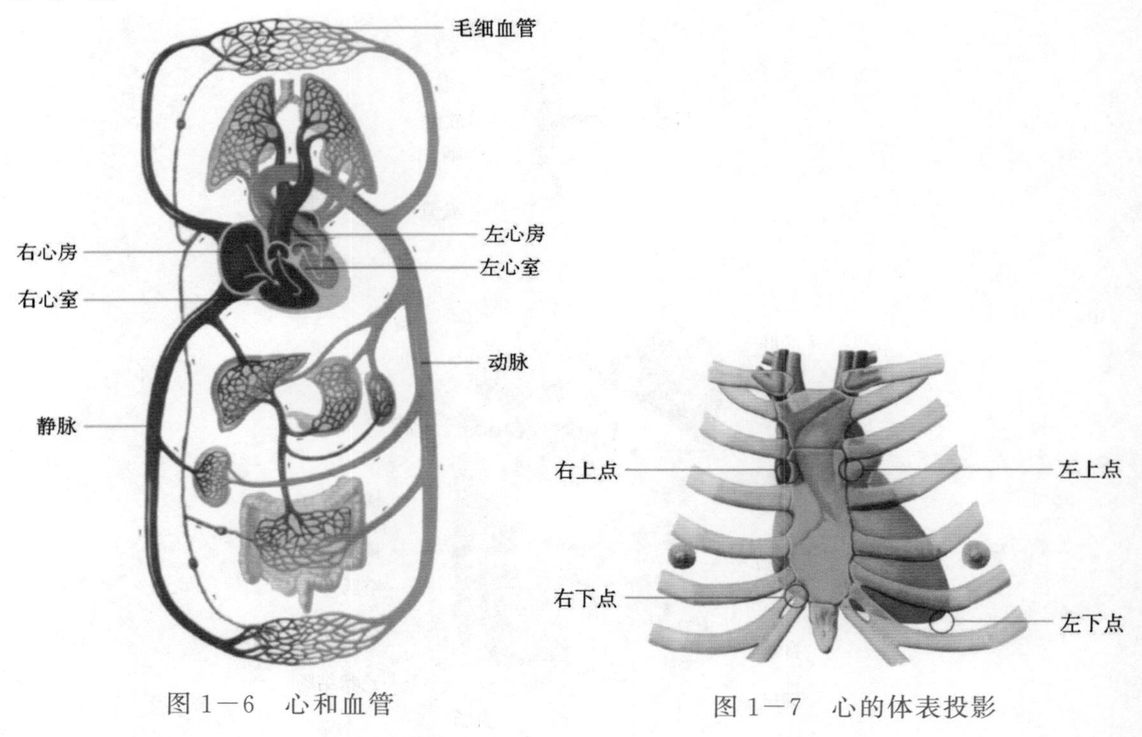

图 1—6　心和血管　　　　图 1—7　心的体表投影

三、毛细血管

毛细血管是连于动脉与静脉之间的微细血管。

四、心　　脏

心脏在胸腔内的位置：心在身体表面的投影可通过四点的连线来大致确定。左下点为心尖的投影（图 1—7）。

1. 心脏是血液循环的动力器官，有四个腔：左、右心房和左、右心室。心脏上方的两个房叫右心房和左心房，右心房接受从全身循环后回来的静脉血液，左心房接受从两侧肺部（肺静脉）来的含氧高的动脉血，两房之间有房间膈隔开。心脏下方的两个室叫右心室和左心室，右心室接受右心房的血液，将血液送到两侧肺部去氧合，左心室接受左心房送来的血液，然后将血液泵到全身，左右心室之间有室间膈将两室隔开。每一侧的房和室之间有一个“单行道”的瓣膜，防止从心房流向心室的血反流回到心房。

2. 心脏传导系统的主要功能是产生并维持心脏正常的心跳和节律，保证心房、心室收缩和舒张的协调。传导系统发生障碍就会出现心律失常。

第六节　神经系统

神经系统由位于颅腔内的脑和脊柱内的脊髓以及遍布全身各处的周围神经所组成，可分为中枢部和周围部（图 1—8）。

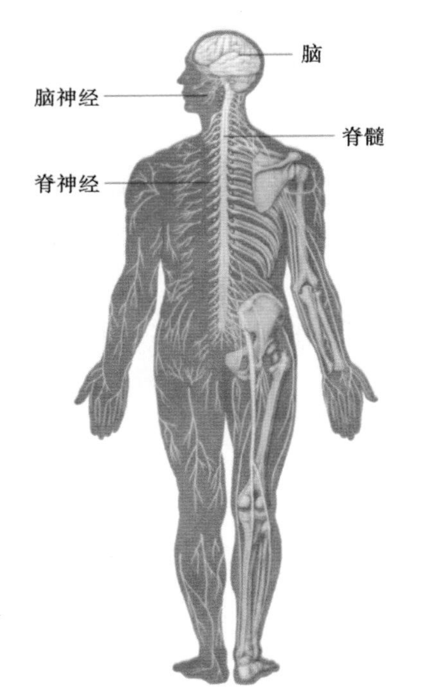

图 1—8　神经系统

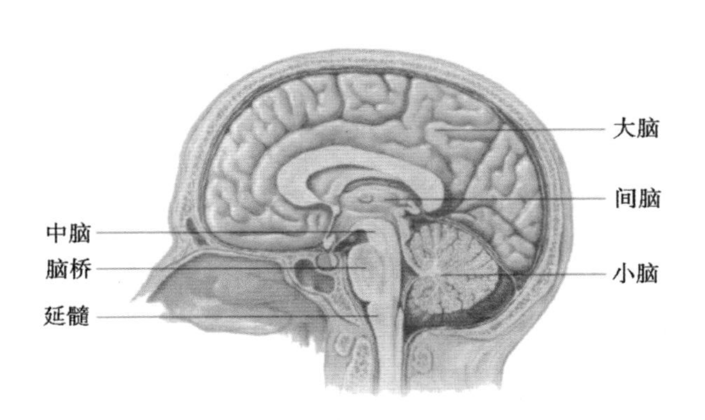

图 1—9　脑的组成

一、中　枢　部

中枢部即中枢神经系统，包括脑和脊髓。

1. 脑

脑位于颅腔内，由大脑、间脑、脑干和小脑等部分组成（图 1－9）。脑干从下往上，为延髓、脑桥和中脑，向上延续为间脑，延髓向下与脊髓相连。脑干中有心血管运动中枢、呼吸中枢、吞咽中枢以及视、听和平衡等反射中枢。间脑位于中脑和大脑之间，它管理一系列复杂的代谢活动和内分泌活动，还与某些昼夜周期性变化的活动有关。小脑位于颅后窝，它的功能是维持身体平衡以及调节肌肉的紧张和协调肌肉的运动。大脑包括左右大脑半球，具有思维、意识和语言表达的功能，是人类神经系统最高级部分。

2. 脊髓

脊髓位于椎管内，具有传导功能和反射功能。

（1）传导功能：全身的深、浅部感觉以及大部分内脏感觉，都通过脊髓传导到脑。脑对躯干和四肢的骨骼肌运动以及部分内脏的管理，也是下传到脊髓才能完成。

（2）反射功能：脊髓的反射活动是在脑的控制下进行的，其反射功能可概括为躯体反射（如蚊子叮咬一手背时，另一手立即拍打等）和内脏反射（如腹部剧痛时，全身出大汗等）。

二、周 围 部

周围部又叫周围神经系统，包括脊神经、脑神经和内脏神经。它们其中一端同脑或脊髓相连，另一端通过各部神经末梢与身体其他各器官、系统相联系。

第七节　女性生殖系统

一、女性生殖系统基本组成

（一）外生殖器

组成部分略。

（二）内生殖器

组成部分：包括阴道、子宫、输卵管及卵巢。

1. 阴道：阴道连接着子宫与外阴，是经血排出、性生活及胎儿娩出的通道。前有尿道、膀胱，后有直肠，前壁短约 7～9 cm，后壁长约 10～12 cm，上端包围着子宫颈，下端开口于阴道前庭。

2. 子宫：子宫是一个空腔器官，为倒置的梨形，呈前倾状态位于盆腔中央。子宫上部宽大，称为子宫体，其顶部隆凸部分称子宫底。下部狭窄呈圆柱形，称为子宫颈。子宫的大小和形状，因年龄和生育情况而异，子宫平均长、宽、厚分别为〔(7～8)×(4～5)×(2～3)〕cm。子宫腔呈上宽下窄的三角形。

3.输卵管：为一对细长而弯曲的管道，长10～14 cm；由内向外分为子宫部、峡部、壶腹部和漏斗。

4.卵巢：是一对灰白色扁椭圆体。成年女子的卵巢约为(4×3×1)cm。产生卵子和雌、孕激素。卵巢原始卵泡10万～15万个，成熟450个左右(图1—10)。

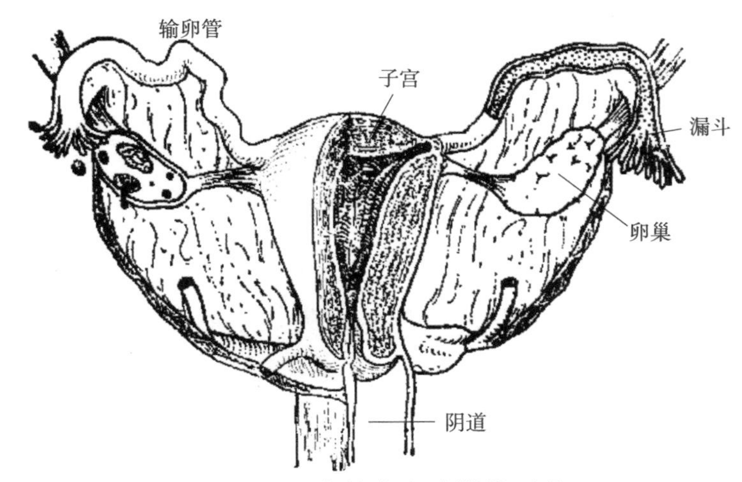

图1—10　女性内生殖器前面观

(三)骨　　盆

女性骨盆是胎儿娩出时必经的通道。骨盆由骶骨、尾骨及左右两块髋骨所组成。由耻骨联合、骶髂关节和骶尾关节相连接。

骨盆腔有上下两口，即骨盆入口和出口。女性骨盆的特点为骨质薄、盆腔浅、入口大、出口宽，有利于胎儿娩出(图1—11)。

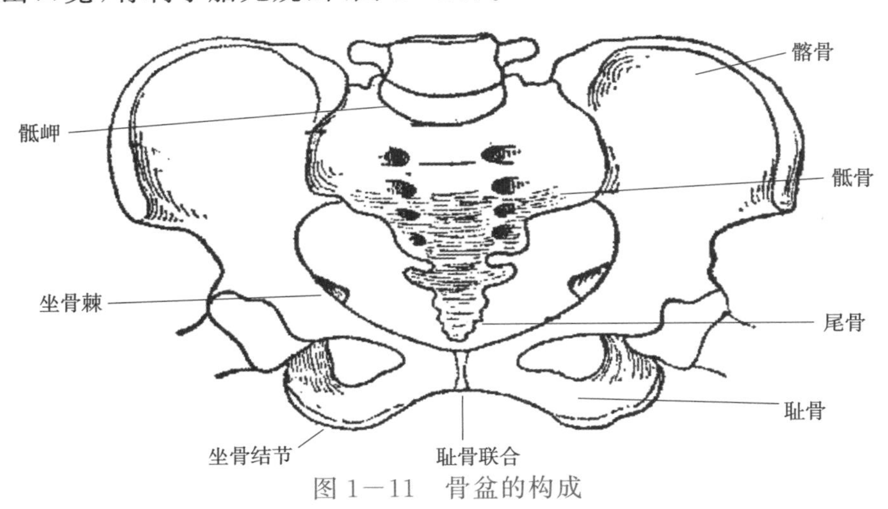

图1—11　骨盆的构成

(四)内生殖器与邻近器官

1.尿道:长约 3～4 cm,紧贴阴道前面,开口于前庭。

2.膀胱:位于子宫前面。膀胱腔三角部有一三角区,三角底的两侧为输尿管口,顶端为膀胱底部。

3.直肠:下端与阴道后壁贴近(图 1—12)。

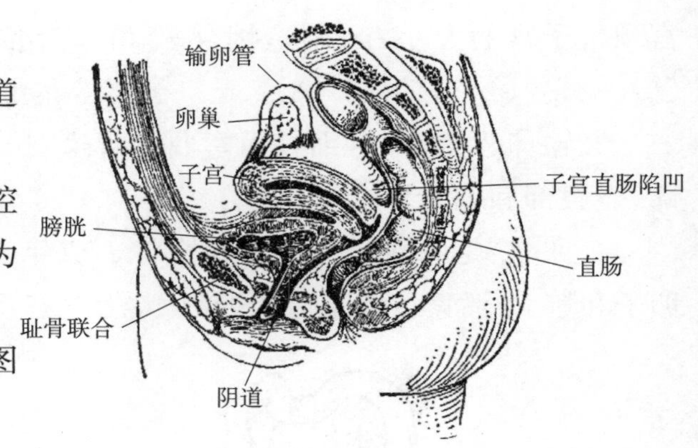

图 1—12 女性内生殖器矢面观

二、女性生殖生理

(一)女性一生各阶段生理特点

1.新生儿期:出生 4 周内称新生儿期。

2.幼年期(儿童期):从 4 周到 12 岁以前为幼年期。10 岁左右卵巢开始发育,有雌激素分泌,但不排卵,女性第二性征出现,乳房开始隆起。

3.青春期:从月经初潮到生殖器官发育成熟为青春期,一般在 13～18 岁之间,主要生理特点是身体及生殖器官发育很快,第二性征形成,月经来潮。

4.性成熟期(育龄期):一般由 18 岁开始,持续 30 年左右,此期生理特点为周期性排卵、行经、具有生育能力。

5.更年期:是妇女卵巢功能减退,生殖器开始萎缩的一段时期。一般发生在 45～52 岁之间,特点为卵巢排卵逐渐失去规律性,直至停止排卵,月经出现不规则直至停止。

更年期内有少数妇女由于卵巢激素分泌减少而出现阵发性潮热出汗及精神、情绪抑郁或易于激动等症状,称为更年期综合症。

6.老年期:60 岁后,卵巢功能进一步衰退直至萎缩,阴道缩小,子宫萎缩。

(二)月经周期

1.月经:子宫内膜周期性脱落而出现的子宫出血,称为月经。

2.月经周期 :两次月经的间隔时间为一个周期,一般为 28～30 天。提前或推迟 7 天属正常范围。出血持续 2～7 天,多数为 3～5 天。出血量第 2～3 天最多,总量为 50～80 mL。月经血呈暗红色,其中含血液、子宫颈黏液、破碎的子宫内膜和脱落的阴道上皮细胞等。

三、妊娠生理

妊娠是胎儿在母体内发育成长的过程。卵子受精是妊娠开始,胎儿及其附属物排出则是妊娠终止。因为受精日期不易确定,临床上以末次月经的第一天作为妊娠开始以 28 天为一个妊娠月，全程 10 个妊娠月或 40 周(280 天)。

(一)受精、受精卵的植入

1. 受精:成熟的卵子在输卵管的壶腹部与由阴道经宫腔而到达输卵管的成熟精子相遇，靠精子头部酶的作用在卵子透明带打开缺口，进入卵子而结合。精子与卵细胞结合的过程称为受精。

2. 受精卵的植入:受精卵 4～5 天到达子宫腔并停留 3～4 天。受精卵的外层产生一种酶溶解和它接触的子宫内膜，造成缺口，受精卵就埋入内膜中，此过程称为植入或着床。正常植入多在子宫体上部的前壁或后壁(图1—13)。

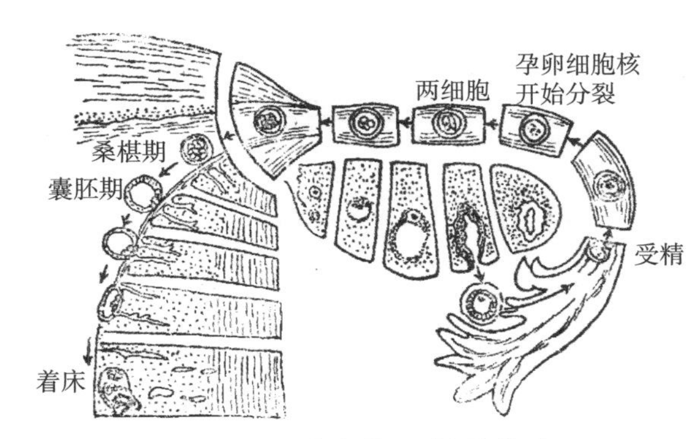

图 1—13　孕卵的运行及着床

(二) 胎儿发育

1. 妊娠最初 2 周称孕卵，第 3 周起称胚胎，第 12 周后称胎儿。

2. 受精后 8 周末，胚胎已初具人形，心脏形成并已有搏动，可由超声波测到胎心搏动波形。如在此期内受到病毒感染、放射线及药物等不良因素影响可致胎儿畸形。

3. 第 12 周末:胎儿外生殖器已发育，尚不能辨别性别。胎儿已能活动。

4. 第 16 周末:骨骼进一步发育，孕妇感觉胎动，可辨性别。

5. 第 20 周末:临床可听到胎心。

6. 第 24 周末:各脏器均已发育，皮下脂肪开始沉积。

7. 第 28 周末:身长 30～35 cm，重约1 000 g，开始长出指甲及头发。

8. 第 40 周:成熟儿，体重一般3 000 g左右，身长 50 cm。皮下脂肪发育良好，能高声啼哭，四肢运动活泼。

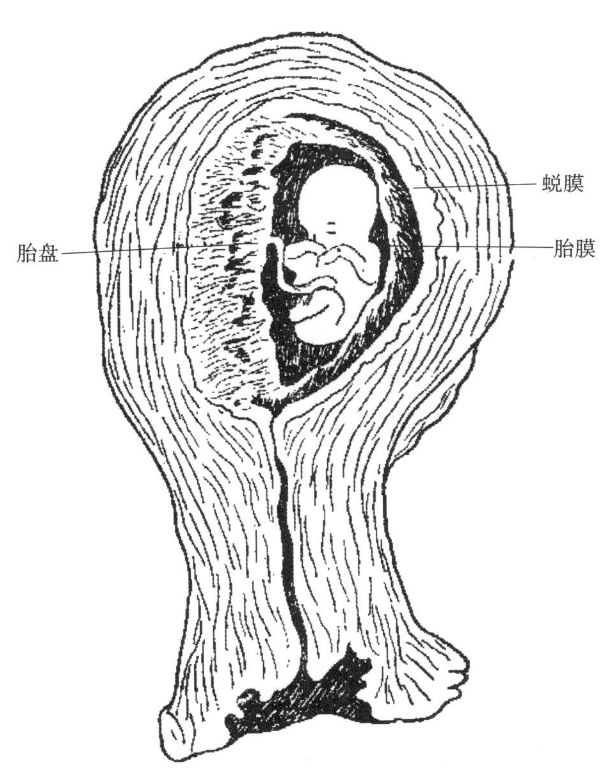

图 1—14　胎盘形成

(三)胎盘形成

胎盘形成如图 1—14 所示。

第二章　常见症状、体征及判定

第一节　基本生命体征的监测

基本生命体征包括体温、脉搏、呼吸和血压。现场急救人员掌握了对正常四大生命体征的观察和判断，才能有利于发现疾病，采取有针对性的抢救措施。

一、铁路站车配置的体温检测设备

体温是反映人体健康状况的重要指标之一，其准确性直接影响到疾病的诊断、治疗和护理。

（一）测温器材

1. 水银体温计：利用水银遇热膨胀的物理特性进行机体的温度检测。由于水银体温计价廉且性能稳定，因此，在我国是目前医院及家庭使用最为广泛的测温器材（图 2—1）。但由于它同时存在测温时间长、易破碎、有汞中毒危险等不安全因素，欧盟已决定从 2005 年起以后的 4 年内，逐渐淘汰其在欧洲市场上的销售。

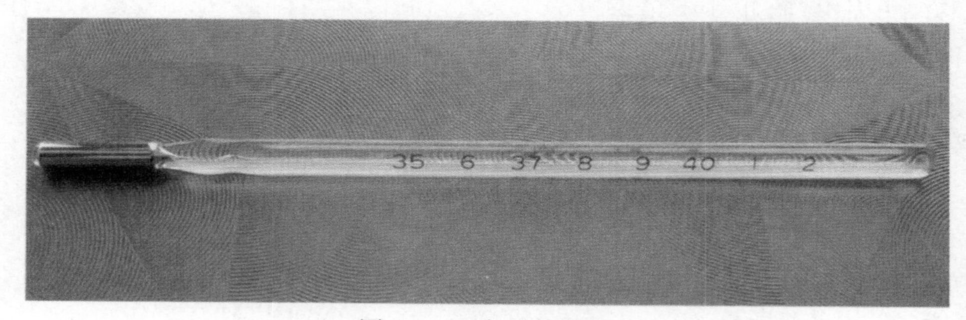

图 2—1　水银体温计

2. 电子体温计和红外线测温仪：采用热敏电阻原理测量温度。具有自动化程度高、操作快捷方便、减少交叉感染机会等优点。电子体温计将替代水银体温计用于医疗及日常生活中（图 2—2）。红外线测温仪（图 2—3）适用于机场、车站、交通等大量人员进出场所对发热病人的筛选。

（二）测量方法

1. 口温测量法：将消毒好的水银体温计水银端或电子体温计的热敏端放于舌

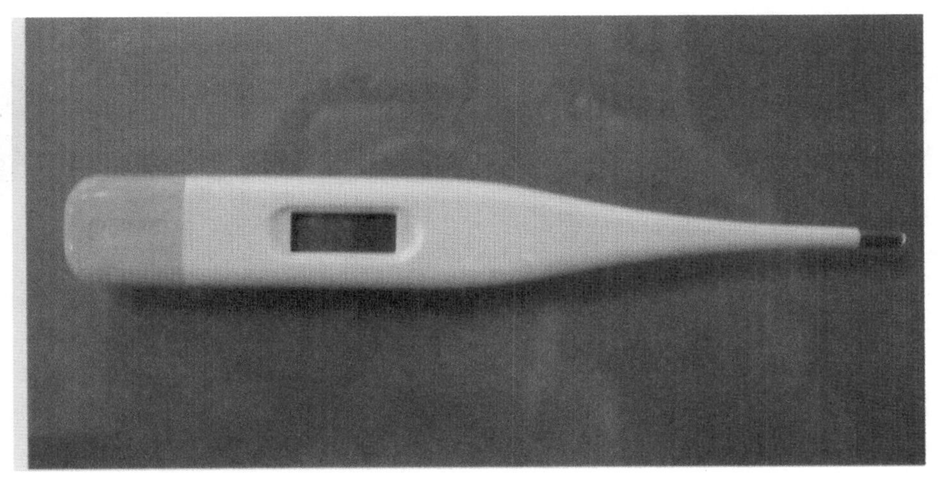

图 2—2　电子体温计

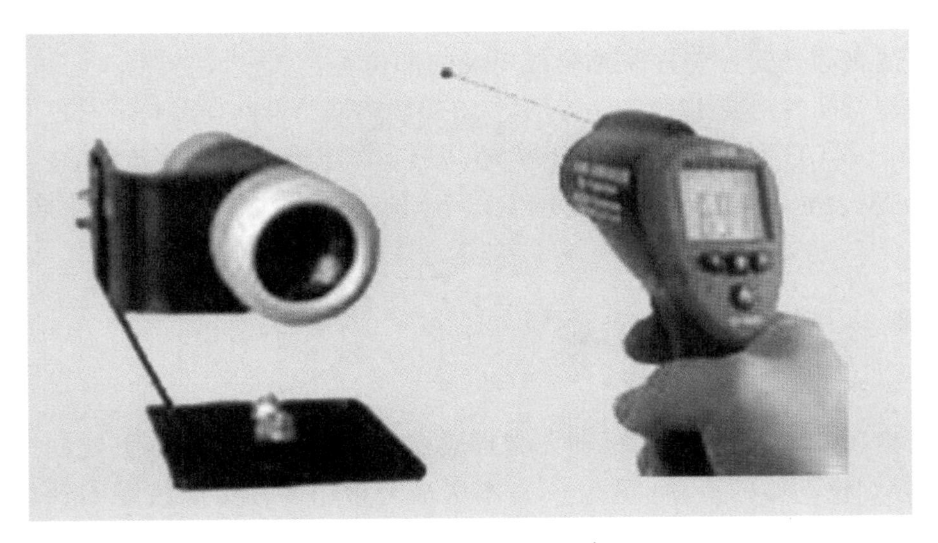

图 2—3　红外线测温仪

下，紧闭双唇，5 min 后取出，正常值为 36.3℃～37.2℃。此法不适用于婴幼儿、精神异常及意识不清的病人。

2. 腋温测量法：由于腋窝测温较口腔安全且患者易于接受，故目前是临床上最常使用的测温部位。擦干腋下，将体温计水银端或电子体温计的热敏端放于腋窝深处紧贴皮肤，上臂夹紧体温计，测温 10 min，正常值为 36 ℃～37 ℃（图 2—4）。此法不适用于极度消瘦及双侧腋窝烧伤、感染等患者。

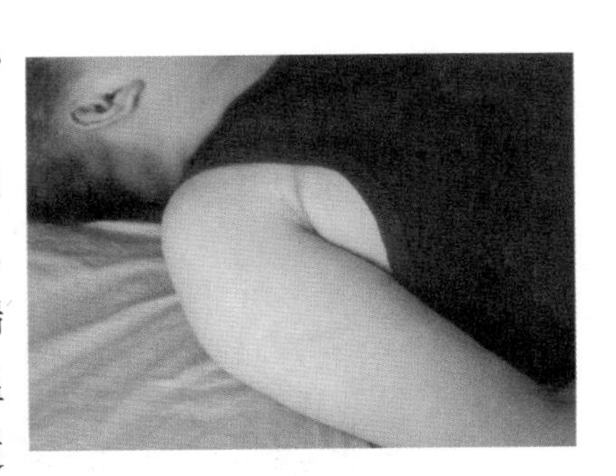

图 2—4　腋测法

3. 肛温测量法：使病员屈膝侧卧或俯卧，露出臀部，用石蜡油润滑肛表，将水银头端或电子体温计的热敏端轻轻插入肛门 3～4 cm，5 min 后取出，正常值为 36.5 ℃～37.7 ℃。此方法受患者体位限制并可能使成人尴尬，因此多用于小儿的体温检测。

4. 红外线测温仪测量法：手握测温仪，使传感器距离前额约 15 cm，按住开关键。使激光光束定位于前额正中，约 1 s 即可读取测温仪上显示的测量温度，若超过 35.6 ℃即可能提示有发热(图 2—5)

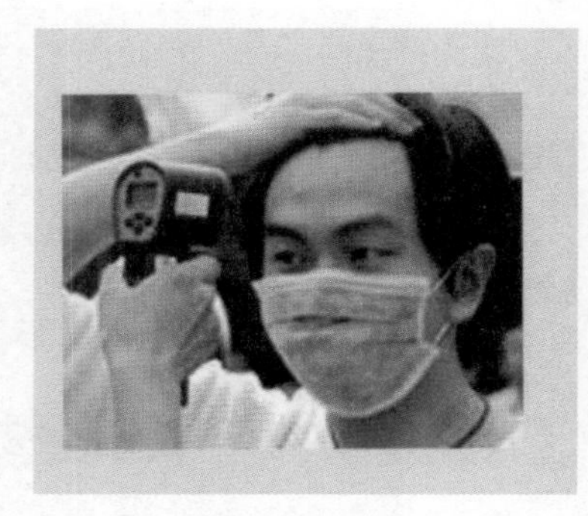

图 2—5　红外线测温仪法

在使用红外线测温器时应注意：

(1) 嘱被测温者闭眼，勿将镭射光指向眼睛；

(2) 被测处额头无遮挡物，如有头发，应将头发挽起，戴帽者摘帽；

(3) 额头无水迹，如有汗水应及时擦去；

(4) 被测温处避开有皮肤感染或皮炎的部位等。

5. 体温升高的判定：以腋测法为例，37.3 ℃～38 ℃为低热，38.1 ℃～39 ℃为中度热，39.1 ℃～41 ℃为高热，41 ℃以上为超高热。体温升高多见于流感、中毒、炎症、外伤感染等疾病。体温低于正常(36 ℃以下)见于休克、大出血、慢性疾病、年老体弱等。

二、脉　　搏

(一) 触摸桡动脉法

检查者用右手的食指、中指和无名指放在病人左手腕横纹稍上处的拇指一侧(桡侧)，触到桡动脉的搏动(图 2—6)，本法最为常用。在用此法触不到动脉搏动或疑为心脏停搏时，则触摸颈动脉或股动脉等大动脉。

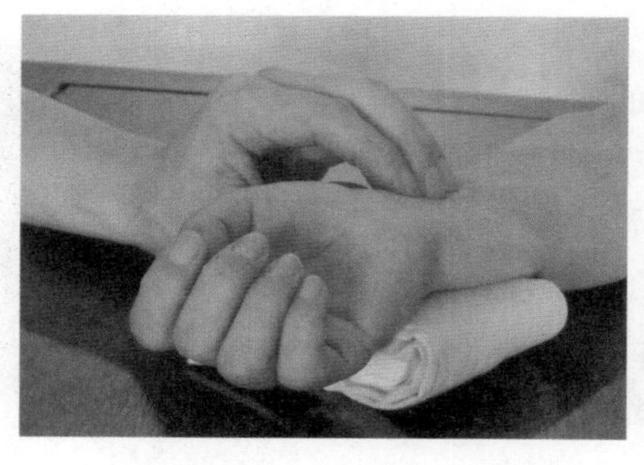

图 2—6　触摸桡动脉法

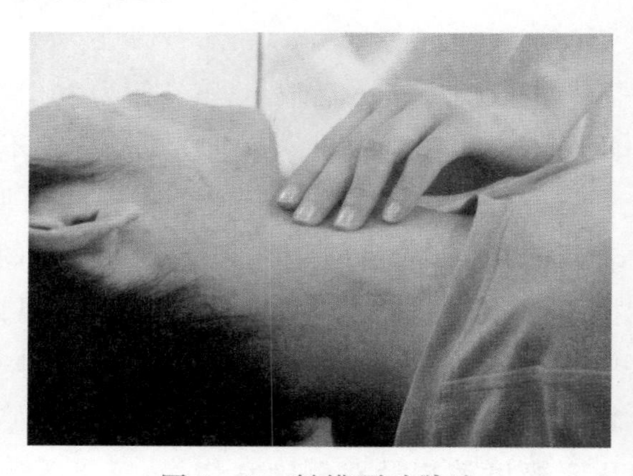

图 2—7　触摸颈动脉法

(二)触摸颈动脉法

病人仰头后,检查者一手按住前额用另一手的食指和中指找到气管,两指下滑到气管一侧与颈侧肌肉之间的沟内,可触及颈动脉(图 2—7)。

(三)触摸股动脉法

在一侧腹股沟韧带稍下方(相当于三角裤子的下斜边)的内侧,可摸到股动脉的搏动(图 2—8)。

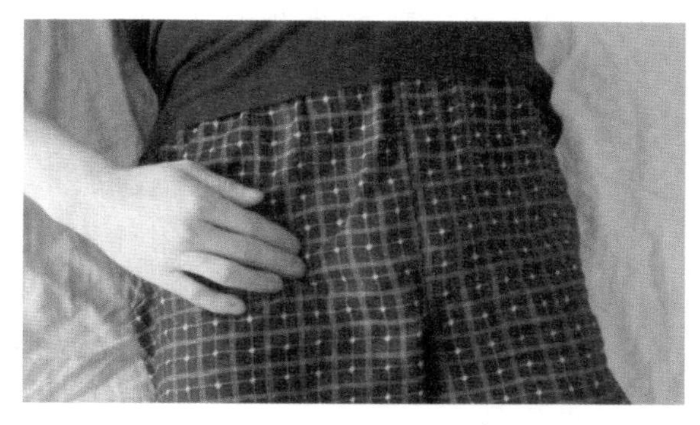
图 2—8　触摸股动脉法

正常脉搏次数与心跳一致,婴幼儿 120～140 次/min,儿童 80～120 次/min,成人 60～100 次/min。

脉搏增快(>100 次/min):正常成人有情绪激动、紧张、剧烈体力活动、酒后等。疾病情况如发热、贫血、心衰、甲亢、心律失常等。

脉搏减慢(<60 次/min):正常情况见于长期从事重体力劳动者及运动员。疾病情况常见于心律失常、颅内压增高、药物中毒等。

脉搏消失(即不能触到脉搏):多见于重度休克、重度昏迷、心脏骤停的病人。

三、呼　　吸

观察呼吸时病人平卧,主要观察病人胸脯和腹部的起伏情况。在呼吸微弱不易观察时,检查者应蹲在病人的身旁,眼睛与病人的胸、腹在同一水平位上进行观察。同时用一手指的背侧放在病人的鼻孔处,感知有无气体呼出,正常人的呼吸节律均匀,深浅适度。平静呼吸时,成人 16～20 次/min,儿童 30～40 次/min,呼吸次数与脉搏次数之比为 1∶4。

呼吸增快(≥24 次/min):正常成人见于情绪激动、运动后;异常者见于高热、肺炎、哮喘、心衰、贫血等。呼吸减慢(≤12 次/min):见于颅内压增高、颅内肿瘤、镇静剂(如安眠药)使用过量等。

四、血　　压

血压的测量有台式血压计测量法和电子血压计测量法。

(一)台式血压计测量法

一般选用上臂肱动脉为测量处,病人取坐位,暴露并伸直手臂,手掌心向上。放平血压计后打开,使病人心脏的位置与被测量的动脉和血压计上水银柱的零点在同一水平线上。放尽袖带内的气体,将袖带缚于上臂中下 1/3 处,不要过紧或过松。戴上听诊器，在肘窝内上方摸到动脉搏动后，将听诊器的头端放在该处。打开血压计上的水银槽开关，手握气囊，关闭气门后打气，一般使水银柱升到 21～24 kPa(160～180 mmHg)即可，然后微开气门，慢慢放出袖带中气体，当听到第一个微弱声音时，水银柱上的刻度就是收缩压，继续放气，当声音突然消失时，水银柱上的刻度为舒张压(图 2－9)。如未听清，将袖带内气体放完，使水银柱降至零位，稍停片刻，再重新测量。

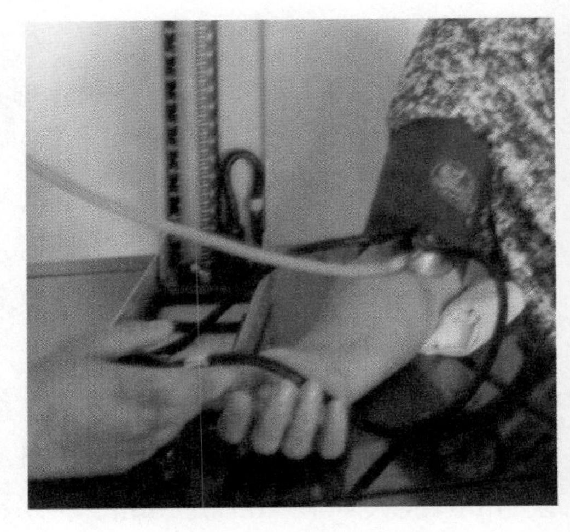

图 2－9 台式血压计测量法

（二）电子血压计测量法

其病人的体位和袖带的放置与应用方法同上(图 2－10)，用手腕血压计时，则将袖带套在手腕上即可(图 2－11)，接通电源开关，仪器进行自动测量并读出在液晶显示屏上的数据。正常成人收缩压为 12～18.6 kPa(90～140 mmHg)，舒张压 8～12 kPa(60～90 mmHg)，新生儿收缩压为 6.7～8.0 kPa(50～60 mmHg)，舒张压4～5.3 kPa(30～40 mmHg)，在 49 岁以后，收缩压随年龄增长有所升高。

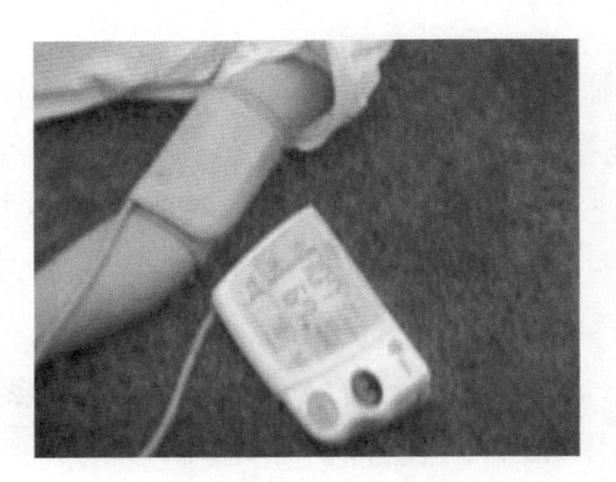

图 2－10 电子血压计测量法

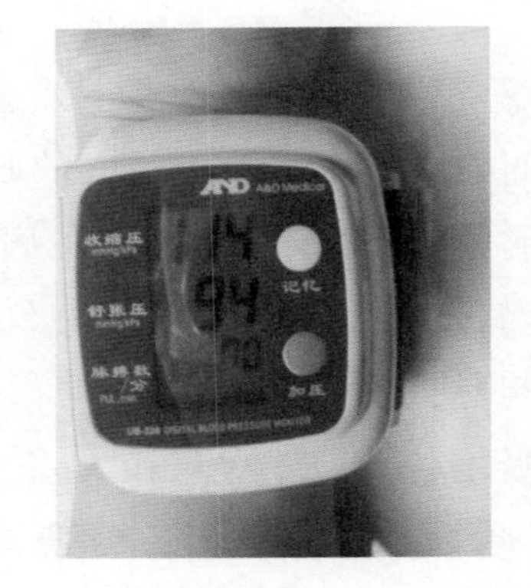

图 2－11 手腕式血压计测量法

血压异常：成人收缩压≥21.3 kPa(140 mmHg)和舒张压≥12.7 kPa(90 mmHg)称高血压，见于精神紧张、高血压病等；低血压：收缩压＜12 kPa(90 mmHg)，舒张压＜8 kPa(60 mmHg)，多见于休克、心脏病、严重脱水、心衰等。

第二节 常见症状和体征

伤病员的面容与表情、意识状态、瞳孔大小、体位及皮肤情况是判断伤势轻重的重要标志。现场急救人员应掌握其识别,有利于及时正确的抢救。

一、面容与表情

正常人神态安怡,表情自然。当患病或受伤时,则常出现下列征象。

1. 急性病容:面色潮红、兴奋不安、口唇疱疹、表情痛苦。见于急性病,如大叶性肺炎、脑膜炎等。

2. 慢性病容:面色苍白、面容憔悴、目光暗淡。见于慢性消耗性疾病,如肝硬化、恶性肿瘤后期。

3. 苦笑面容:牙关紧闭、面肌痉挛呈苦笑状。见于破伤风、癫痫等。

4. 贫血面容:面色苍白、舌唇色淡、少气无力(图 2—12)。见于各种贫血。

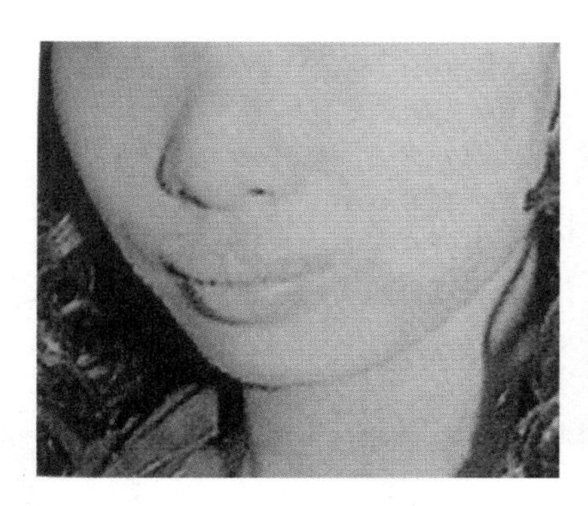
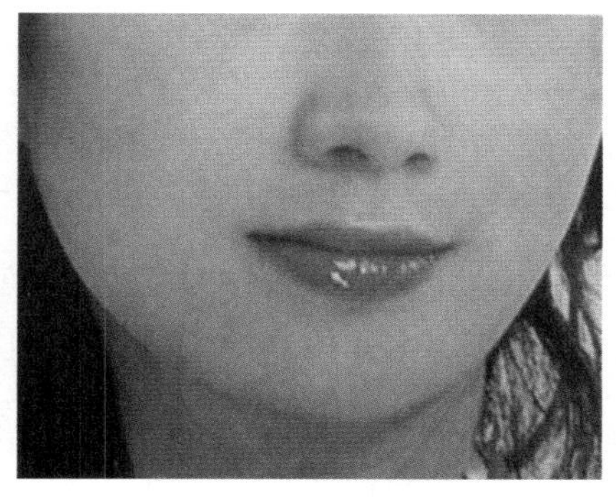

图 2—12 面色苍白与面色红润(对照)

5. 病危病容:面色苍白或似铅灰色、表情淡漠、目光无神、四肢厥冷。多见于外伤、大出血、休克等。

二、意识状态

正常人意识清醒,反应敏捷,语言清晰。常见意识障碍行为:嗜睡、意识模糊、昏睡和昏迷。

(一)嗜睡:是指在安静环境下,经常处于睡眠状态,但受到刺激可立即醒过来,并能进行正常的谈话,刺激一消失又入睡。见于过度疲劳、脑部疾病。

(二)意识模糊:注意力涣散,记忆力减退,对人或物的判断失常。多见于躯体疾病引起的精神障碍。

（三）昏睡：处于熟睡状态，不易唤醒，对一般刺激无反应，强刺激下可醒，但马上又睡，醒时答话含糊，答非所问。见于脑部疾病。

（四）昏迷：对疼痛的刺激等各种反射减弱或消失，见于严重的脑部疾病及躯体疾病的垂危期。

三、瞳　孔

瞳孔是眼睛虹膜中央的孔洞，正常为圆形，直径 3～4 mm，两侧等大（图 2—13）。常见改变有瞳孔缩小、瞳孔散大、瞳孔大小不等、对光反射迟钝或消失。

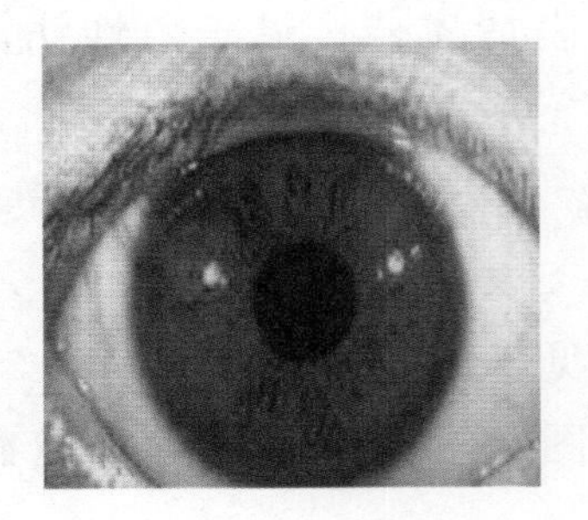

图 2—13　瞳孔正常图

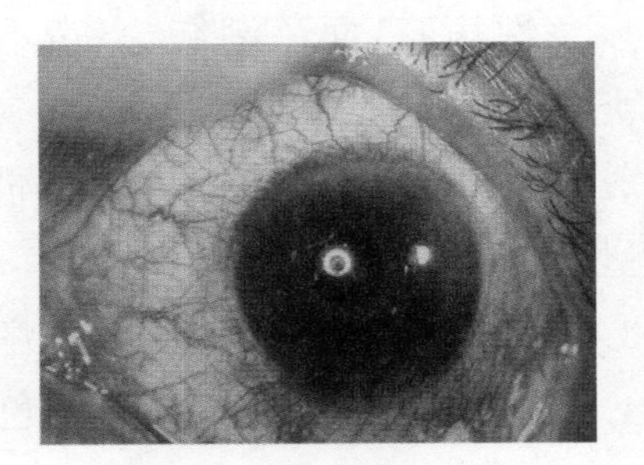

图 2—14　瞳孔缩小

1. 瞳孔缩小：正常情况下，婴幼儿和老年人及在光亮处，瞳孔较小。病态下可见于虹膜炎症、有机磷农药和吗啡类药物中毒等（图 2—14）。

2. 瞳孔散大：正常情况下，青少年、精神兴奋或在暗处的瞳孔较大；病态下见于外伤、青光眼、使用阿托品类药物等（图 2—15）。

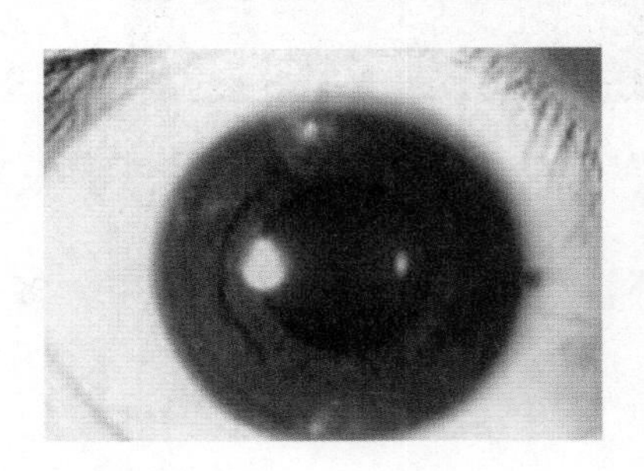

图 2—15　瞳孔散大图

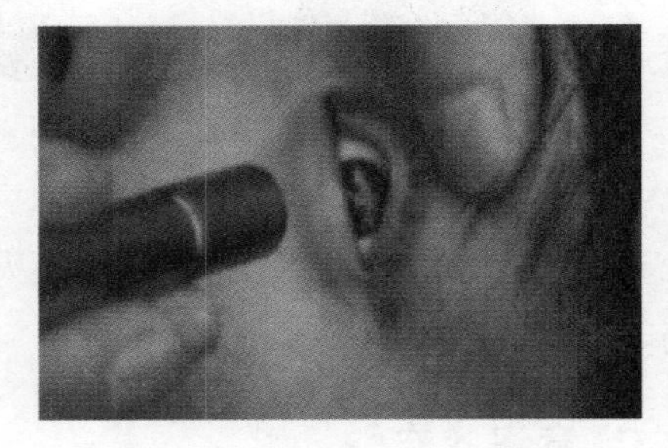

图 2—16　对光反射检查

3. 瞳孔大小不等：当两眼的瞳孔大小不一致时，常为颅脑内病变引起，如脑外伤、脑肿瘤等。

4. 对光反射检查方法为：用手电筒直接照射瞳孔，并观察其动态反应。正常人当眼受到光线刺激后双侧瞳孔立即缩小，移开光源后瞳孔迅速复原（图 2—16）。瞳孔反应迟钝或消失，见于昏迷的病人。

双侧瞳孔散大伴有对光反射消失，为濒死状态的表现。

四、体　　位

体位指身体所处的状态。

1.自主(自动)体位：身体活动自如，不受任何限制。见于健康正常人或轻病、疾病的早期。

2.被动体位：身体处于被动状态，不能自行调整或变换肢体的位置。见于极度衰竭或意识丧失的病人。

3.强迫体位：患者为缓解疼痛或因疾病而被迫采取的某种体位(图2—17)。

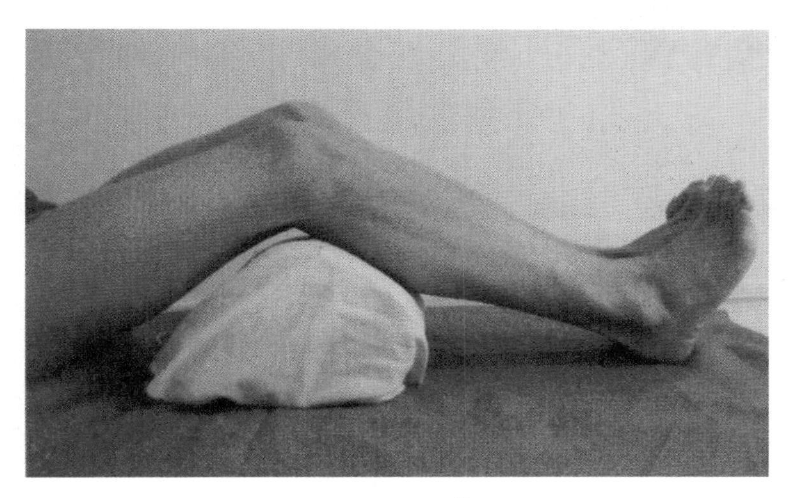

图2—17　强迫体位图

(1)强迫仰卧位：病人仰卧，双下肢卷曲，以缓解腹部肌肉紧张，减轻疼痛。见于急性腹膜炎。

(2)强迫侧卧位：一侧性胸膜炎和大量胸腔积液(卧向患侧)的病人，以减轻疼痛和压迫肺致呼吸困难。

(3)强迫俯卧位：以缓解因脊背肌肉紧张而致的疼痛，常见于脊柱疾病。

(4)强迫坐位(端坐呼吸)：使膈肌下降，肺换气量增加。见于支气管哮喘、呼吸衰竭的病人。

(5)强迫蹲位：见于先天性心脏病的病人。常在步行或活动时，感到呼吸困难或心慌，而蹲下以缓解症状。

(6)强迫停立位：在步行时，心前区疼痛突然发作，被迫立刻站立，并以左手按抚心前部位，缓解后再继续行走。见于心绞痛的病人。

(7)辗转体位：因剧烈疼痛的刺激而致翻身打滚，坐卧不安。见于胆绞痛、肾绞痛、肠绞痛。

(8)角弓反张位:头向后仰,胸腹前凸,背过伸,躯干呈弓形(图 2—18)。见于破伤风、小儿脑膜炎。

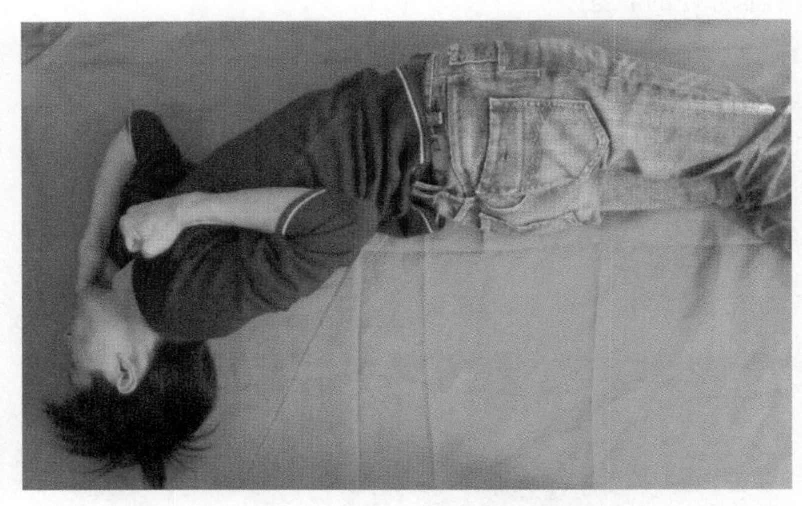

图 2—18 角弓反张体位

五、皮 肤

(一)颜 色

1. 苍白:见于寒冷、惊恐、贫血、虚脱、休克等。

2. 发红:见于运动、饮酒、发热性疾病、一氧化碳中毒等。

3. 青紫:见于缺氧、中毒、呼吸道阻塞、呼吸衰竭等。

4. 黄染:见于胆道阻塞、肝炎及溶血等。

(二)出 血

1. 皮下出血:直径＜2 mm 为出血点,直径 3～5 mm 为紫癜,直径＞5 mm 为瘀斑。常见于过敏、感染、中毒等。

2. 皮肤血肿:片状出血伴皮肤明显隆起者为血肿:常见于外伤等。

六、常见症状及其处理

(一)发 热

正常人的体温为 36.3 ℃～37.2 ℃,37.3 ℃～38 ℃为低热,38.1 ℃～39 ℃为中等热度,39.1 ℃以上为高热,41 ℃以上为超高热。

在正常情况下,人体产热与散热,保持相对的平衡,因而体温能够保持相对的稳定。产热过多或散热过少，就可引起发热。

1. 原因

(1)各种传染病：如流感、麻疹、猩红热、流脑、伤寒、菌痢、波状热等。

(2)各种感染：如中耳炎、扁桃体炎、痈疖、肺炎等。

(3)其他：如风湿热、药物过敏、疫苗接种、中暑、烧伤等。

2. 诊断

(1)根据伴随症状，如呼吸系统疾病，常有咳嗽，吐痰。消化系统疾病，常有腹痛、腹泻、呕吐。泌尿系统疾病，常有尿频、尿急、尿痛。风湿病，常有关节红、肿、热、痛。

(2)根据详细检查，如肺部有干湿啰音时，应考虑肺部感染。肝脾肿大时，应考虑疟疾、伤寒等。耳内流脓时，应考虑中耳炎。

3. 治疗

发热仅是一种疾病的一个症状，在未确诊前，一般最好不要用解热药和滥用抗生素。

(1)病因治疗：如对各种感染，可用抗生素。有脓肿形成时，应切开排脓等。

(2)一般治疗：卧床休息，大量饮水，每日 3 000 mL 左右。吃容易消化的食物，保持大便通畅。在未诊断清楚前，可采取物理降温，头部冷敷或湿热敷，或用温水洗脚，或用 40%酒精擦浴。诊断清楚后，可适当用些解热镇痛药，如复方阿斯匹林，烦躁不安者，可用苯巴比妥。

(二)头　　痛

1. 病因

在致病因素的作用下，颅内外的血管发生先收缩后扩张的反应，刺激血管壁上的神经末梢产生疼痛。颅内外的每一段血管都可以发生上述的血管反应，使它分布区域出现疼痛感。因此按部位可以分成前额、顶部、颞部和枕部头痛，既可以是单侧的，也可以是双侧的。

2. 临床表现

多见于女性，常于青春期起病，多由精神压力，刺激或月经周期引发此病，典型发病前病人常常先有嗜睡、倦怠、忧郁感，并可能在睡前出现闪光、暗点，还可出现面唇、肢体麻木、失语等，然后开始出现剧烈头痛，头胀头沉，痛得似钻子、或针刺一样。这种头痛常常偏于一侧，从眼睛或前额部开始，向半侧头部扩展，也可遍及整个头部。头痛发作持续数小时或数日后逐渐减轻，常常在入睡后完全缓解。

(三)腹　　痛

腹痛是支配腹部的神经受到刺激的一种反映，是临床上常见的症状。

1.原因

(1)急性腹痛

①消化系统疾病:急性胃炎,胃及十二指肠溃疡穿孔,急性肠梗阻、急性阑尾炎、胆道蛔虫病、急性腹膜炎等。

②泌尿系统疾病:输尿管结石、急性肾盂肾炎等。

③女性生殖系统疾病:宫外孕破裂、急性输卵管炎等。

(2)慢性腹痛

①消化系统疾病:胃及十二指肠溃疡、慢性胃炎、胃癌、结肠炎、肠结核、肠道寄生虫病、肝炎、结核性腹膜炎等。

②泌尿系统疾病:肾、膀胱结石、膀胱炎等。

③女性生殖系统疾病:痛经、慢性盆腔炎等。

2.诊断

(1)腹痛的部位:上腹部,多是胃的疾患;右上腹部,多是肝、胆疾患;右下腹部,多是阑尾炎;左下腹部,多是菌痢;脐周围,多是蛔虫。

(2)腹痛的性质:持续性腹痛,多见于炎症,内出血;阵发性腹痛,多见于梗阻;钝痛胀痛,多为炎症;绞痛,多为梗阻;严重腹痛突然减轻,应考虑胃、肠穿孔。

(3)腹痛的时间:突然发生的腹痛,应考虑肠梗阻、溃疡病穿孔,逐渐加剧的腹痛,应考虑阑尾炎、胆囊炎。

(4)详细检查腹部及全身(包括体温、脉搏、血压等),如肠鸣音亢进,见于肠梗阻。肠鸣音消失,见于腹膜炎。

3.治疗

(1)急性严重腹痛时,应严密观察病情,禁食,半卧位。

(2)腹胀时放入胃管,用注射器抽出胃内的液体和气体。腹痛剧烈时,可肌肉注射阿托品。

(3)针灸治疗:针足三里、阳陵泉、合谷、内关穴或针耳部压痛点。此外艾灸脐中,可治慢性、寒性腹痛。

(4)压脊疗法:在脊柱两侧一寸处,自上而下的按压,至痛减轻而停止。

(5)吗啡、杜冷丁和大量冬眠灵,有掩盖症状的弊病,所以在未确诊前避免使用。

(6)诊断明确后,按病因进行治疗。

(四)呕　　吐

1.原因

妊娠、晕车、胃炎、胃癌、蛔虫、阑尾炎、肠梗阻、胃溃疡、胃穿孔、急性肠胃炎、腹膜炎和流行性脑脊髓膜炎等，均可引起呕吐。

2. 诊断

（1）呕吐发生的时间：发生于饭后10 min以内，可见于胃神经官能症，或食刺激性食物。发生于饭后2 h，可见于胃炎、胃溃疡、胃癌。发生于饭后4 h，可见于十二指肠溃疡。

（2）呕吐物的量和质：呕吐量少，见于妊娠呕吐。大量呕吐，见于幽门狭窄。呕吐物含胆汁，见于上部肠梗阻。呕吐物含粪汁，见于下部肠梗阻。

（3）喷射状呕吐：见于脑炎等引起颅内压增高、先天性幽门梗阻。

（4）呕吐伴随腹痛：见于阑尾炎。伴随腹泻，见于胃肠炎。伴随头痛，见于脑膜炎。

3. 治疗

（1）除去病因。

（2）解痉镇静。

第三章　救护概念及程序

救护是指在现代社会发展和人类生活新的模式结构下，利用科技进步成果，针对生产、生活环境下发生的危重急症、意外伤害，向公众普及救护知识，使其掌握的基本救护理念与技能，成为“第一目击者”，以便能在现场及时、有效地开展救护，从而达到“挽救生命、减轻伤残”的目的，为安全生产、健康生活提供必要的保障。

第一节　现代救护的特点与“第一目击者”

一、概　　述

人类以空前的速度建设了现代文明。全球经济、社会以及人们的生活方式都在发生重大的变革，人类交往日趋频繁，活动空间扩大，寿命在增长。在社区中，各种疾病尤其是心脑血管疾病的发生率扶摇直上，并往往以危重急症形式表现，危及生命。

人们在出差旅游途中，发生包括交通事故在内的意外伤害日益增多，各种突发事件，如地震、水灾、火灾等也不断地发生。所以，我们面临的不仅仅是日常生活中的危重急症，还有各种意外伤害和突发事件。

传统的救护，是对危重伤病员作些简单的照顾护理。对外伤做一些止血、包扎等处理，然后尽快地寻找交通工具将伤病员送到医院急诊室，由医师给予诊断、处理。在现场，面对生命奄奄一息的呼吸心跳骤停者，常常是一筹莫展，从而丧失挽救生命的良机。

二、现代救护特点

现代救护是指在事发的现场，对伤病员实施及时、有效的初步救护。

现代救护是立足于现场的抢救。在医院外的环境下，“第一目击者”对伤病员实施有效的初步紧急救护措施，以挽救生命，减轻伤残和痛苦。然后在医疗救护下或运用现代救护服务系统，将伤病员迅速送到就近的医疗机构，继续进行救治。

在发病的现场如家庭、道路、工作场所及其他医院外的种种环境中，几分钟、十几分钟，是抢救危重伤病员最重要的时刻，医学上称之为“救命的黄金时刻”。在此时间内，抢救及时、正确，生命有可能被挽救，反之，则生命丧失或病情加重。现场及时正确救护，为医院救治创造条件，能最大限度地挽救伤病员的生命并减轻伤残(图 3—1)。

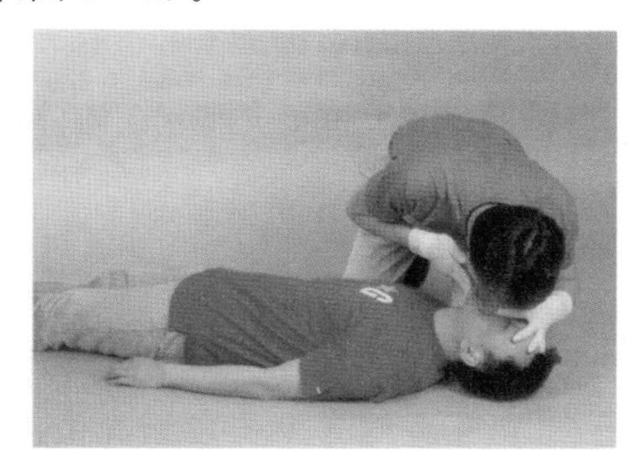
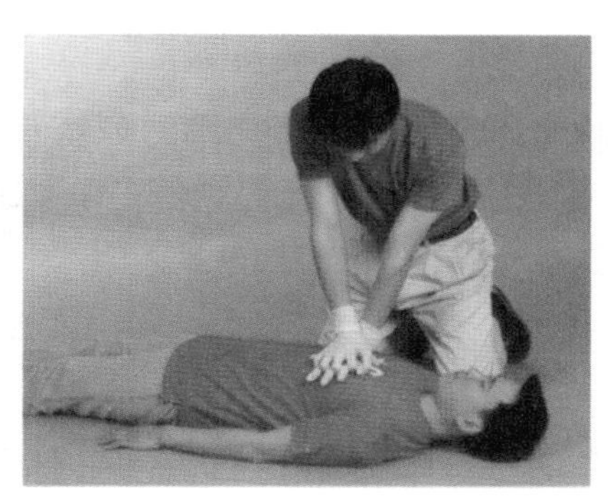

图 3—1　现场心肺复苏

三、“第一目击者”

“第一目击者”是指在现场为突发伤害、危重疾病的伤病员提供紧急救护的人。

“第一目击者”包括现场伤病员身边的人(亲属、同事、EMS 救援人员、警察、消防员、保安人员、公共场合服务人员等)，平时参加救护培训并获取培训相关证书。在事发现场利用所学的救护知识、技能救助伤病员。

警察、消防队员、教师和宾馆、旅游、民航、交通以及其他公共场所服务人员，由于他们的工作特点，在现场遇到突发的危重伤病员机会多，所以对这些人群要实施基础救护培训。

定期进行基础救护知识、技能的培训与复训，可以将危重急症、意外伤害对人类生命健康的危害降到最低程度。

四、铁路红十字会救护工作的前景

中国铁路红十字会遵循保障旅客的生命健康、提高运输质量的宗旨，发扬“人道、博爱、奉献”的精神，开展针对旅客列车乘务人员的卫生救护知识和技能的培训。在自然灾害等突发事件中，组织乘务人员、旅客开展自救互救，对旅客提供服务和帮助。中国红十字会制定的《中国红十字会总会自然灾害突发公共事件应急预案》已纳入国家整体预案中。2006 年 9 月，中国红十字会与卫生部联合召开了救护工作会议，制定了《中国红十字会 2006～2010 年救护工作规划》。此后，中国红十字会总会与公安部、交通部、国家安全生产监督管理总局、煤炭安全生产监督管理局、铁道部、民航总局等联合印发了关于开展卫生救护培训工作的通知，为中国铁路红十字会卫生救护培训工作开辟了十分广阔的前景。

第二节 现场评估、判断病情

我们面对的有些意外伤害、突发事件的现场很不安全。因此，作为“第一目击者”首先要评估现场情况，注意安全，对伤病员所处的状态进行判断，分清病情的轻重缓急。

一、现场评估

在紧急情况下，通过眼睛观察、耳朵听声、鼻子闻味等对异常情况做出分析判断，遵循救护原则，利用现场的人力和物力实施救护（图 3—2）。

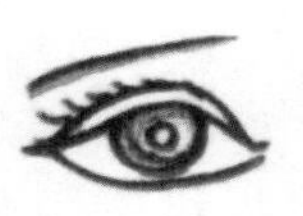
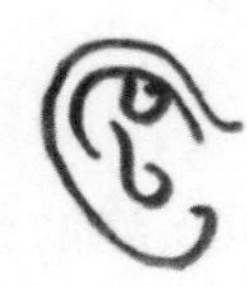
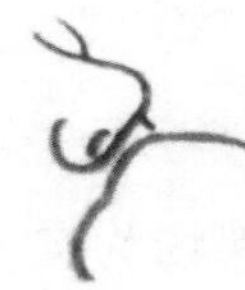
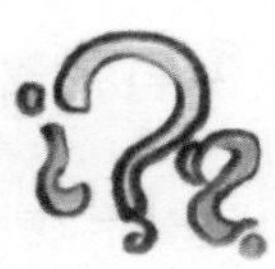

图 3—2 现场评估——看、听、闻、思考

（一）评估情况

评估时必须迅速检查包括现场的安全、引起疾病和损伤的原因、受伤人数以及自身、伤病员及旁观者是否身处险境，伤病员是否仍有生命危险存在。然后，判断现场可以使用的资源及需要何种支援，以及可能采取的救护行动。

（二）保障安全

在进行现场救护时应首先确保自身安全。如对触电者现场救护必须切断电源，然后才能采取救护措施以保障安全。

在救护中要避免使伤病员及自身陷入险境。要清楚了解自己能力的极限，在不能消除存在危险的情况下，应尽量确保伤病员与自身的距离，安全实施救护。

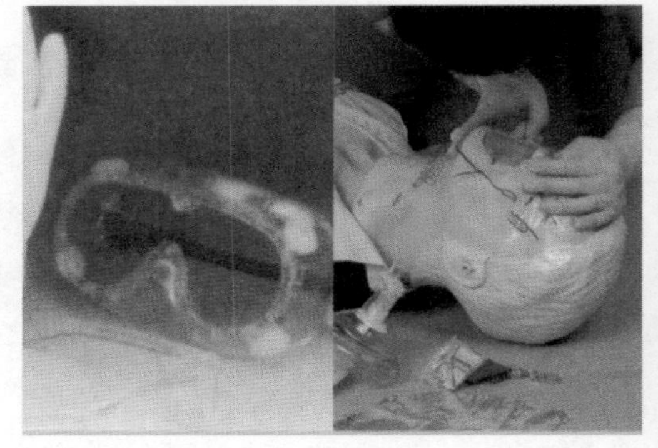

图 3—3 个人防护用品

（三）个人防护

第一目击者在现场救护中，应使用个人防护用品。在可能的情况下用呼吸面罩、呼吸膜等实施人工呼吸，还应戴上医用

手套、眼罩、口罩等个人防护品(图 3—3)。

二、判断危重病情

发现伤病员,救护员需要首先确认并立即处理威胁生命的情况,检查伤病员的意识、气道、呼吸、循环体征等。

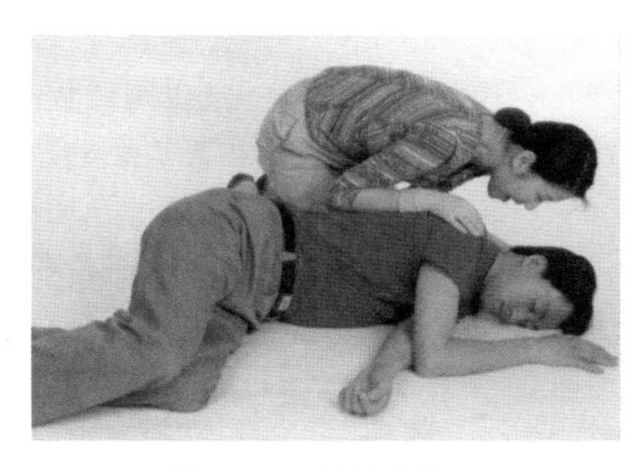

图 3—4　判断意识

(一)意　　识

先判断伤病员神志是否清醒。在大声呼唤、轻拍肩膀时伤病员睁眼或有肢体运动等反应,表示伤病员有意识。如伤病员对上述刺激无反应,则表明意识障碍,已陷入危重状态。伤病员突然倒地,呼之不应,情况多为严重(图 3—4)。

(二)气　　道

保持气道畅通对于呼吸是必要条件。如伤病员有反应但不能说话、不能咳嗽,可能存在气道梗阻,必须立即检查和清除(图 3—5)。

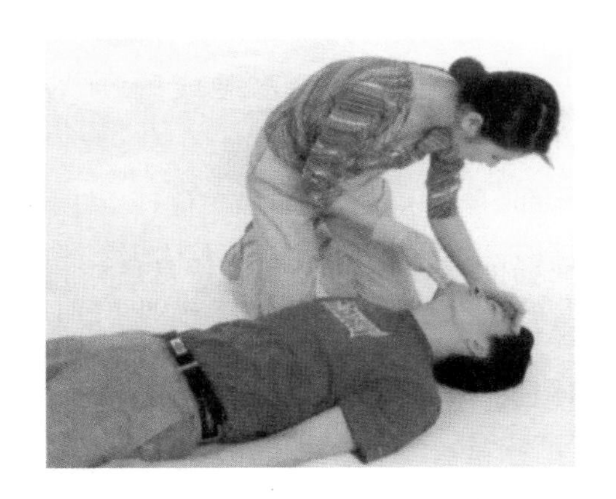

图 3—5　打开气道

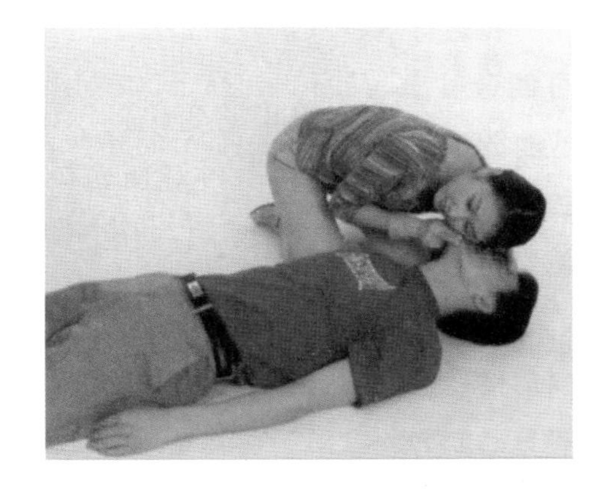

图 3—6　判断呼吸

(三)呼　　吸

评估呼吸活动。正常成人平静状态下每分钟呼吸 16～20 次。危重伤病员呼吸变快、变浅乃至不规则,呈叹息样。在畅通气道后,如伤病员呼吸停止,立即施行人工呼吸(图 3—6)。

(四)循环体征

在检查伤病员意识、气道、呼吸之后,应对伤病员的循环进行检查。可以通过检查循环体征如呼吸、咳嗽、运动、皮肤颜色、脉搏情况来进行判断(图 3—7)。

正常成人心跳 60～100 次/min、儿童 110～120 次/min。呼吸停止，心跳随之停止；或者心跳停止，呼吸也随之停止；心跳呼吸几乎同时停止也是常见的。心跳反映在腕部的桡动脉和颈部的颈动脉。

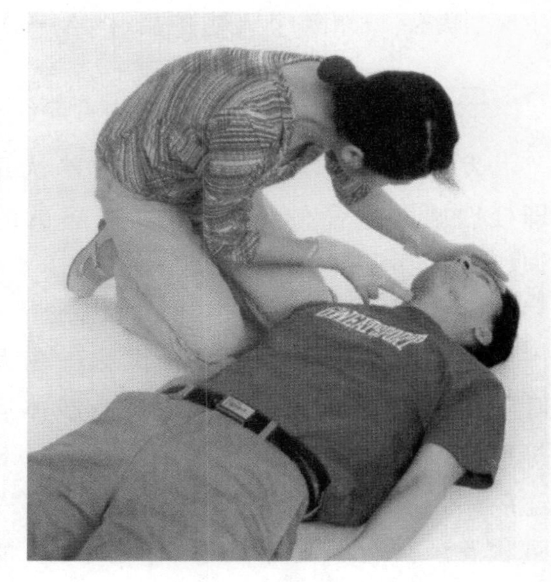

图 3—7 判断脉搏

心脏急症如急性心脏梗死、严重的心律失常以及严重的创伤、大失血等危及生命时，心跳或加快，超过 120 次/min；或减慢，40～50 次/min；或不规则，忽快忽慢，忽强忽弱，均为心脏呼救的信号，都应引起重视。

(五)瞳孔反应

瞳孔又称“瞳仁”，位于黑眼球中央。正常时双眼的瞳孔是等大圆形的，遇到强光刺激能迅速缩小。用手电筒突然照射瞳孔即可观察到瞳孔的反应。当伤病员脑部受伤、脑出血、严重药物中毒时，瞳孔可能缩小为针尖大小，也可能扩大到黑眼球边缘，对光线不发生反应或反应迟钝。有时因为出现脑水肿或脑疝，使双眼瞳孔一大一小。瞳孔的变化提示了脑病变的严重程度(图 3—8)。

当完成现场评估后，再对伤病员的头部、颈部、胸部、腹部、骨盆、脊柱、四肢进行检查，看有无开放性损伤、骨折畸形、触痛、肿胀，注意表情淡漠不语、冷汗、口渴、呼吸急促、肢体不能活动等变化为病情危重的表现。检查有无活动性出血，如有立即止血。

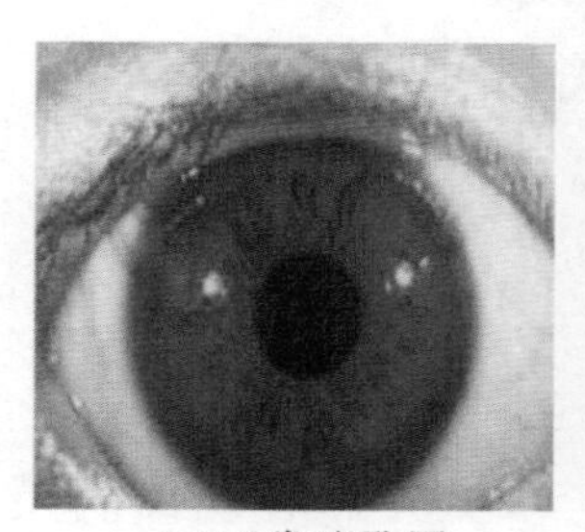

(a)正常瞳孔图

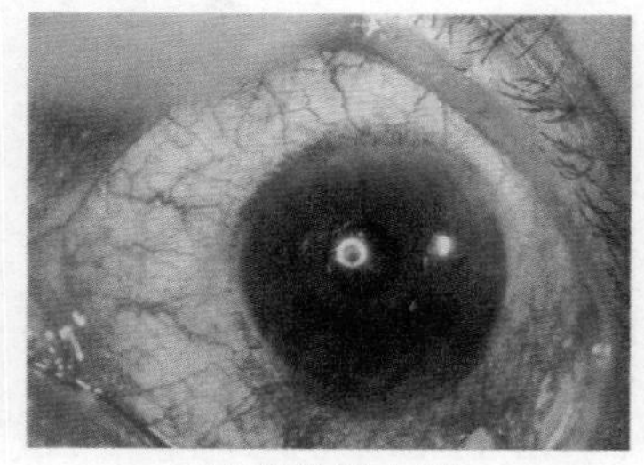

(b)瞳孔扩大图

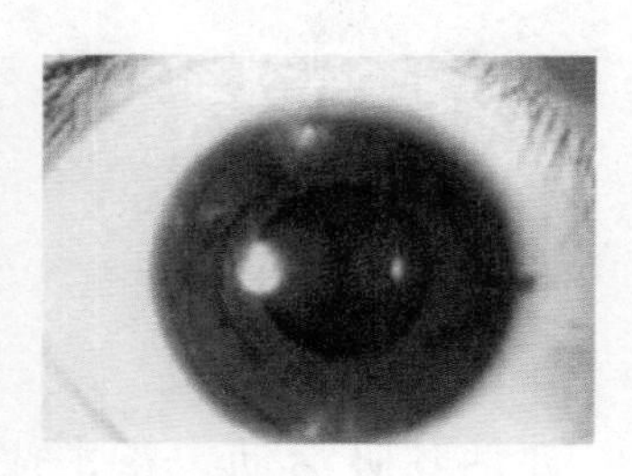

(c)瞳孔缩小图

图 3—8 瞳孔变化图

第三节　紧急呼救

当站车工作人员发现了危重伤病员，经过现场评估和病情判断后需要立即呼救，要及时向专业急救机构及相关部门报告。

一、呼救电话须知

使用呼救电话，一般应简要清楚地说明以下几点：

你（报告人）的电话号码与姓名，伤病员姓名、性别、年龄和联系电话；

伤病员所在的准确地点，尽可能指出附近街道的交汇处或其他显著标志；

伤病员目前最危重的情况，如昏倒、呼吸困难、大出血等；

突发事件时，说明伤害性质、严重程度、受伤人数以及现场所采取的救护措施；

注意，不要先放下话筒，要等救援医疗服务机构调度人员先挂断电话。

二、单人及多人呼救

如果有多个人在现场，一个救护员留在伤病员身边开展救护，另一个救护员通知 EMS（救援医疗服务系统）。如意外伤害事故，要分配好救护员各自的工作。分秒必争、组织有序地实施伤病员的寻找、脱险、医疗救援工作。

在病人心跳骤停的情况下，应立即进行心肺复苏。如有手机在身，则进行 1～2 min 心肺复苏后，在抢救间隙“快打电话”。

只有一个救护员在场，在给 EMS 机构打电话之前，应准备好在必要时提供大约 2 min 的基础心肺复苏，这样可以更快地与 EMS 机构联系。

第四节　现场挽救生命的原则

无论是在家庭、会场或在道路等户外，还是在情况复杂、危险的突发事件现场，“第一目击者”对伤病员的救护原则都必须十分清楚。

先保持镇定，沉着大胆，细心负责，理智科学地判断；

评估现场，确保自身与伤病员的安全；

分清轻重缓急，先救命，后治伤，果断实施救护措施；

可能的情况下，尽量采取减轻伤病员的痛苦等措施；

充分利用可支配的人力、物力协助救护。

第五节　现场救护的“生命链”

一、概　　述

“生命链”是针对现代社区、生活模式而提出的以现场“第一目击者”为开始，至专业急救人员到达进行抢救而组成的“链”。“生命链”越普及，危急伤病员获救的成功率就越高。

“生命链”(Chain of Survival)有四个互相联系的环节序列。这四个环节又称四个“E”。“E”是英文 Early“早期”的字头，即：早期识别求救、早期心肺复苏、早期心脏电除颤、早期高级生命支持。

第六节　旅客列车救护工作程序

旅客列车上乘务人员(红十字救护员)应急救护时应遵循以下工作程序：

1. 向意识清醒伤病旅客或同行人员出示救护证，表明身份，征得对方的同意。尽快给予伤病旅客必要的帮助，同时向列车长报告相关情况。

2. 安抚保护其他旅客，避免受到伤害。

3. 做好必要的自我保(防)护。

4. 及时掌握现场和伤病者的相关信息：

(1)伤病人员数；

(2)按照伤病情况初步分类(危重、重、中、轻)；

(3)危重、重伤者生命体征概况(意识、呼吸、心跳等)；

(4)其他伤病者的伤病基本情况；

(5)有无继发危害因素存在；

(6)向列车长报告相关信息。

5. 通过列车广播寻求乘客中医疗专业人员的帮助，并协助、配合医疗专业人员的救护工作。

6. 按照“先救命，后治伤病”的原则，对呼吸心跳骤停的伤病者实施心肺复苏，单纯意识丧失的伤病者要进行必要的监护。

7. 利用旅客列车上配备的“红十字急救药箱”，对伤病旅客进行初步处理，并做好相关的文字记录。

8. 初步判断需否向前方站报告、下交伤病者，如需向前方站联系，做好下交伤病者准备工作。

9. 对疑似食物中毒的事件,注意收集可疑食品以及病人的呕吐物和排泄物等样品。

10. 对群体不明原因性疾病或疑似传染病暴发,应对病人进行必要的隔离、转移,并做好其他旅客和自身的必要防护。

11. 对可能存在污染的现场,应利用旅客列车上的条件进行清理、消毒。

12. 向前方停车站下交伤病旅客,并做好交接记录。

第四章　红十字药箱的配备和使用

第一节　红十字药箱药品的配备和使用

红十字药箱药品的配备见附件4。使用要求如下。

一、口 服 药

（一）感冒、退热、止咳化痰类

1. 氨咖黄敏胶囊（商品名：必达康等），英文名称：Paracetamol Caffein, Atificial Cow—bezoar and Chlorlhenamine。

（1）适应症：用于缓解普通感冒及流行性感冒引起的发热、头痛、四肢酸痛、打喷嚏、流鼻涕、鼻塞、咽痛等症状。

（2）剂型规格：每板10粒。

（3）成分：每粒含对乙酰氨基酚250 mg、咖啡因15 mg，马来酸氯苯那敏1 mg、人工牛黄10 mg。辅料为：羧甲基纤维素、蔗糖。

（4）作用与用途：对乙酰氨基酚能抑制前列腺素合成，有解热镇痛作用；咖啡因为中枢兴奋药，能增强对乙酰氨基酚的解热镇痛效果，并减轻其他药物所致的嗜睡、头晕等中枢抑制作用；马来酸氯苯那敏为抗组胺药，能减轻流涕、鼻塞、打喷嚏等症状；人工牛黄具有解热镇痛作用。

（5）用法用量：口服，成人，一次1～2粒，一日3次。

（6）禁忌症：对本品过敏者禁用；孕妇、哺乳期妇女禁用；活动性消化道溃疡患者禁用。

2. 小儿氨酚黄那敏颗粒（商品名：贝达宁），英文名称：Pediatric Paracetamol, Atificial Cow—bezoar and Chlorphenamin。

（1）适应症：用于缓解小儿感冒或流感引起的发热头痛、鼻塞、流涕。

（2）剂型规格：6 g×10袋/盒。

（3）成分：每袋含对乙酰氨基酚125 mg、马来酸氯苯那敏0.5 mg、人工牛黄5 mg。辅料为：蔗糖、乙醇。

（4）作用与用途：对乙酰氨基酚能抑制前列腺素合成，有解热镇痛作用；马来酸氯苯那敏为抗组胺药，能减轻流涕、鼻塞、打喷嚏等症状；人工牛黄有解热镇痛作用。

(5)用法用量：温开水冲服，12 岁以下儿童用量见表 4—1。

表　4—1

年龄(岁)	体重(kg)	一次用量(袋)	一日次数
1～3	10～14	0.5～1	3
4～6	16～20	1～1.5	3
7～9	22～26	1.5～2	3
10～12	28～32	2～2.5	3

(6)严重肝、肾功能不全者禁用。

3. 美酚伪麻片，英文名称：Compound Dextromethorphan Hydrobromide Tablets。

(1)适应症：用于治疗感冒、气管炎、支气管炎等疾病引起的鼻塞、咳嗽，达到镇咳祛痰效果。

(2)性状：本品为白色片，复方制剂。

(3)成分：每片含氢溴酸右美沙芬 15 mg、盐酸伪麻黄碱 30 mg、愈创木酚甘油醚 100 mg。

(4)作用与用途：复方组成中氢溴酸右美沙芬为中枢镇咳药，通过抑制延髓咳嗽中枢而起作用，镇咳作用起效快，抑制咳嗽作用显著，不具有镇痛作用，长期使用未发现耐受性和成瘾性；盐酸伪麻黄碱为拟肾上腺素药，有松弛支气管平滑肌、收缩血管的作用，可减轻上呼吸道黏膜充血；愈创木酚甘油醚能刺激胃黏膜反射性，引起支气管黏液增加，降低痰的黏度。

(5)用法用量：口服。成人一次 1～2 片，一日 3 次，或遵医嘱。

(6)不良反应：偶有恶心、便秘、头晕、失眠、心悸等反应。

(7)注意事项：

①超量服用会出现头晕、失眠及神经质症状。

②哺乳期妇女慎用。

③服用本品后，如果症状在一周内未缓解或伴有高烧等症状，应咨询医生。

(8) 禁忌症：

①对本品成分过敏者、严重高血压或严重冠心病患者、妊娠 3 个月内妇女及有精神病史患者禁用。

②糖尿病、青光眼、前列腺肥大及排尿困难患者禁用。

4.羧甲司坦片，英文名称：Carbocisteine Tablets。

(1)适应症：用于治疗慢性支气管炎，支气管哮喘等疾病引起的咳嗽、咯痰，尤其是痰液黏稠，咳出困难。

(2)剂型规格：每片250 mg。

(3)性状与稳定性：白色片。

(4)成分：每片含主要成分羧甲司坦250 mg。

(5)作用与用途：本品为黏液调节剂，主要作用于支气管腺体的分泌，使低黏度的唾液黏蛋白分泌增加，高黏度的岩藻黏蛋白产生减少，因而使痰液的黏稠性降低而易于咳出。口服起效快。服用4小时可见明显疗效。

(6)用法用量：口服，成人，每次1～3片，一日3次。儿童用量请咨询医师或药师。

(7)不良反应：可见恶心、胃部不适、腹泻、轻度头痛以及皮疹等。

(8)注意事项：

①对本品过敏者禁用。

②孕妇，哺乳期妇女以及有出血倾向的胃和十二指肠溃疡患者慎用。

③本药是一种黏液调节剂，仅对咯痰症状有一定作用，在使用时还应注意咳嗽、咯痰的原因，如不见好转，应及时请医师诊治。

④当药品性状发生改变时禁止使用。

⑤儿童必须在成人的监护下使用。

⑥请将此药品放在儿童不能接触的地方。

(9)药物相互作用：

①应避免同时服用强镇咳药，以免痰液堵塞气道。

②如正在服用其他药品，使用本品前请向医师或药师咨询。

(10)贮藏：密封，置阴凉干燥处保存。

5.复方甘草片*。

(1)适应症：用于镇咳祛痰。

(2)作用与用途：甘草流浸膏为保护性镇咳祛痰剂；阿片粉有较强镇咳作用；樟脑及八角茴香油能刺激支气管黏膜，反射性地增加腺体分泌，稀释痰液，使痰易于咳出；苯甲酸钠为防腐剂。上述成分组成复方制剂，有镇咳祛痰的协同作用。

(3)用法用量：口服或含化。成人一次3～4片，一日3次。

(4)不良反应：有轻微的恶心、呕吐反应。

(5)注意事项：

①本品不宜长期服用，如服用3～7天症状未缓解，请即时咨询医师。

②对本品成分过敏者禁用。

③孕妇及哺乳期妇女慎用。

④胃炎及胃溃疡患者慎用。

⑤儿童用量请咨询医师或药师。

⑥当本品性状发生改变时禁用。

⑦如服用过量或发生严重不良反应时应立即就医。

⑧儿童必须在成人监护下使用。

⑨请将此药品放在儿童不能接触的地方。

(6)其他说明：

①服用本品时注意避免同时服用强力镇咳药。

②如正在服用其他药品，使用本品前请咨询医师或药师。

(二)心血管类

速效救心丸。

1.适应症：行气活血，祛瘀止痛，增加冠脉血流量，缓解心绞痛。用于气滞血瘀型冠心病、心绞痛。

2.剂型规格：每粒重 40 mg。

3.性状：为棕黄色的滴丸，气凉，味微苦。

4.成分：川芎、冰片。

5.作用与用途：本品具有镇静止痛，改善微循环，降低外周血管阻力，减轻心脏负荷，改善心肌缺血的作用。具有服用剂量小，起效快，疗效高的特点。

6.用法用量：含服，一次 4～6 粒，一日 3 次；急性发作时一次 10～15 粒。

7.贮藏方法：密封，置阴凉干燥处。

(三)平 喘 类

二羟丙茶碱片(商品名：喘定)，英文名称：Diprophylline Tablets。

1.适应症：适用于支气管哮喘，喘息型支气管炎等具有喘息症状的病人。

2.性状：本品为白色片。

3.作用与用途：为黄嘌呤衍生物，属磷酸二酯酶抑制剂，使支气管平滑肌细胞内 cAMP 增多而舒张，但作用比氨茶碱弱，约为氨茶碱的 1/10。临床疗效不及氨茶碱。特点为对胃肠道的刺激小，其毒性约为氨茶碱的 1/5～1/4，对心脏的兴奋作用为后者的 1/20～1/10。

4.用法用量：口服，成人每次 1～2 片，一日 3～4 次。预防夜间哮喘发作，可在临睡前加服 1～2 片。儿童用量请咨询医师或药师。

5.不良反应：可见头痛、心悸、恶心、胃部不适、手指颤动等。

6. 注意事项：

(1)对本品过敏者禁用。

(2)心律失常、高血压、甲状腺功能亢进、糖尿病以及前列腺增生而致排尿困难的患者慎用。

(3)不得任意增加用药剂量及次数。

(4)当药品性状发生改变时禁止使用。

(5)儿童必须在成人的监护下使用。

(6)请将此药品放在儿童不能接触的地方。

7. 药物相互作用：

(1)与锂盐合用，可使锂的肾排泄增加，影响锂盐的作用。

(2)与咖啡因或其他黄嘌呤类药并用，可增加其作用和毒性。

(3)如正在服用其他药品，使用本品前请向医师或药师咨询。

(四)止 泻 类

1. 盐酸小檗碱片(俗称黄连素)，英文名称：Berberine Hydrochloride Tablets。

(1)适应症：用于治疗肠道感染、腹泻。

(2)剂型规格：每片 0.1g。

(3)成分：每片含主要成分盐酸小檗碱 0.1g。

(4)用法用量：口服，成人，一次 1～3 片，一日 3 次；儿童用量见表 4－2。

表 4－2

年龄(岁)	体重(kg)	一次用量(片)	一日次数
1～3	10～14	0.5～1	3
4～6	16～20	1～1.5	3
7～9	22～26	1.5～2	3
10～12	28～32	2～2.5	3

(5)作用与用途：本品为抗菌药。抗菌谱广，体外对多种革兰氏阳性及阴性菌均具抑制作用，其中对溶血性链球菌、金黄色葡萄球菌、霍乱弧菌、脑膜炎奈瑟菌、志贺菌属、伤寒杆菌、白喉杆菌等具有较强抑制作用。对阿米巴原虫也有一定作用。

(6)不良反应：口服不良反应较少，偶有恶心、呕吐、皮疹和药热，停药后消失。

(7)注意事项：

①对本品过敏者、溶血性贫血患者禁用。

②妊娠期头 3 个月慎用。

③如服用过量出现严重不良反应，请立即就医。

④当药品性状发生改变时禁止使用。

⑤儿童必须在成人监护下使用。

⑥请将此药品放在儿童不能接触到的地方。

(8)其他说明：

性状与稳定性：本品为黄色片或糖衣片。

(9)药物相互作用：

①含鞣质的中药与黄连素合用后，由于鞣质是生物碱沉淀剂，二者结合，生成难溶性鞣酸盐沉淀，降低疗效。

②如正在服用其他药品，使用本品前请咨询医师或药师。

(10)贮藏：遮光，密封保存。

2. 口服补液盐，英文名称：Oral Rehydration Salts(ORS)。

(1)适应症：治疗和预防不太严重的急、慢性腹泻造成的脱水，称为口服补液疗法。

(2)剂型规格：散剂(包装为铝塑袋)。

(3)用法用量：一袋溶于 1 000 mL 温开水中，每次 500 mL，或随时口服。

(4)作用与用途：钠离子、钾离子是维持体内恒定的渗透压所必需，而恒定的渗透压则为维持生命所必需，体内的钠和钾如丢失过多，则易出现低钠综合征或低钾综合征。急性腹泻，暑天高温下劳动大量出汗，均可导致上述征候。临床常用本品以补充钠、钾及体液，调节水及电解质平衡。

(5)注意事项：

①心脏、脑、肾功能不全者慎用本品。

②必须每份加水 1 000 mL 溶解混匀后服用，严重脱水应用静脉输液法。

③必须按说明的用量和用法服用。

④置于儿童不能触及处。

(6)其他说明：

①概述：本品为补充体液及电解质，调节酸、碱平衡的药物。1971 年联合国儿童基金会与世界卫生组织推荐，我国由全国小儿腹泻协作组结合我国具体情况，拟定了下列处方：氯化钠 3.5 g，氯化钾 1.5 g，碳酸氢钠 2.5 g(或枸橼酸钠二水合物 2.9 g)，葡萄糖 20 g(或无水葡萄糖20 g)，临用时溶于 1 000 mL 蒸馏水中，每次口服 500 mL。

②性状与稳定性：本品为白色粉末，味甜咸。易吸潮结块，密封于铝塑袋内。

③贮藏:密封,在干燥处保存。

(五)抗过敏、眩晕类

1. 氢溴酸东莨菪碱贴片,英文名称:Scopolamine Hydromide Adhesive Patch。

(1)适应症:预防旅行引起的晕动病,亦可预防耳源性眩晕症。

(2)剂型规格:贴片,不超过 1.5 mg/贴。

(3)用法用量:贴片成人一次一贴。儿童一次 3/4 贴,10 岁以下 1/2 贴,于旅行前 5~6 h 贴于耳后无发皮肤上。

(4)作用与用途:本品为抗晕动药,主要通过降低迷路受体的应激性,并抑制前庭小脑神经通路的传导。经皮吸收可避免因抗胆碱能作用而引起的不良反应。

(5)不良反应:有口渴、瞳孔散大、视力模糊、嗜睡、心悸、面部潮红、定向障碍、头痛、尿潴留、便秘。

(6)注意事项:

①出现过敏反应时,应停药。

②青光眼、前列腺肥大(可致排尿困难)患者应禁用。

③老年人、儿童、孕妇、哺乳期妇女慎用。

④严重心脏病、器质性幽门狭窄或麻痹性肠梗阻患者禁用。

⑤谨防有效成分进入眼内,接触药物应洗手,去除药物应洗净皮肤。

⑥置于儿童不能触及处。

(7)其他说明:

①概述:本品为具有抑制中枢神经系统作用的抗胆碱药。1880 年 Ladenburg 发现阿托品的异构体,其氢溴酸盐命名为 Hyoscine,并收于法国药典中,用于散瞳。中、英、日、德、法、瑞士、欧洲等药典收载。

②性状与稳定性:本品为无色结晶或白色结晶性粉末;无臭,微有风化性。在水中易溶,在乙醇中微溶,在乙醚中不溶,熔点 195 ℃~199 ℃。本品较稳定。

③体内过程:非处方药是用其贴片,贴附于皮肤表面后,压敏胶层所含的速释药物在 6 h 后可使血药浓度达到抗晕动病的有效水平,贴片可维持恒定释放药物 72 h,吸收的药物在体内代谢后,其 10%以原形随尿排泄。

④贮藏:遮光,密闭保存。

2. 盐酸异丙嗪片,英文名称:Promethazine Hydrochloride Tablets。

(1)适应症:

①用于皮肤,黏膜过敏、过敏性鼻炎、荨麻疹、食物过敏、皮肤划痕症。

②用于晕动症、晕车、晕船、晕飞机。

③用于恶心、呕吐。

(2)剂型规格：每片 12.5 mg。

(3)成分：每片含主要成分盐酸异丙嗪 12.5 mg。

(4)用法用量：口服。每次 1 片，一日 2～3 次。儿童用药请咨询医师。

(5)作用与用途：作为组织胺 H1 受体拮抗剂，本品能对抗过敏反应(组胺)所致的毛细血管扩张，降低毛细血管的通透性，缓解支气管平滑肌收缩所致的喘息，本品抗组胺作用较持久，也具有明显的中枢抑制作用，能增加麻醉药、镇痛药、催眠药和局麻药的作用。本品主要在肝脏代谢。

(6)不良反应：主要不良反应为困倦、嗜睡、口干，偶有胃肠道刺激症状，高剂量时易发生锥体外系症状；老年人用药多发生头晕、痴呆、精神错乱和低血压；少数患者用药后出现兴奋、失眠、心悸、头痛、耳鸣、视力模糊和排尿困难。过量时可发生动作笨拙，反应迟钝，震颤。

(7)注意事项：

①婴儿、新生儿禁用。

②对本品以及其类似药品过敏者禁用。

③高空作业者、驾驶员、机械操作者，工作时间内禁用。

④哺乳期妇女、孕妇和老年人慎用。

⑤当药品性状发生改变时禁止服用。

⑥如服用过量，或有严重反应时，请立即就医。

⑦儿童必须在成人监护下使用。

⑧请将此药品放在儿童不能接触到的地方。

(8)其他说明：

①本品可增强抗胆碱药如阿托品的作用。

②与镇静、催眠药、抗过敏药并用可增加本品对中枢神经的抑制作用。

③与氨基糖甙类抗生素、水杨酸制剂和去甲万古霉素等耳毒性药同用时，耳毒性症状可被掩盖而不易发现。

(六)其 他 类

云南白药。

1. 功效主治：化瘀止血、活血止痛、解毒消肿，用于跌打损伤、瘀血肿痛、吐血、咯血、便血、痔血、崩漏下血、疮疡肿毒、软组织挫伤、闭合性骨折、支气管扩张、肺结核咯血、溃疡病出血以及皮肤感染性疾病。

2. 产品规格：每瓶装 4 g，保险子 1 粒。

3. 用法用量：

(1)刀枪跌打诸伤，无论轻重出血者，用温开水送服；

(2)瘀血肿痛与未流血者用酒送服;

(3)妇科各症用酒送服;但月经过多红崩用温水送服;

(4)毒疮初起服0.25 g,另取药粉用酒调匀敷患处,如已化脓,只需内服;

(5)其他内出血各症均可内服。

(6)口服一次0.25～0.5 g,一日4次;2～5岁,按1/4剂量服用;5～12岁,按1/2剂量服用。

(7)凡遇较重的跌打损伤可先服保险子1粒,轻伤及其他病症不必服。

4. 贮藏方法:密封,置阴凉干燥处。

5. 注意事项:孕妇忌用;服药一日内,忌食蚕豆、鱼类及酸冷食物。

二、外 用 药

(一)退 热 类

1. 小儿布洛芬栓,英文名称:Paediatric Ibuprofen Suppositories。

(1)适应症:用于儿童减轻中度疼痛,如关节痛、神经痛、肌肉痛、偏头痛、头痛、牙痛,也可用于减轻普通感冒或流行性感冒引起的发热。

(2)剂型规格:每粒50 mg。

(3)成分:每粒含主要成分布洛芬50 mg。

(4)作用与用途:能抑制前列腺素的合成,具有镇痛、解热和抗炎的作用。

(5)用法用量:直肠给药,1～3岁小儿,一次一粒(塞肛门内),症状不缓解,每隔4～6 h重复一次。24 h不超过4粒。3岁以上小儿推荐使用每枚100 mg的栓剂。

(6)不良反应:

①少数病人可出现恶心,呕吐或轻度消化不良,转氨酶升高、头痛、头晕、耳鸣、视力模糊、精神紧张、嗜睡、下肢水肿或体重骤增。

②罕见皮疹、过敏性肾炎、膀胱炎、肾病综合征、肾乳头坏死或肾功能衰竭、支气管痉挛。

(7)注意事项:

①本品为对症治疗药,用于止痛不得超过5天,用于解热不得超过3天,症状不缓解,请咨询医师或药师。

②对本品及其他解热、镇痛、抗炎药物过敏者禁用。

③孕妇及哺乳期妇女禁用。

④肾功能不全、高血压、心功能不全、消化道溃疡、血友病或其他出血性疾病(包括凝血或血小板功能异常)的患者,使用前必须咨询医师或药师。

⑤用药期间如出现肝、肾功能损害、视力、听力障碍、血象异常,应立即停止用药。

⑥当药品性状发生改变时禁用。

⑦如服用过量或发生严重不良反应时应立即就医。

⑧儿童必须在成人监护下使用。

⑨请将此药品放在儿童不能接触到的地方。

(8)药物相互作用：

①本品与肝素、双香豆素等抗凝药同用时，可导致凝血酶原时间延长，增加出血倾向。

②本品与地高辛、甲氨蝶呤、口服降血糖药物同用时，能使这些药物的血药浓度增高，不宜同用。

③本品与呋塞米(呋喃苯胺酸)同用时，后者的排钠和降压作用减弱；与抗高血压药同用时，也降低后者的降压效果。

④如正在服用其他药品，使用本品前请咨询医师或药师。

2. 小儿退热贴。

(1)适宜人群：婴孩、儿童、成人均适用。

(2)主要成分：水性高分子材料、薄荷、冰片和水。

(3)使用方法：外用，贴于天突穴或大椎穴，每次一贴，8 h 换一次。

(4)注意事项：皮肤过敏者、外贴部位有感染者禁用。

(5)适用范围：具有冷敷理疗、物理降温，可用于人体局部降温。

3. 商品名：乒乒退热贴(儿童贴)*。

(1)剂型：贴膏，112.5 mm×4 mm×2 贴。

(2)主要成分：亲水性高分子凝胶、冰片、薄荷、桉叶油及其他植物挥发油等。

(3)产品用途：本品是根据透皮吸收原理，配合解热镇痛成分制成的高分子凝胶贴剂，对感冒或其他原因引起的人体发烧具有物理降温和天然药物治疗双重功效。可降低大脑局部温度，保护大脑细胞不受损害，缓解感冒症状。

(4)适用范围：乒乒退热贴(儿童贴)用于感冒引起的发烧、头痛、鼻塞、烦躁等。其他原因引起的发烧辅助治疗及应急物理降温。

(5)适用人群：3 月龄以上各类人群，可用数贴同时贴在人体左右颈总动脉、左右腋下动脉、左右股动脉处。一天 1～3 次，每贴可持续使用 4 h。高温持续不退，应请医生诊治。本品外层为缓释层，体温和汗液会使其黏度增大，揭下后缓释效果还会持续一段时间，若有少量凝胶膏体粘附皮肤，拭去即可。

(6)使用方法：沿缺口撕开包装袋，取出贴剂，揭开透明胶膜，直接敷贴于额头或太阳穴，也可敷贴于颈部大椎穴；以加快降温速度。

(7)注意事项：勿贴于敏感部位、受损皮肤、近眼睛部位及嘴部。使用中若有不适或偶有皮肤表皮发红，停用后可消失。外用贴剂，请勿食用；儿童需在成人监督下使用。

(8)储存方法：保存在阴凉、避光处。居家备用时放入冰箱冷藏室（勿放入冷冻室）内效果最佳。

4. 商品名：乐儿退热贴*。

(1)剂型：贴剂，5 cm×11 cm×2 片×2 袋。

(2)主要结构、性能：由高分子材料、水和薄荷油等制成的水凝胶贴剂，涂敷在医用无纺布基材上，覆盖聚乙烯高分子材料保护膜而构成。本品含有富含水分的水凝胶和清凉剂，将其贴于患者额头、太阳穴和大椎穴，利用水汽化时带走热量的机理，对身体局部实行物理降温退热，具有清凉舒适、降温快速、使用安全的特点。

(3)性状：具有芳香气味的凝胶贴剂。

(4)主要成分：高分子材料、水、薄荷油等。

(5)适用范围：通常作为退热剂的辅佐退热方法，贴在额头或患处，利用水汽化时带走热量的机理，对身体局部实行降温退热。

(6)用法和用量：将贴剂的凝胶面直接贴于额头、太阳穴、大椎穴或局部患处。为了加快降温速度，可用数片贴剂同时贴于人体左右颈动脉、左右股动脉处。每天 1～3 次，每贴可持续使用 8 h。

(7)注意事项：勿贴在有伤口、敏感性的皮肤、近眼睛及嘴部位置。初生婴孩、小童应在成人监督下才可使用。乐儿退热贴为外用贴剂，谨防误食。使用中若有不适或皮肤发红，停用之后可消失。

(8)贮存：尽可能贮存在阴凉、避光处。冷藏后（避免冷冻）使用效果更佳。

（二）外 伤 类

1. 湿润烧伤膏（商品名：美宝湿润烧伤膏）。

(1)功能主治：具有清热解毒，止痛，生肌。用于各种烧、烫、灼伤。（此品含兴奋剂成分，运动员慎用。）

(2)规格：每支装 40 g。

(3)成分：黄芩、黄柏、黄连等。

(4)性状：湿润烧伤膏为浅棕黄色至深棕黄色的软膏，具麻油香气。

(5)用法用量：外用。涂于烧、烫、灼伤等创面（厚度薄于 1 mm），每 4～6 h 更换新药。换药前，须将残留在创面上的药物及液化物拭去。暴露创面用药。

(6)药理作用：湿润烧伤膏外用于对豚鼠局部皮肤烫伤组织的治疗作用试验，具有促进创面愈合的作用。对 20%醋酸灼伤大鼠肛门致溃疡的治疗试验，有促进溃疡愈合作用。对小鼠耳廓炎症和大鼠琼脂足肿，有抗炎作用，对小鼠热辐射致痛和家兔 KCI 电极刺痛均有止痛作用。

(7)禁忌:芝麻过敏者慎用。

(8)注意事项:

①对由烧伤创面引起的全身性发病者须在烧伤湿性医疗技术医生指导下使用。

②夏季高温或者反复挤压、碰撞会使该膏体变稀,但这种改变并不影响药效。如出现此种情况,可拧紧软管盖于开水中热浸数分钟,取出后倒置,自然冷却至室温,即可恢复原状。

③贮藏:密封,阴凉干燥处保存。

④包装:铝塑软管装、纸盒。

⑤有效期:3 年。

2. 苯扎氯铵贴(商品名:止血贴、创可贴),英文名称:Benzalkonium Chloride Bandages。

(1)适应症:用于小创伤,擦伤。

(2)剂型规格:吸收垫 19 mm×19 mm,内含苯扎氯铵 0.4 mg。

(3)成分:每片含主要成分苯扎氯铵 0.4 mg。

(4)用法用量:撕去覆盖薄膜,将中间复合垫贴在创伤处,两端橡皮膏固定。

(5)作用与用途:苯扎氯铵为阳离子表面活性剂类广谱杀菌剂,弹性织物有加压止血作用。

(6)不良反应:罕见过敏反应。

(7)注意事项:

①本品为无菌产品,拆封后忌用手接触中间复合垫。

②用药部位如有灼烧感、瘙痒、红肿等情况,应停止用药,并将局部药物洗净。必要时向医师咨询。

③使用前发现包装打开或破损请勿使用。

④儿童必须在成人监护下使用。

⑤请将此药品放在儿童不能接触的地方。

(8)其他说明:

①性状与稳定性:本品为具有弹性织物和橡皮膏胶粘剂组成的胶带,上附一块含苯扎氯铵的白色吸收性强的吸收垫和一层黄色隔离渗透膜组成的保护性复合垫。

②药物相互作用:如正在使用其他药品,使用本品前请咨询医师或药师。

③贮藏:避光、密闭在阴凉干燥处保存。

3. 碘伏(商品名:碘附;强力碘),英文名:Iodophor。

(1)适应症:常用于手术部位的皮肤消毒;治疗烫伤;治疗滴虫性阴道炎;治疗

化脓性皮肤炎症及皮肤真菌感染;餐具的消毒。

(2)用量用法:本品为外用,禁止口服。医用碘伏常见的浓度是1%,用于皮肤的消毒治疗,可直接涂擦。

冲洗用0.1%溶液;治疗炎症或溃疡用5%~10%软膏或栓剂;餐食具消毒用0.05%溶液浸泡5 min。

(3)注意事项:

①对碘过敏者慎用。

②烧伤面积大于20%者不宜用。

4.碘伏消毒液*。

(1)主要有效成分及其含量:碘,有效碘含量为0.45%~0.55%(W/V)。

(2)主要性能:可杀灭肠道致病菌、化脓性球菌、致病性酵母菌和医院感染常见菌。

(3)使用范围:适用于皮肤消毒,手术部位消毒及手术前刷手消毒。

(4)使用方法:

①皮肤消毒、手术部位消毒:用原液涂抹擦拭,作用3~5 min。

②术前刷手:用纯化水稀释2~5倍,浸泡3~5 min。

(5)注意事项:

①本品为外用消毒剂,不得口服。

②碘过敏者慎用。

③避光,置于阴凉、干燥处保存。

④原包装碘伏消毒液有效期24个月。

(三)其 他 类

1.清凉油。

(1)适应症:清凉清热,醒脑提神,止痒止痛。用于伤暑引起的头痛,晕车,蚊虫叮咬。

(2)剂型规格:油膏剂,每盒装3 g。

(3)成分:薄荷脑、薄荷油、樟脑油、樟脑、桉油、丁香油、桂皮油、氨水。

(4)用法用量:外用,需要时涂于太阳穴或患处。

(5)注意事项:

①不可内服。

②该药应放置于儿童不能触及处。

③过敏体质者慎用。

(6)禁忌症:眼睛、外阴等皮肤黏膜交接处禁用。

(7)其他说明：

①性状：本品为淡黄色软膏，气芳香，对皮肤有清凉刺激感。在 40 ℃以下熔化。

②贮藏：密封，置阴凉处。

2. 松节油搽剂，英文名称：Turpentine Oil Liniment。

(1)适应症：用于减轻肌肉痛、关节痛、神经痛以及扭伤。

(2)性状与稳定性：为淡黄色油状液体，有特臭。

(3)成分：每 10 mL 含主要成分精制松节油 6.5 mL、樟脑 0.05 g。

(4)作用与用途：本品具有增进局部血液循环，缓解肿胀和轻微止痛作用。

(5)用法用量：外用，用脱脂棉蘸取少量，涂搽患处，并搓揉。

(6)不良反应：偶见皮肤刺激和过敏反应。

(7)注意事项：

①对本品过敏者禁用。

②避免接触眼睛和其他黏膜。

③连续使用 1 周症状未见好转，应向医师咨询。

④涂布部位如有灼烧感、瘙痒、红肿等情况应停止用药，并将局部药物洗净，必要时向医师咨询。

(8)贮藏：避光，密闭，在凉暗处保存。

3. 复方丁香罗勒油（商品名：红花油）*。

(1)适应症：用于感冒头痛，风湿骨痛。

(2)用法用量：外用，涂擦患处。

(3)作用与用途：祛风镇痛。

(4)注意事项：

①本品为外用药，不可内服。

②外用以头部太阳穴、印堂穴为主。

③用药后症状无改善，或病情加重者，应向医生咨询。

④过敏体质者慎用。

⑤药品性状发生改变时禁止使用。

⑥儿童必须在成人监护下使用。

⑦请将此药品放在儿童不能接触的地方。

⑧如正在服用其他药品，使用本品前请咨询医师或药师。

4. 驱风油*。

(1)适应症：用于关节痛。

(2)成分:水杨酸甲酯、薄荷脑、樟脑、桉油,辅料为液体石蜡、香精。

(3)用法用量:外用少量,涂擦患处或太阳穴、人中穴。

(4)作用与用途:祛风醒神,止痛止痒。用于头痛头晕、晕车晕船、恶心、蚊叮虫咬、皮肤瘙痒,缓解感冒、风湿痹痛症状。

(5)注意事项:

①孕妇忌用;

②该药应放置于儿童不能触及处;

③过敏体质者慎用。

(6)禁忌症:皮肤溃烂有渗液者及外伤合并感染化脓者不宜使用。孕妇禁用。

(7)其他说明:

①性状:本品为无色或微黄色的油状液体,气清香。

②贮藏:密封。

③处方来源:经验方。

5.氯霉素滴眼液*。

(1)适应症:用于结膜炎、沙眼、角膜炎和眼睑缘炎。

(2)用法用量:外用。滴眼,每次1～2滴,一日3～5次。

(3)作用与用途:本品属广谱抗生素,作用机制是抑制细菌的蛋白质合成,对多数革兰阴性和某些革兰阳性菌,以及沙眼衣原体和立克次体等有效。

(4)不良反应:

①偶见眼睛疼痛、视力改变、持续性发红或刺激感。

②口腔苦味。

③偶见儿童使用后出现再生不良性障碍性贫血。

(5)注意事项:

①对本品过敏者禁用。

②使用后应将瓶盖拧紧,不要使瓶口接触到皮肤以免污染。

③滴眼时瓶口勿接触眼睛。

④如使用3～4日不见症状改善,应停止使用并向医师咨询。

⑤出现不良反应立即停止使用。

⑥当药品性状发生改变时禁止使用。

⑦儿童必须在成人的监护下使用。

⑧请将药品放在儿童不能接触的地方。

(6)其他说明:如正在使用其他药品,使用本品前请咨询医师或药师。

6.含氯消毒片剂或粉剂。

(1)用于环境和物品消毒。

(2)单独放置。

注:标注“*”的药品为附件4《铁路红十字急救药箱的配备标准及使用原则》中,未规定必须配置的。各地可根据实际情况增加配备。

第二节　红十字药箱器械及材料配备

一、器械类

表式袖带血压计、听诊器各1个、体温计2支、袖珍手电筒1个、大剪刀1个、16 cm弯头和直头止血钳各1把、12 cm直镊子1把。

1. 表式袖带血压计

测量血压的仪器称为血压计。其测量原理为间接式(听诊法),是控制从外部施加到被测部位上的压强,并将控制的结果与其相关的柯氏音的产生和消失的信息加以判断,只能测量动脉的收缩压和舒张压。

测量血压时,先用气球向缠缚于上臂的袖带内充气加压,压力经软组织作用于肱动脉。当所加压力高于心收缩压力时,由气球慢慢向外放气,袖带内的压力即随之下降,当袖带内的压力等于或稍低于心缩压时,随着心缩射血,血液即可冲开被阻断的血管形成涡流,用听诊器便开始听到搏动的声音,此时血压计所指示的压力值即相当于收缩压。继续缓慢放气,使袖带内压力逐渐降低,当袖带内压力低于心收缩压但高于心舒张压这一段时间内,心脏每收缩一次,均可听到一次声音。当袖带压力降低到等于或稍低于舒张压时,血流复又畅通,伴随心跳所发出的声音便突然变弱或消失,此时血压计所指示的压力值即相当于舒张压。

2. 听诊器

听诊器是内外妇儿医师最常用的诊断用具,是医师的标志,现代医学即始于听诊器的发明。

听诊器自从被应用于临床以来,外形及传音方式有不断的改进,但其基本结构变化不大,主要由拾音部分(胸件)、传导部分(胶管)及听音部分(耳件)组成。

听诊器一般由听头的不同组合分成多种类型。扁形听诊头常用于听诊高音调杂音大小,双功能扁形听头用于探测低频心音,扩张音和第三音以及第一,第二心音,已经能听到小儿的心音。钟形听诊头常用于听诊低音调杂音,可以听到腹中的婴儿心跳。表式听诊头,常用于听诊手腕的脉搏声响。

3. 体温计

体温计又称“医用温度计”。体温计的工作物质是水银。它的液泡容积比上面细管的容积大得多。泡里水银，由于受到体温的影响，产生微小的变化，水银体积的膨胀，使管内水银柱的长度发生明显的变化。人体温度的变化一般在35℃～42℃之间，所以体温计的刻度通常是35℃～42℃，而且每度的范围又分成为10份，因此体温计可精确到1/10℃。

用后的体温计应“回表”，即拿着体温计的上部用力往下猛甩，可使已升入管内的水银，重新回到液泡里。

二、材 料 类

消毒棉签3包、医用胶带1卷、三角巾急救包4个、无菌纱布1包、无菌绷带1轴、弹力绷带1卷、橡胶止血带3根、保护带2条、无菌手套3副、呼吸面膜2片、压舌板4片、一次性产包1个、一次性连体防护服3件、一次性口罩6个。

1. 橡胶止血带

止血带止血是用于四肢大出血急救时简单、有效的止血方法，它通过压迫血管阻断血行来达到止血目的。但如使用不当或使用时间过长，止血带可导致远端肢体缺血、坏死，造成残废。为此，只有在出血猛烈，用其他方法不能止血时才能应用止血带。

绑扎位置应在伤口的上方（近心端），并尽量靠近伤口，以上臂的上1/3处和大腿上中部为好，小腿和前臂不能上止血带

选定止血带的部位后，应先在该处垫好布条，把止血带拉紧，缠肢体两周打结，松紧要适宜，以观察伤口不出血为度。上止血带要记好时间，精确到分钟。

止血带会阻断血液的流动，捆扎的时间过长会严重损伤组织——甚至于导致肢体坏死。

止血带只能用于捆扎四肢，绝不要捆扎头部、颈部或躯干部。

2. 保护带（医用约束带）

类别：有双脚约束带、约束腰带、手铐式约束带、约束肩带、三叉式约束脚带、约束衣等

作用：适用于神志模糊躁动病人的肢体限制，防止误伤。

注意事项：固定后不可使肢体从约束带中滑脱且避免约束过紧，造成患者肢体末梢循环不良，不可伤害皮肤等。

3. 一次性产包

组成：由一次性使用无菌手术服、橡胶医用手套、一次性使用口罩、一次性使用帽子、脱脂纱布块、脐带绳、治疗巾、洞巾、裤腿、会阴垫、产垫、包布等组成。

作用：列车上紧急分娩时使用。

第二篇　现场救护篇

第五章　心 肺 复 苏

心肺复苏术简称为CPR，是呼吸心跳骤停时所采用的一种急救技术。心肺复苏的目的是重建呼吸和循环，挽救生命。

第一节　概　　述

心肺复苏是针对呼吸心跳停止的急危重症病人所采取的抢救措施，即用胸外按压形成暂时的人工循环并恢复自主循环，用人工呼吸代替自主呼吸，尽早电除颤转复心室颤动，以及使用血管活性药物，最终达到重新恢复自主循环的急救技术。

很多原因可以引起心跳呼吸骤停，日常生活中，最为常见的是心脏猝死，其他还有诸如触电、溺水、中毒、创伤等急症。

一、实施心肺复苏的紧迫性

由于心跳呼吸的突然停止，使得全身重要脏器发生缺血缺氧，尤其是大脑。大脑一旦缺血缺氧4～6 min，脑组织即发生损伤，超过10 min即发生不可恢复的损害。因此，最好是在4 min内立即进行心肺复苏。

二、心跳呼吸骤停的判断

1. 突然意识丧失或抽搐。
2. 大动脉搏动消失（触摸不到）。
3. 无呼吸。

三、心肺复苏程序

根据2005国际心肺复苏指南，心肺复苏基本生命支持分为A、B、C、D四个步骤，其中A表示气道（Airway），B表示呼吸（Breathing），C表示循环（Circulation），D表示除颤（Defibrillation）。

心肺复苏的意义不仅要使心肺的功能得以恢复，更重要的是恢复大脑功能，避免和减少“植物状态”、“植物人”的发生。所以，CPR必须争分夺秒尽早实施。

第二节　心肺复苏的步骤

“第一目击者”对呼吸心跳骤停的伤病员实施心肺复苏的具体步骤概括如下。

一、判断意识

先在伤病员耳边大声呼唤：“喂！您怎么啦？”再轻拍伤病员的肩部，婴儿拍击足跟。如伤病员对呼唤、轻拍无反应，婴儿不能哭泣，可判断其无意识（图5－1、5－2）。

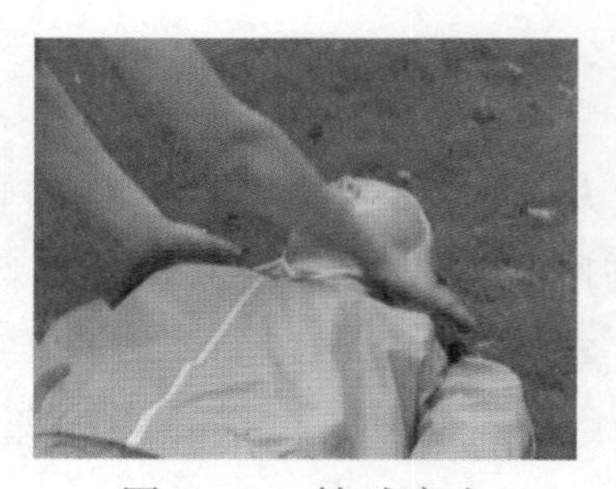

图5－1　拍喊病人

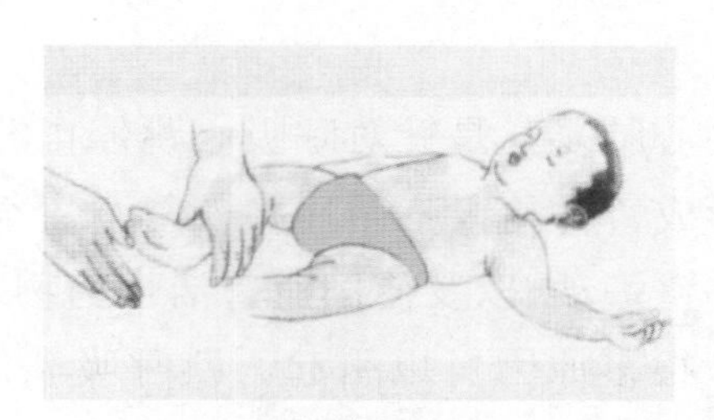

图5－2　婴儿拍击足跟

二、立即呼救

1.列车呼救：边抢救边报告车长，由车长广播找医生，并通知有关部门和组织抢救。

2、现场呼救：当判断伤病员意识丧失，应该寻求他人帮助，在原地高声呼救：“快来人！救命啊！我是救护员，请这位先生（女士）快帮忙拨打急救电话！有会救护的请和我一起来救护。”

三、救护体位

对于呼吸心跳骤停的伤病员应将其置于仰卧位（心肺复苏体位），放在坚硬的平面上，救护员需要在检查后，进行心肺复苏。若伤病员没有意识但有呼吸和循环，对伤病员应采用侧卧体位（复原卧位），有利于分泌物从口中流出。

注意不要随意移动伤病员，有颈部外伤者需翻身时，为防止颈髓损伤，另一人应保持伤病员头颈部与身体在同一轴线整体翻转，做好头颈部的固定。

1. 心肺复苏体位(仰卧位)操作方法(图5-3、5-4、5-5、5-6)

救护员位于伤病员一侧,将伤病员的双上肢向头部方向伸直,将伤病员远离救护员一侧的小腿放在另一侧腿上,两腿交叉,救护员一只手托住伤病员的后头颈部,另一只手插入远离救护员一侧伤病员的腋下或胯部将伤病员整体地翻转向救护员侧,伤病员翻为仰卧位后,再将伤病员上肢置于身体两侧。

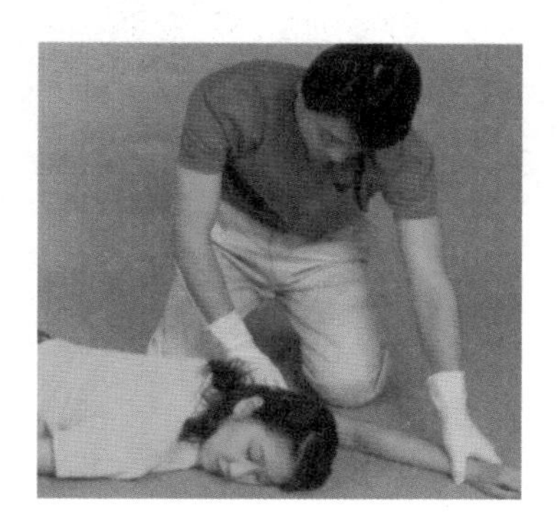

图5-3　单侧上臂伸直图

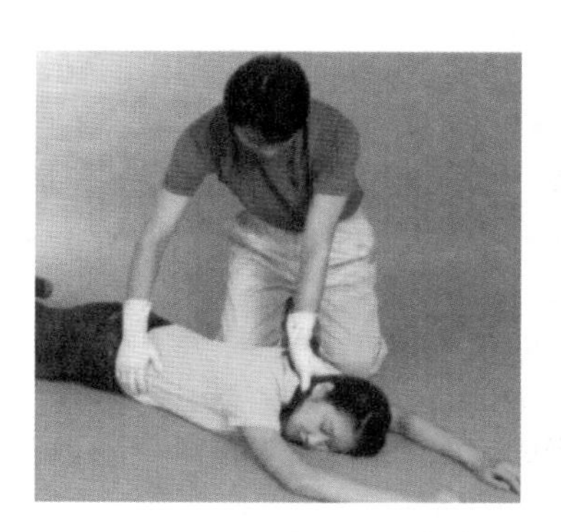

图5-4　双侧上臂伸直

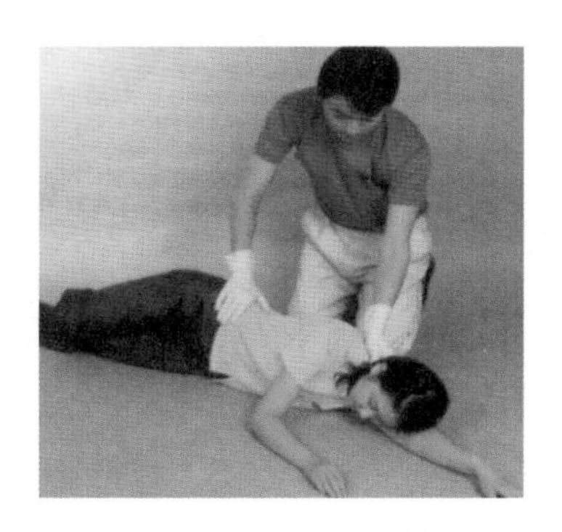

图5-5　保护颈部翻身图

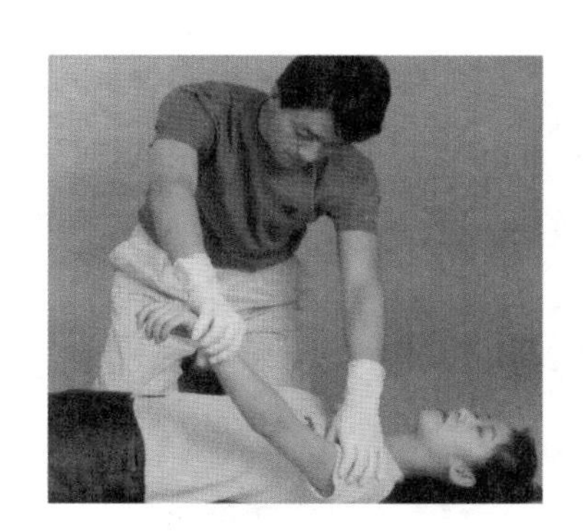

图5-6　心肺复苏体位

2. 复原卧式(侧卧位)(图5-7)

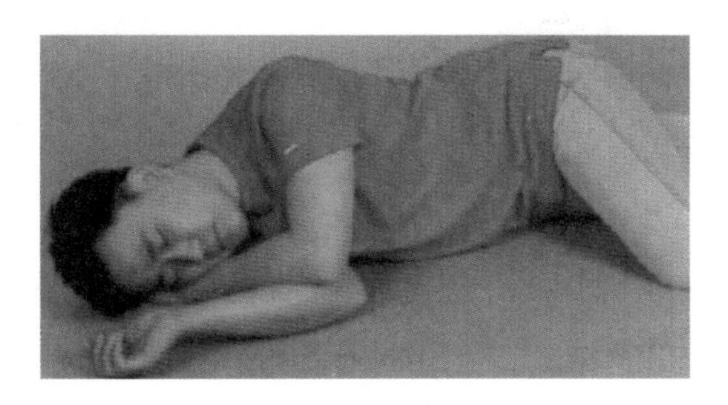

图5-7　复原体位图

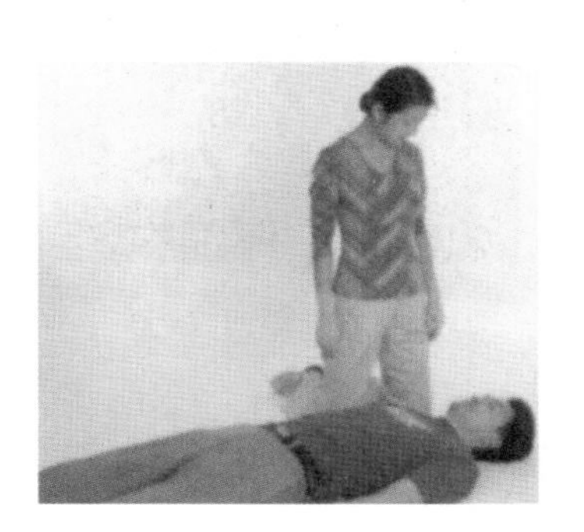

图5-8　救护员体位

3. 救护员体位

救护员在实施心肺复苏术时，根据现场具体情况，选择位于伤病员一侧，将两腿自然分开与肩同宽跪贴于（或立于）伤病员的肩、胸部，有利于实施操作（图5—8）。

4. 其他体位

头部外伤者，则是水平仰卧，头部稍稍抬高；如面色发红，则取头高脚低位；面色青紫或苍白，取头低脚高位（图5—9）。

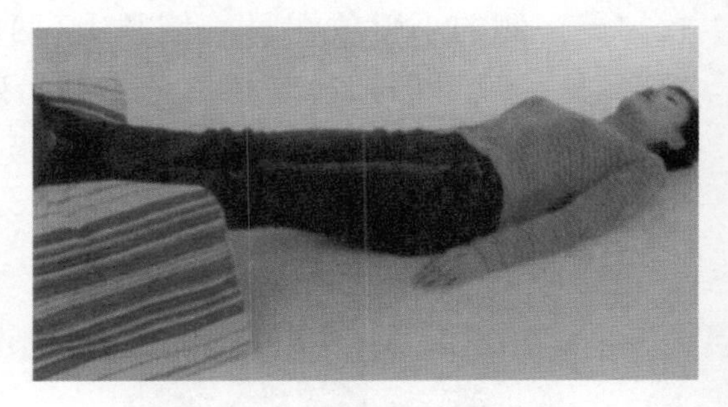

图5—9 头低脚高位

四、打开气道

伤病员呼吸心跳骤停后，口腔内的舌肌松弛后坠而阻塞呼吸道。采用开放气道的方法，可使阻塞呼吸道的舌根上提，使呼吸道畅通。

用最短的时间，先将伤病员的衣领、领带、围巾等解开，戴上手套迅速清除伤病员口鼻内的污泥、土块、痰、呕吐物等异物，以利于呼吸道畅通。再将气道打开。

1. 仰头举颌法（图5—10）

救护员用一手的小鱼际（手掌外侧缘）部位置于伤病员的前额，另一手食指、中指置于下颌将下颌骨上提，使下颌角与耳垂的连线和地面垂直，救护员手指不要深压颌下软组织，以免阻塞气道。

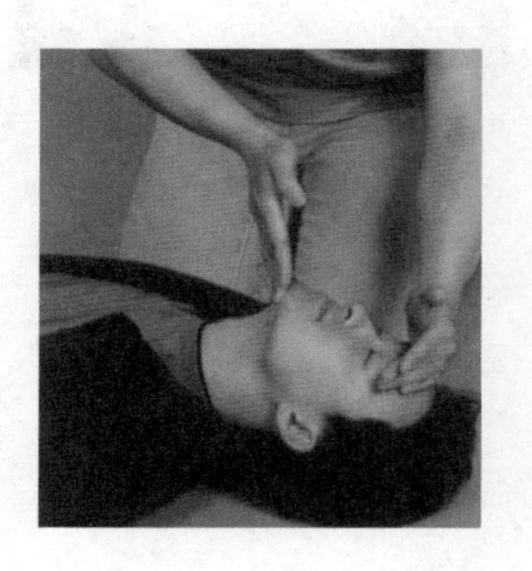

图5—10 仰头举颌法

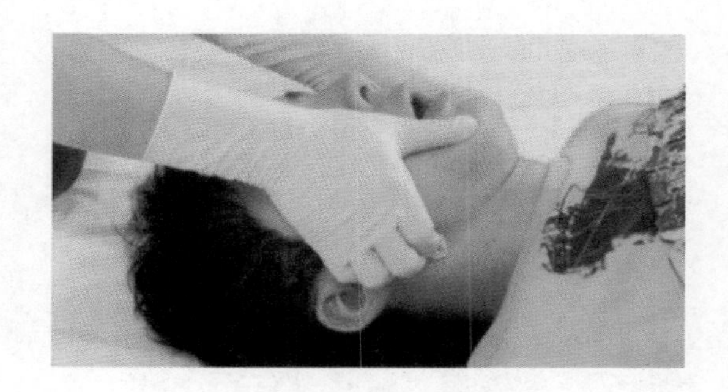

图5—11 托颌法

2. 托颌法（抬拉颌法）（图5—11）

救护员将手放置在伤病员头部两侧握紧伤病员下颌角，用力向上托下颌，如伤病员紧闭双唇，可用拇指把口唇分开如果需要进行口对口呼吸，则将下颌持续上托，用面颊贴紧伤病员的鼻孔。

此法适用于怀疑有头、颈部创伤的伤病员。

五、判断呼吸

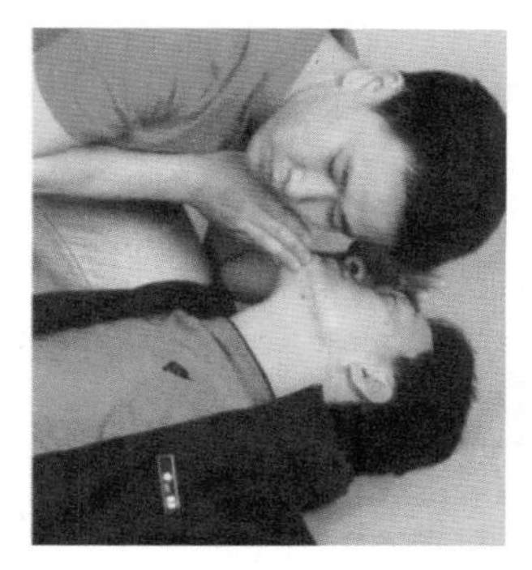
图 5－12　判断呼吸

检查呼吸，救护员将伤病员气道打开，利用视、听、感觉，判断伤病员有无呼吸（图 5－12）。

方法：侧头用耳听伤病员口鼻的呼吸声（一听）。用眼看胸部或上腹部随呼吸而上下起伏（二看），用面颊感觉呼吸气流（三感觉）。如果胸廓没有起伏，没有气体呼出，没有呼吸声音，伤病员即不存在呼吸。判断时间 5～10 s。

六、人工呼吸

救护员经检查后，判断伤病员呼吸停止，应在现场立即给予口对口（口对鼻、口对口鼻），口对呼吸面罩等人工呼吸救护措施。

七、检查循环体征

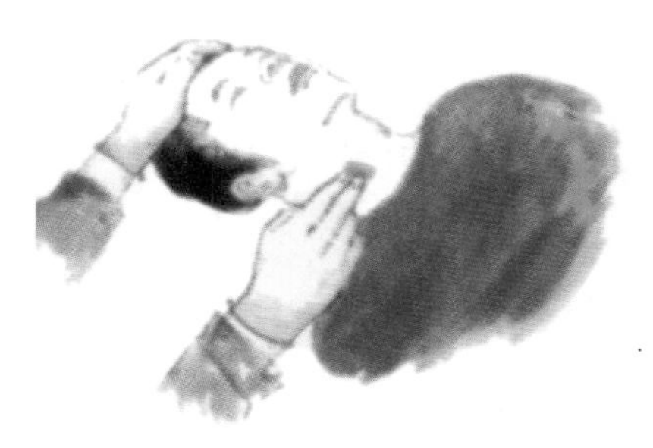
图 5－13　成人触摸颈动脉

判断心跳（脉搏）应选大动脉测定脉搏有无搏动。成人及儿童触摸颈动脉，婴儿触摸肱动脉，在 5～10 s 内判断伤病员有无心跳（图 5－13、5－14、5－15）。

颈动脉：用一手食指和中指置于颈前正中部（甲状软骨），手指从颈前正中滑向甲状软骨和胸锁乳突肌之间的凹陷，稍加力度触摸到颈动脉的搏动。

肱动脉：肱动脉位于上臂中点内侧，稍加力度检查是否有搏动。

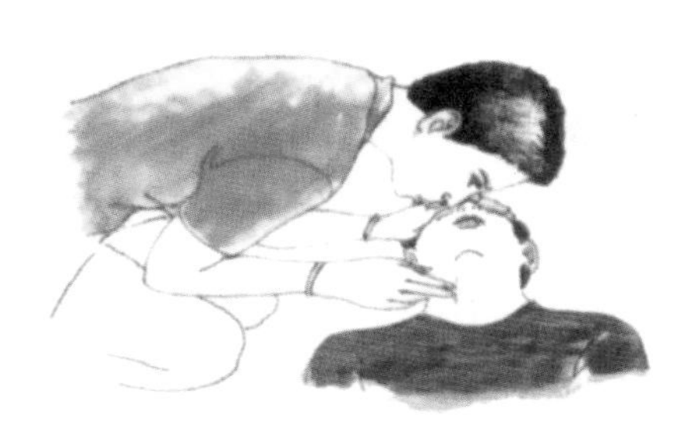
图 5－14　儿童触摸颈动脉

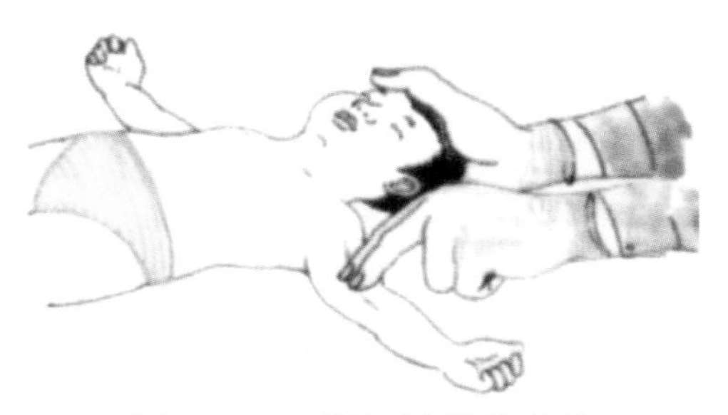
图 5－15　婴儿触摸肱动脉

八、人工循环

救护人员判断伤病员已无脉搏搏动，或在危急中脉搏摸不清而不能判明心跳是否停止，不要反复检查耽误时间，而要在现场立即进行胸外心脏按压及时救护。

(一)胸外心脏按压的原理

在对胸部按压时，位于胸骨与脊柱之间的心脏被挤压，并推动血液向前流动。而当胸部按压解除时，心室恢复舒张状态，产生吸引作用，使血液回流，充盈心脏。

在心肺复苏时，正确的胸外心脏按压能产生 60～80 mmHg 的动脉收缩压，从而使血液在血管内流动。

(二)胸外心脏按压的操作

1. 按压部位、操作

(1)成人

定位与操作：胸部正中乳头连线水平(胸骨下 1/2 处)(图 5－16)。

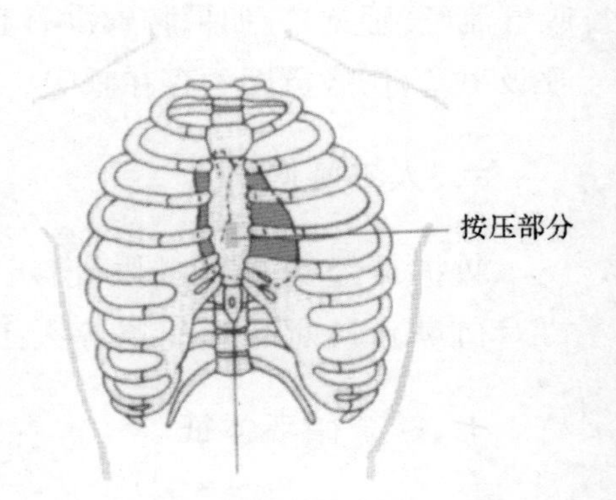

图 5－16　胸外按压位置

救护员一手的中指置于伤病员一侧肋弓下缘，中指沿肋弓向内上滑行到双侧肋弓的汇合点，中指定位于此处。食指紧贴中指并拢，救护员另一只手的掌根部贴于第一只手的食指并平放，使掌根部的横轴与胸骨的长轴重合，定位之手放在另一只手的手背上，双手掌根重叠，十指相扣，掌心翘起手指离开胸壁(图 5－17、5－18、5－19)。

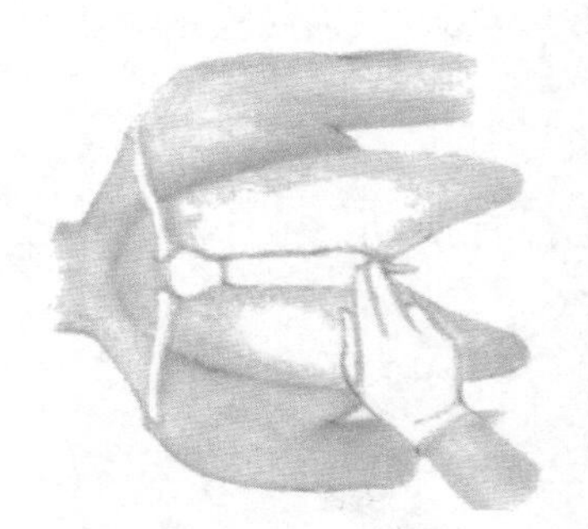
图 5－17　中指定位

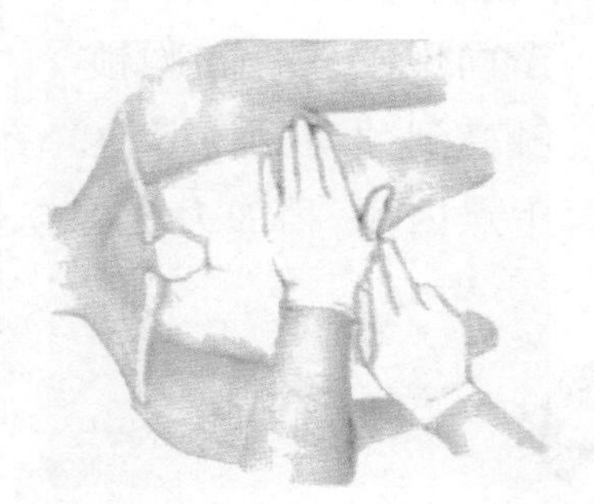
图 5－18　掌根重合胸骨长轴

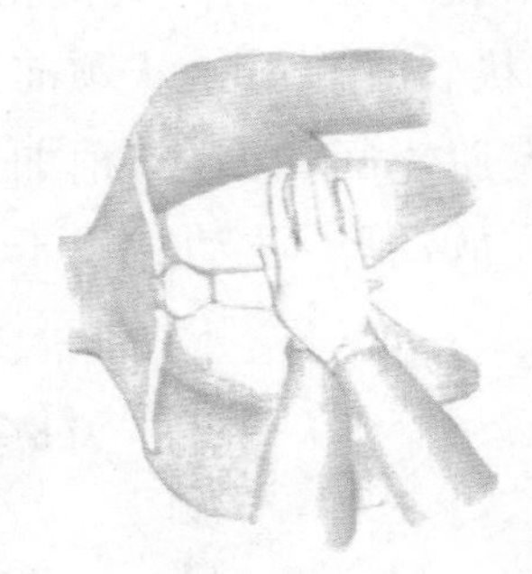
图 5－19　双手掌根重叠

救护员的上半身前倾，腕、肘、肩关节伸直，以髋关节为轴，垂直向下用力，借助上半身的体重和肩臂部肌肉的力量进行垂直按压，按压深度 4～5 cm，放松后，掌根不要离开胸壁(图5－20、5－21)。按压频率为每分钟 100 次，按压与吹气之比 30∶2。

(2)儿童:年龄 1～8 岁

定位与操作:胸部正中乳头连线水平(胸骨下 1/2 处)。

救护员另一只手的掌根部贴于第一只手的食指平放,使掌根部的横轴与胸骨的长轴重合手臂伸直,垂直向下用力按压,按压深度 2.5～4 cm,放松时,掌根不要离开胸壁(图 5—22)。

按压频率为每分钟 100 次,按压与吹气之比 30∶2。

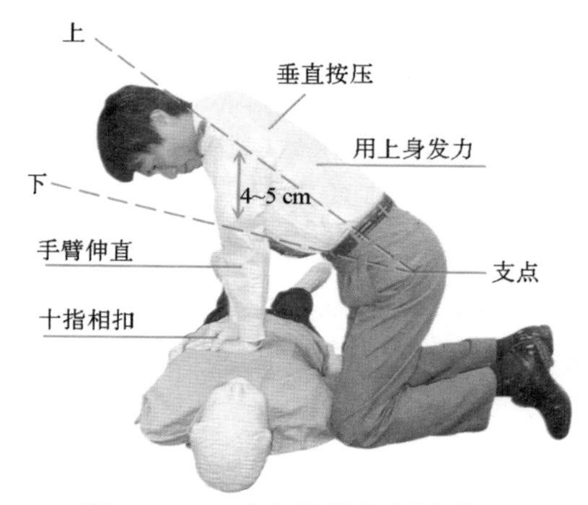

图 5—20　成人胸外按压姿势

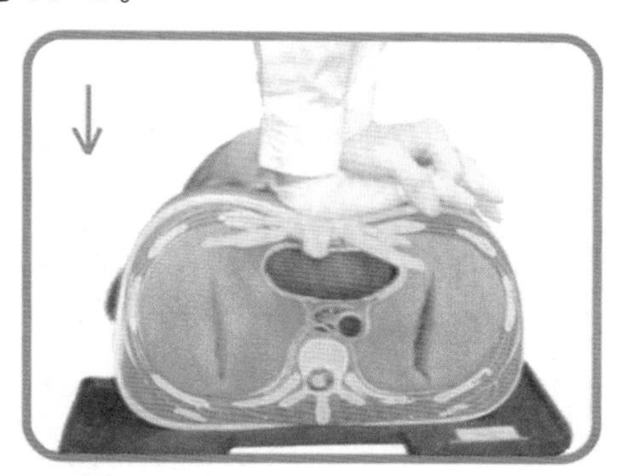

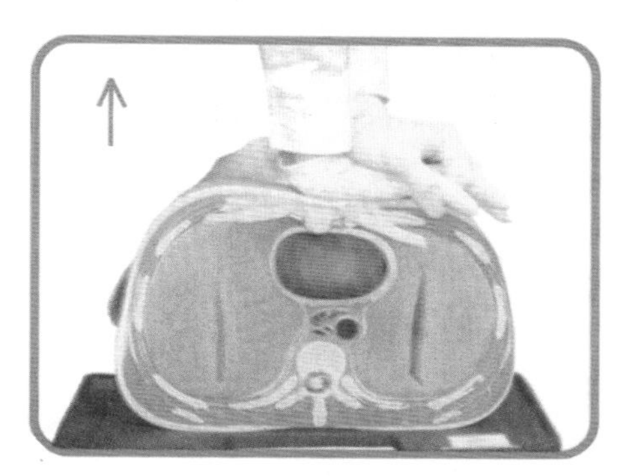

图 5—21　胸外按压、放松示意图

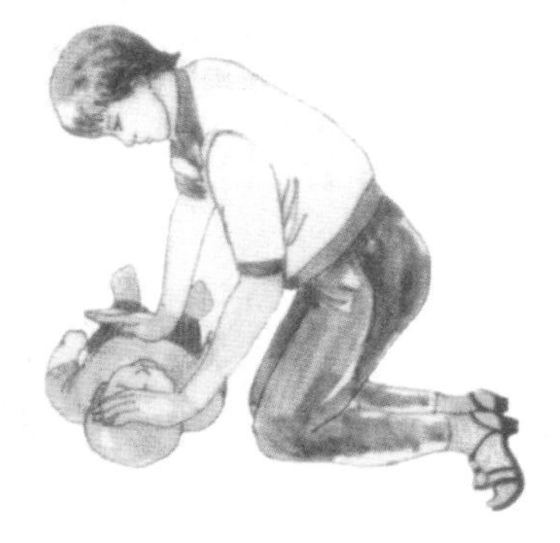

图 5—22　儿童胸外按压示意

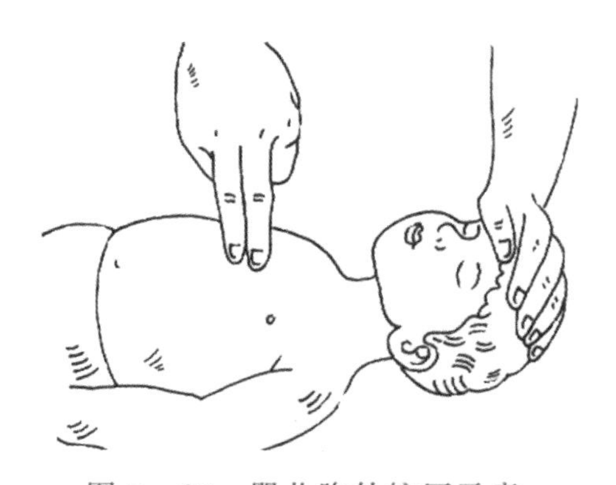

图 5—23　婴儿胸外按压示意

(3)婴儿:年龄小于 1 岁

定位与操作:胸部正中,紧贴乳头连线下方水平。救护员用一手食指置于婴儿两乳头连线与胸骨交界处,中指、无名指与食指并拢置于胸骨上将食指抬起,中指、无名指同时用力垂直向下按压,按压深度 1.5～2.5 cm,放松时,手指不要离开胸壁(图 5－23)。

按压频率为每分钟 100 次,按压与吹气之比 30∶2。

2. 成人心肺复苏操作步骤

成人心肺复苏操作步骤见图 5－24～图 5－32。

3. 成人双人心肺复苏操作步骤

双人实施心肺复苏,需要互相配合。基本步骤与单人心肺复苏方法相同,胸外心脏按压与口对口(或鼻)吹气之比为 30∶2。但有以下不同点：

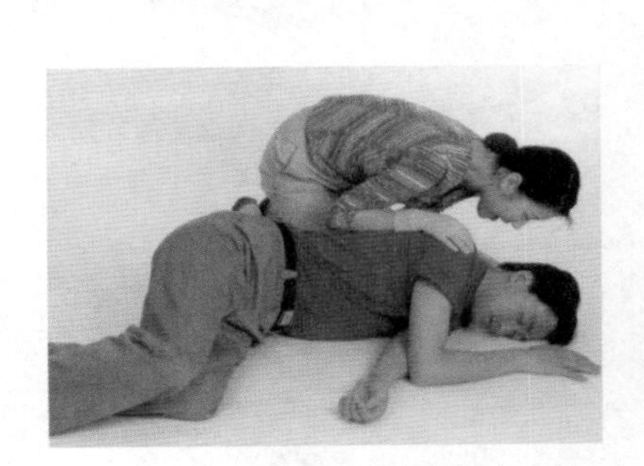

图 5－24　判断意识

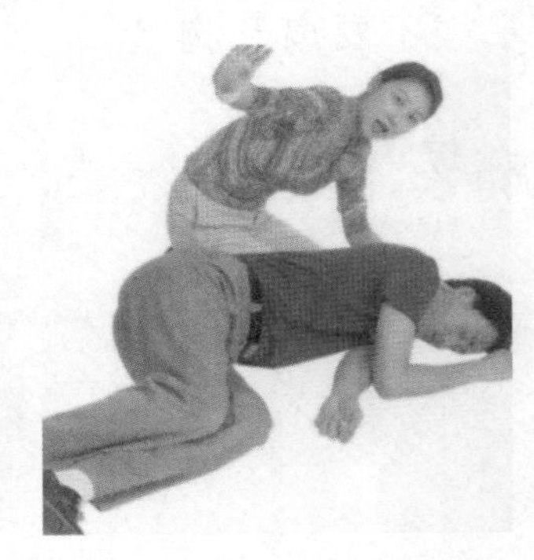

图 5－25　高声呼救

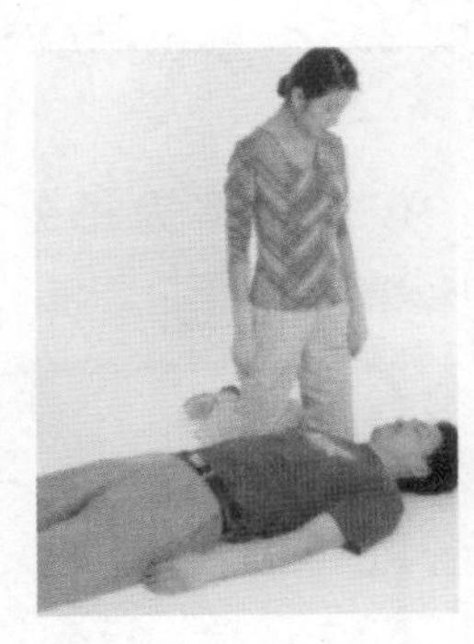

图 5－26　救护体位

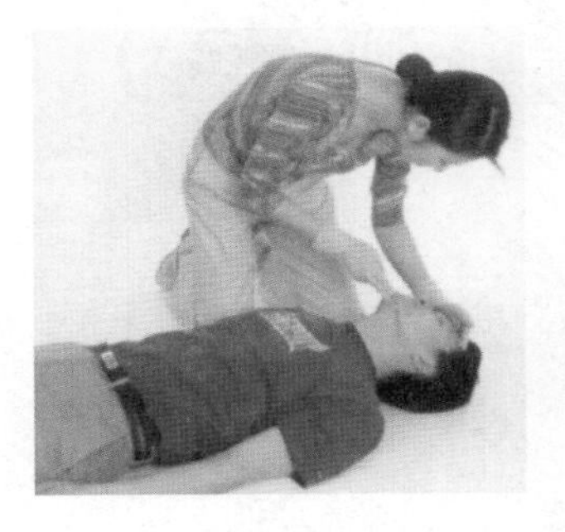

图 5－27　打开气道

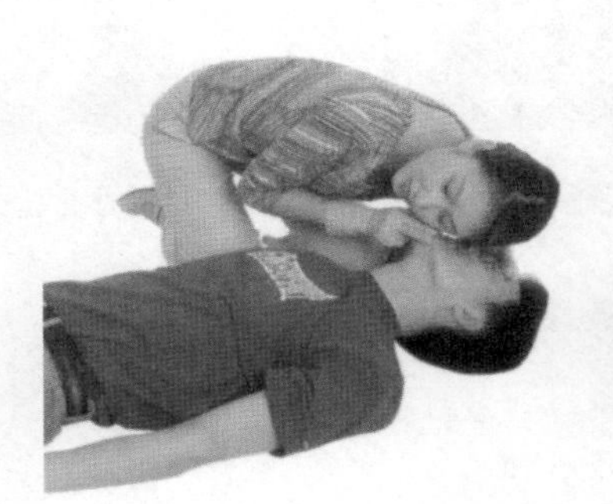

图 5－28　判断呼吸

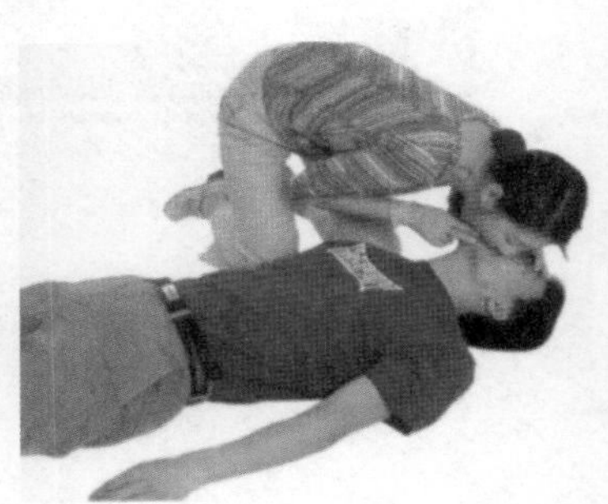

图 5－29　人工吹气

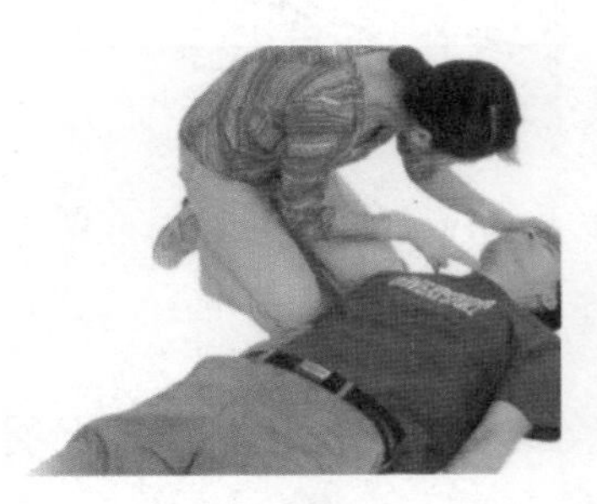

图 5－30　触摸颈动脉

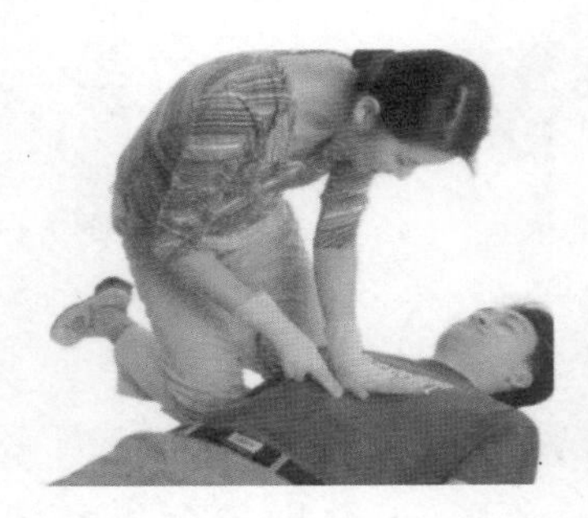

图 5－31　胸外按压

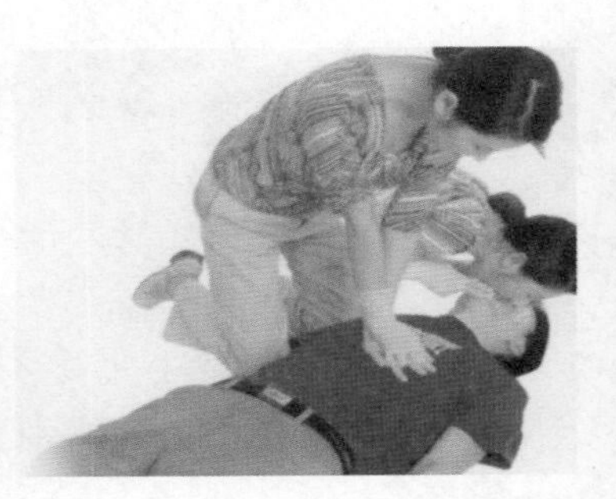

图 5－32　反复心肺复苏

(1)救护员分别跪在伤病员的两侧，一人在伤病员的头颈部，另一人在胸腰部；

(2)进行心肺复苏时，跪在胸腰部的负责施行胸外心脏按压，跪在头颈部的负责口对口吹气并兼顾在胸外心脏按压时，检查伤病员颈动脉的搏动，以观察按压是否有效；

(3)吹气必须在胸外按压的力量解除的时间内完成；

(4)互换操作应在检查颈动脉时进行，中断时间不超过 5～10 s。

4. 注意事项

(1)确定伤病员无意识、无呼吸、无脉搏开始胸外心脏按压；

(2)按压用力要均匀，不可过猛，按压和放松所需时间相等，每次按压后必须完全解除压力，使胸壁回到正常位置；

(3)按压要有节律性，频率不可忽快、忽慢，保持准确的按压位置；

(4)按压时，观察伤病员反应及面色的改变。

(三)成人、儿童、婴儿实施心肺复苏比较表(表 5—1)

表 5—1　成人、儿童、婴儿心肺复苏比较表

项目＼分类		成人	儿童(1～8 岁)	婴儿(1 岁以内)
判断意识		呼喊、轻拍	呼喊、轻拍	拍击足底
开放气道		头部后仰呈 90°角	头部后仰呈 60°角	头部后仰呈 30°角
吹气	方式	口对口、口对鼻		口对口鼻
	量	胸廓隆起	胸廓隆起	胸廓隆起
	频率	10～12 次/min	12～20 次/min	12～20 次/min
检查脉搏		颈动脉		肱动脉
胸外按压	部位	胸部正中乳头连线水平(胸骨下 1/2 处)		胸部正中紧贴乳头连线下方水平
	方式	双手掌根重叠	单手掌根或双手掌根重叠	中指和无名指
	深度	4～5 cm	2.5～4 cm	1.5～2.5 cm
	频率	100 次/min	100 次/min	100 次/min
按压与吹气比例		30:2	30:2	30:2

(四)心肺复苏有效的表现

1. 面色、口唇由苍白、青紫变红润；

2. 恢复脉搏搏动、自主呼吸；

3. 瞳孔由大变小、对光反射恢复；

4. 眼球能活动，手脚抽动，呻吟。

(五)心肺复苏的终止条件

现场的心肺复苏应坚持连续进行,检查呼吸、循环体征应在5个心肺复苏(CPR)周期后进行,检查时间不能超过10 s。如有以下各项之一可考虑停止操作:

1. 患者自主呼吸及脉搏恢复;

2. 有他人或专业急救人员到场接替;

3. 有医生到场确定伤病员死亡。

(六)注意事项

救护员在现场一定要争分夺秒,按救护原则及步骤实施紧急救护,并注意以下几点:

1. 救护时要充满信心,现场救护不要犹豫不决;

2. 对于危重者,千万不能只等待专业人员的急救;

3. 不要把时间消耗在反复检查心跳、呼吸的过程中;

4. 不要做不必要的全身检查;

5. 不要随意搬动伤病员,注意保护脊柱;

6. 在救护中要确保现场安全,做好自我保护,关心体贴伤病员;

7. 应使用心肺复苏模型进行心肺复苏术的训练,严禁在正常人身上进行操作训练,救护人员最好定期参加心肺复苏的培训,以巩固现场救护的知识。

第三节　自动体外除颤器的使用

在"生命链"中,已经简述了早期心脏除颤。由于早期除颤需要使用自动体外除颤仪即AED(图5—33),而AED为国际急救界近些年最为推荐、重视的急救器械,并已被迅速地应用于现场抢救。

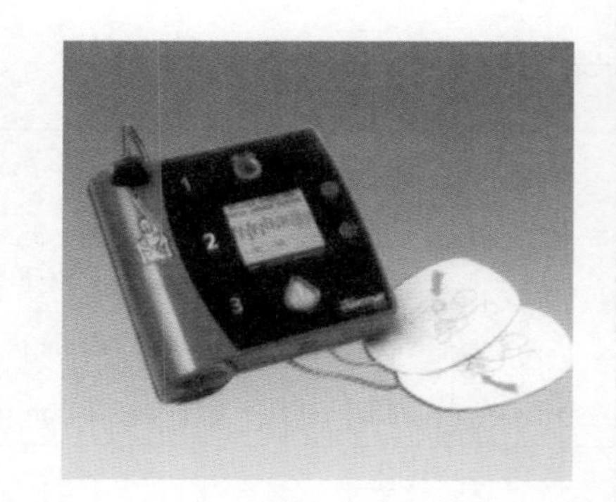

图5—33　自动体外除颤器(AED)

一、概　　述

近十几年来,大量的实践和研究资料表明,对心跳骤停以及其他猝死者的抢救中,早期进行心肺复苏(CPR)虽然重要,若能在现场尽早使用心脏除颤器进行除颤,将会大大提高心跳骤停抢救的成功率。

除颤每延迟1 min,心室纤颤心脏性猝死的生存率以10%递减。1 min内除颤生存率能达到70%,5 min时为50%,7 min的生存率为30%,9～11 min为10%,

12 min 后仅 2%～5%。如果“第一目击者”除颤前实施了心肺复苏(CPR)，也会提高患者生存率。

AED 只需经过十几分钟的培训，就能使非医务人员掌握其操作方法。救护员完全按照 AED 语音提示进行正规操作。

二、心室纤颤与心脏除颤

当心脏发生了心室纤维性颤动时，正常规律的心室收缩消失了，取代的是杂乱无章的、快速的、每分钟达数百次的颤动，这样使心室排血量迅速锐减，很快无法排血。心室没有收缩能力，使其陷入蠕动无效状态，伤病员处于循环中断。

心肌处于无效活动的状态时，使用“电冲击”即是除颤。当瞬间强大电流通过心脏时，使心脏恢复节律性收缩。电除颤对心室纤颤的消除、启动心脏正常博动的出现是十分有效的，除颤实施越早越好。

三、自动体外除颤仪的应用

(一)应用的先决条件

首先要评估伤病员的情况，在无意识、无自主呼吸、无脉搏、无心跳，出现心室纤颤，室性心动过速的伤病员身上使用 AED。

(二)准　　备

救护员将两个有吸力的除颤电极与 AED 接连。然后将电极片放置伤病员身上。一个电极片置于伤病员裸胸的右侧锁骨之下；另一个置于左侧乳头的外侧，电极片必须要确定与皮肤接触严实完好，救护员应避免在实施电击时与伤病员的身体接触(图 5－34、5－35)。

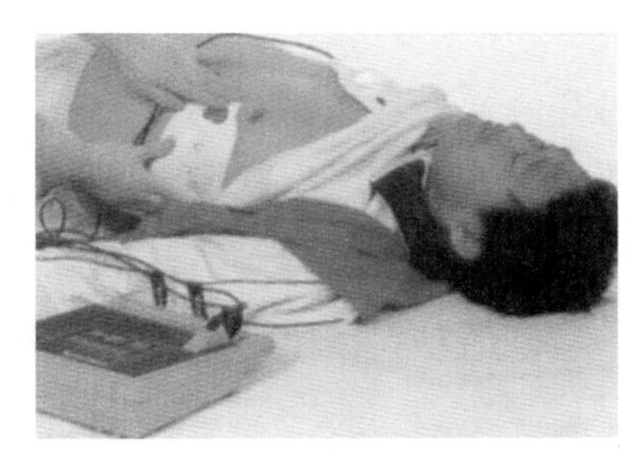

图 5－34　心脏电除颤

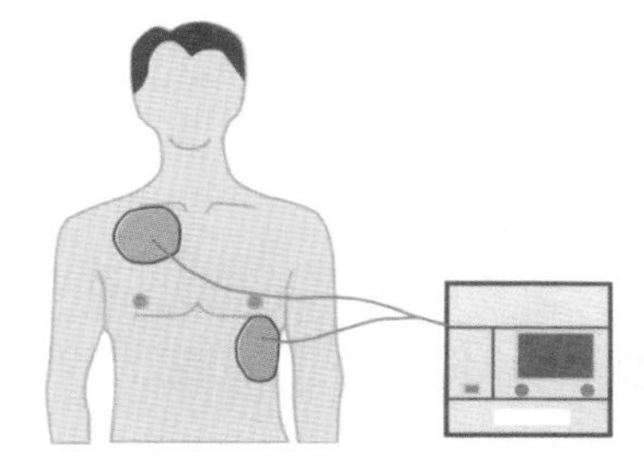

图 5－35　成人电极片的位置

(三)除　　颤

在电极片固定后，启动 AED 的心律分析按键，AED 即进行心律分析，一般需要 10 s 左右。经分析后确认需要除颤，AED 即发出充电信号，当自动充电完毕，再发出指令按动除颤放电键,完成一次除颤。新指南建议一次电击后应立即进行心肺复苏(CPR),而心跳的检查应在实施5个周期心肺复苏CPR(约2 min)后进行。

第四节　气道梗塞急救法

20世纪70年代中期,兴起了海姆立克的急救法,简称海氏急救法。该法主要用于气道异物导致呼吸道梗阻、呼吸骤停的急救。

一、呼吸道梗阻及伤病员表现

1.呼吸道梗阻常见于婴幼儿,尤其以3岁以内小儿最多见。因为此年龄段的小儿会厌软骨发育不成熟,恒牙未长出,当小儿口中含物说话、哭笑、打闹和剧烈活动时,容易将口含物吸入气道内引起气道阻塞,导致窒息。

2.在现实生活中,老年人发生气道异物明显地多于儿童。常因进食时说话,尤其在吃大块硬质食物如鸡块、排骨时,速度太快,咀嚼不全,吞咽过猛,以致食物被卡在喉部造成呼吸道阻塞窒息。此外,其他能引起气道梗阻的物体有糖果、花生、葡萄、果冻、黄豆、热狗、小球、玩具、硬币和纽扣等。较大的表面不光滑的或植物性异物(花生、黄豆等)对气管黏膜刺激强,存留时间长,气管受异物刺激后,黏液分泌增加,植物性物质受浸泡而膨胀,会加剧病情。异物进入呼吸道后,大多数停留于气管,小异物嵌于支气管(图5—36)。

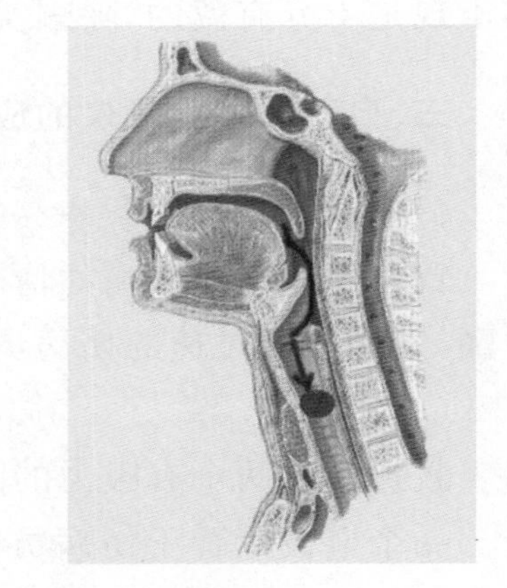

图5—36　异物堵塞气管示意图

3.异物阻塞的表现。异物可以引起气道部分或完全梗阻。伤病员表现为突然的剧烈呛咳,反射性呕吐,声音嘶哑,呼吸困难,紫绀,有的出现特殊表现等。

(1)特殊表现

由于异物吸入气道时。伤病员感到极度不适,常常不由自主地以一手呈"V"字状紧贴于颈前喉部(图5—37、5—38)。

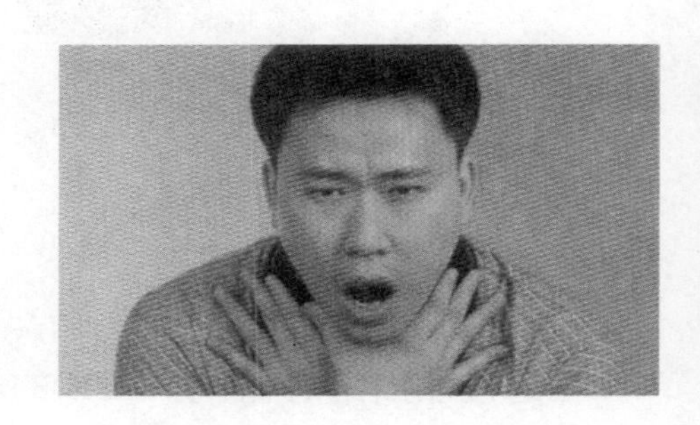

图5—37　"V"形手势图

(2)气道不完全阻塞表现

伤病员可以有咳嗽、喘气或咳嗽微弱无力,呼吸困难,伤病员张口吸气时,可以听到异物冲击性的高啼声。面色青紫,皮肤、甲床和口腔黏膜发绀。

(3)气道完全阻塞表现

较大的异物堵住喉部、气道处，伤病员面色灰暗、青紫、不能说话、不能咳嗽、不能呼吸，昏迷倒地，窒息，很快呼吸停止。

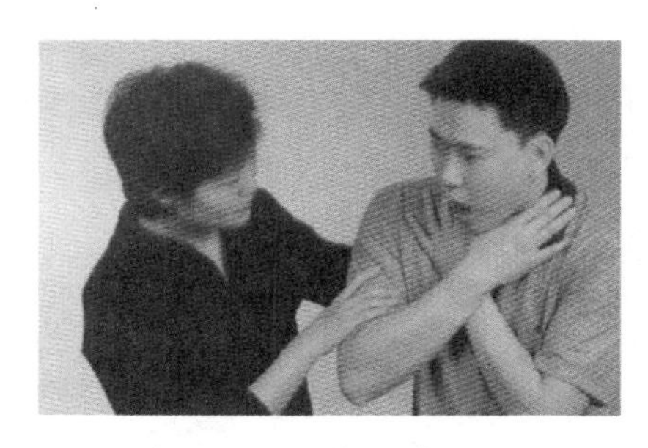

图 5—38　询问病人

二、救治手法(海氏手法)

救治手法是冲击伤病员腹部及膈肌下软组织，产生向上的压力，压迫两肺下部，从而驱使肺部残留气体形成一股气流，长驱直入气管，将堵塞住气管、咽喉部的异物驱除。

如果遇见梗阻伤病员，应询问伤病员“是否有异物梗塞?”“我能帮您吗?”(图 5—38)，此时，清醒的伤病员会点头告知，同意实施救治，现场即刻用救治手法救治，尽快呼叫，寻求帮助，拨打急救电话。

(一)成人救治法

1. 自救腹部冲击法

自己的一手握空心拳，拳眼置于腹部脐上两横指处另一手紧握住此拳，双手同时快速向内、向上冲击 5 次，每次冲击动作要明显分开。重复操作若干次，直到异物排出(图 5—39)。

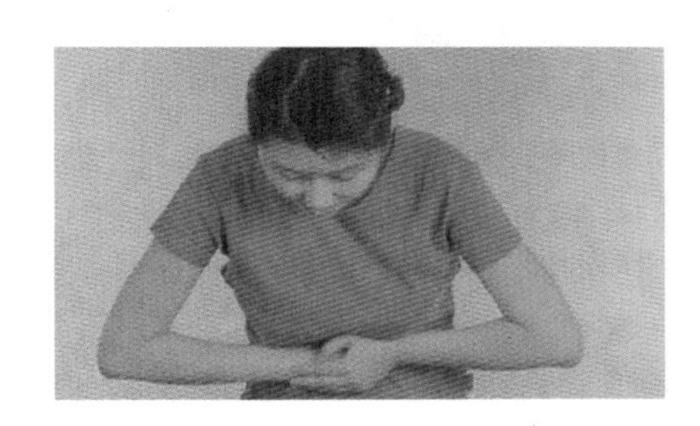

图 5—39　自救腹部冲击图

2. 互救腹部冲击法

适合于不完全或完全气道梗阻伤病员。伤病员意识清醒，可用立位腹部冲击法，遇到意识不清者，采用仰卧式腹部冲击法救治。同时呼叫 120 急救。

(1)立位腹部冲击法：用于意识清醒的伤病员。

救护员站在伤病员的背后，双臂环绕伤病员腰部，令伤病员弯腰，头部前倾，手握空心拳，拳眼顶住伤病员腹部正中线脐上方两横指处，另一手紧握此拳，快速向内、向上冲击 5 次。伤病员应配合救护员，低头张口，以便异物排出。重复操作若干次，直到异物排出(图 5—40、5—41)。

(2)仰卧位腹部冲击法：用于意识不清的伤病员。

将伤病员置于仰卧位，救护员骑跨在伤病员髋部两侧，一只手的掌根置于伤病员腹部正中线、脐上方两横指处，不要触及剑突。另一只手直接放在第一只手背上，两手掌根重叠两手合力快速向内、向上有节奏连续冲击伤病员腹部5次，重复操作若干次。检查口腔，如异物被冲出，迅速用手将异物取出（图5－42、5－43）。

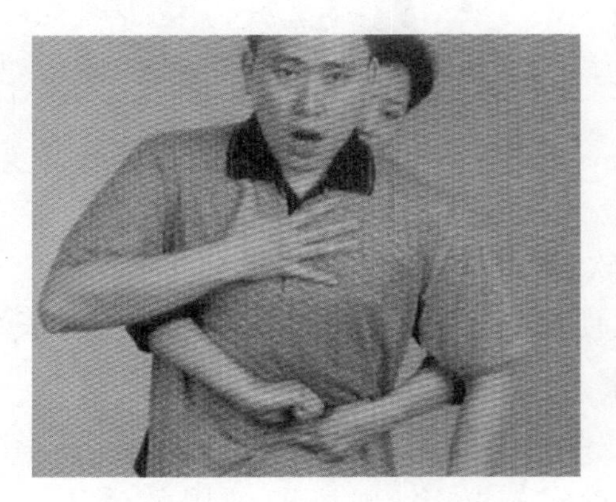

图5－40 定位图

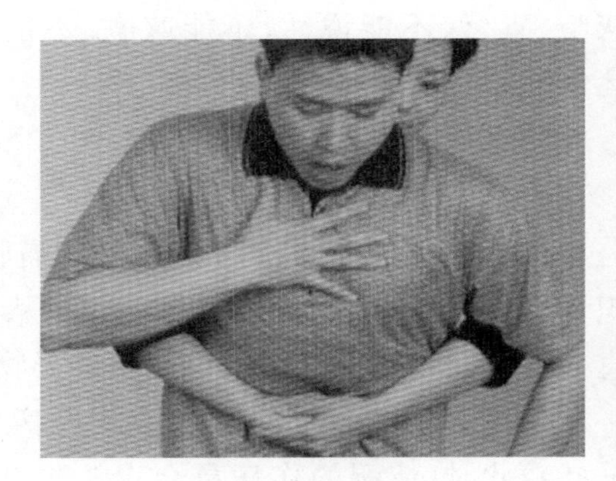

图5－41 腹部冲击

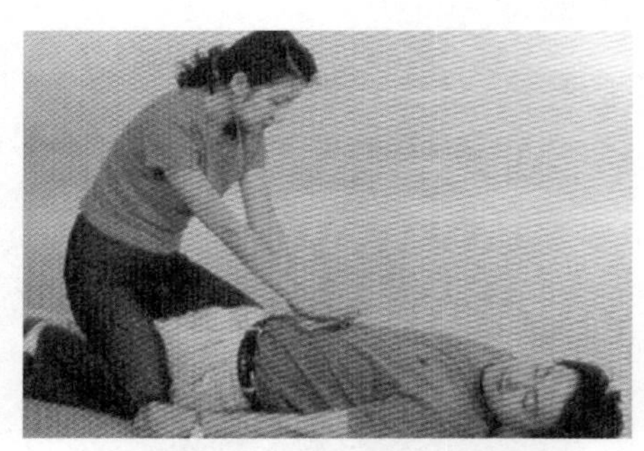

图5－42 仰卧腹部冲击

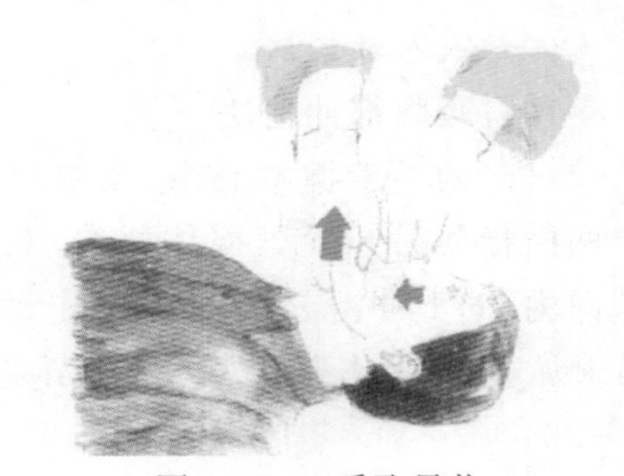

图5－43 手取异物

3.胸部冲击法

胸部冲击法适用于不宜采用腹部冲击法的伤病员，如肥胖者或孕妇等。

（1）立位胸部冲击法：用于意识清醒的伤病员。

救护员站在伤病员的背后，两臂从伤病员腋下环绕其胸部，一手握空心拳，将拳眼置于伤病员胸骨中部，注意避开肋骨缘及剑突，另一只手紧握此拳向内、向上有节奏冲击5次。重复操作若干次。检查异物是否排出（图5－44）。

（2）卧位胸部冲击法：用于意识不清不宜采用腹部冲击法的伤病员（图5－45）。

（二）儿童救治法

1.胸部冲击法

询问伤病员是否有异物梗塞？需要帮助吗？清醒者采用立位腹部冲击，意识不清者采用仰卧位腹部冲击。

操作方法与成人相同（图5－46、5－47、5－48、5－49）。

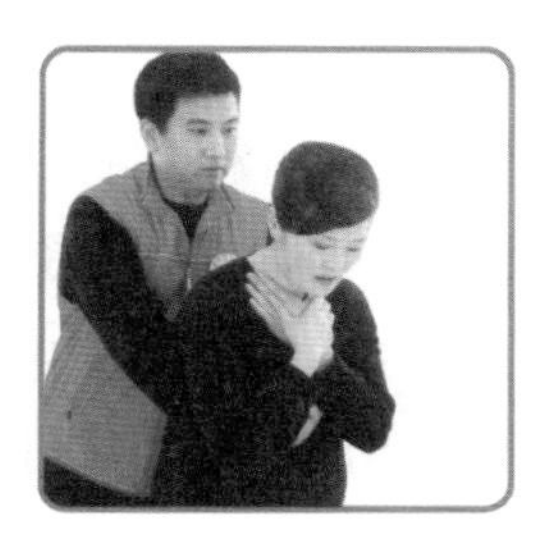
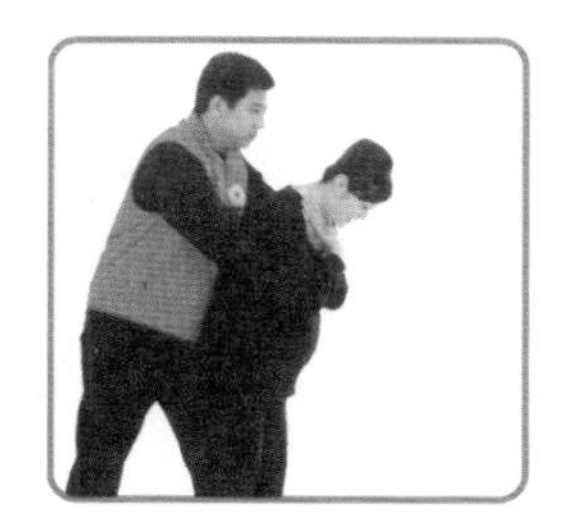
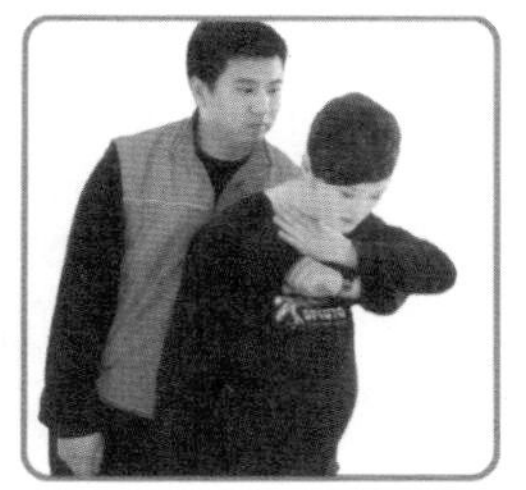
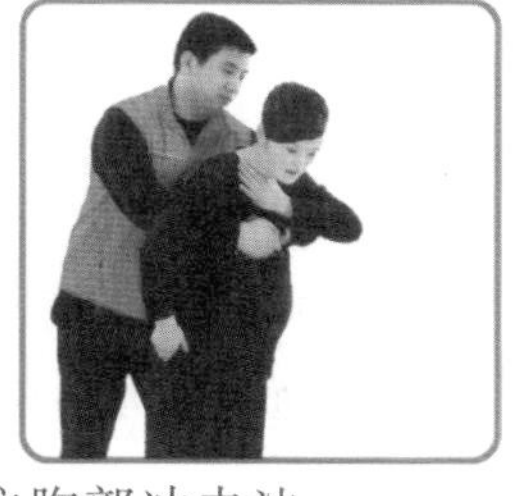

图 5－44　立位胸部冲击法

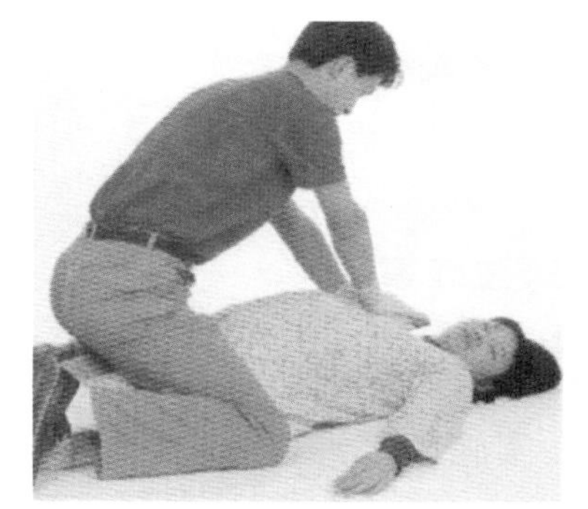

图 5－45　昏迷者胸部冲击

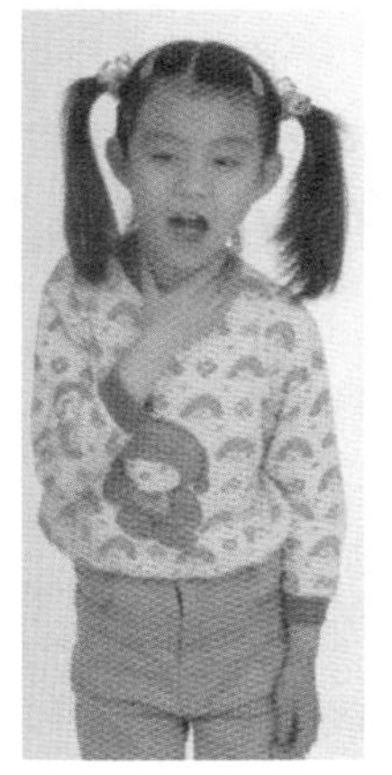

图 5－46　“V”形手势

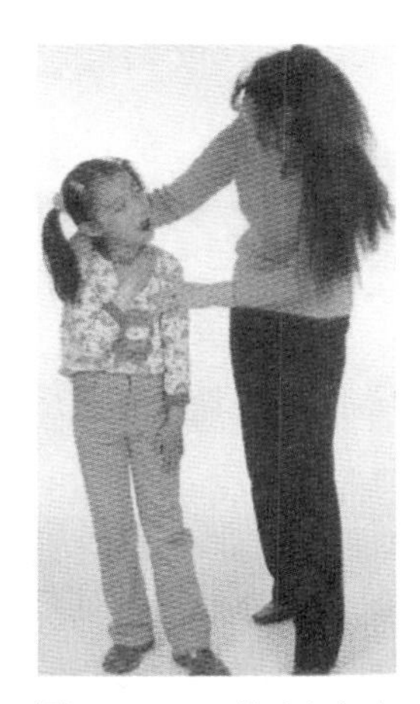

图 5－47　询问病人

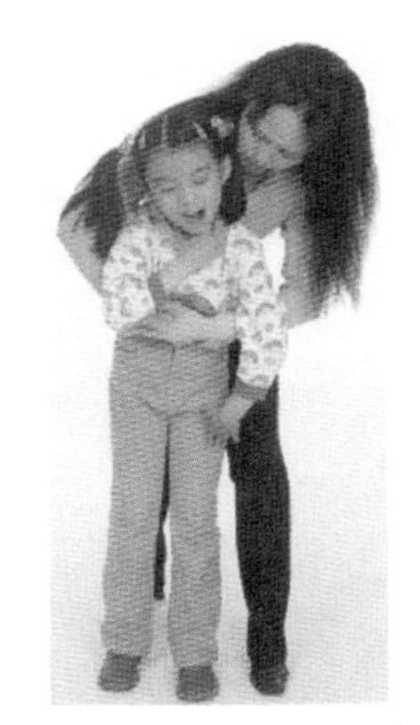

图 5－48　立位腹部冲击

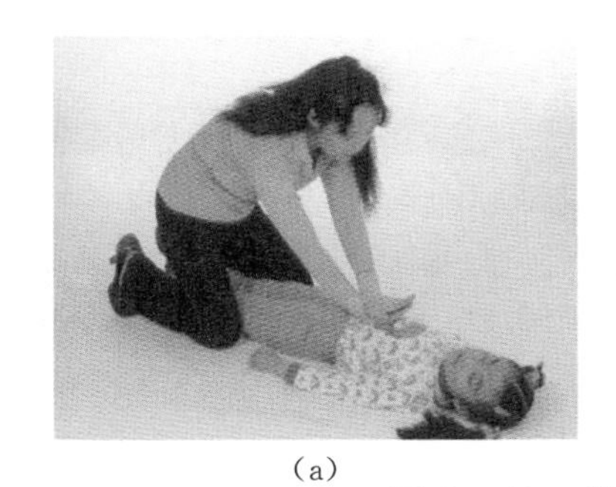

(a)

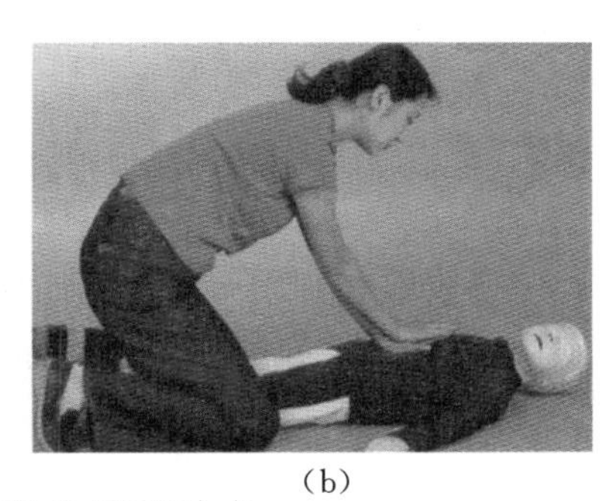

(b)

图 5－49　仰卧位腹部冲击

（三）婴儿救治法

背部叩击法：救护员将婴儿的身体置于一侧的前臂上，同时手掌将后头颈部固定，头部低于躯干，用另一手固定婴儿下颌角，并使婴儿头部轻度后仰，打开气道，两前臂将婴儿固定，翻转呈俯卧位，用手掌根向内、向上叩击婴儿背部两肩胛骨之间 4 次。两手及前臂将婴儿固定，翻转为仰卧位，快速冲击性按压婴儿两乳头连线下方水平 4～6 次。检查口腔，如异物排出，迅速用手取出异物，若阻塞物未能排出，重复进行背部叩击和胸部冲击（图 5—50～图 5—57）。

三、注意事项

1. 尽快识别气道异物梗塞的表现，迅速做出判断；
2. 实施腹部冲击，定位要准确，不要把手放在胸骨的剑突上或肋缘下；
3. 注意胃反流导致误吸；
4. 气道异物梗塞的救治方法适用于医务工作者或经过红十字会救护培训的救护员在现场对伤病员的救护。

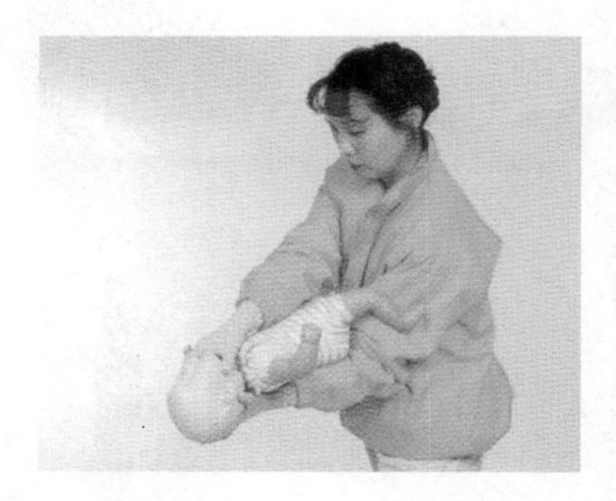
图 5—50　跨前臂上

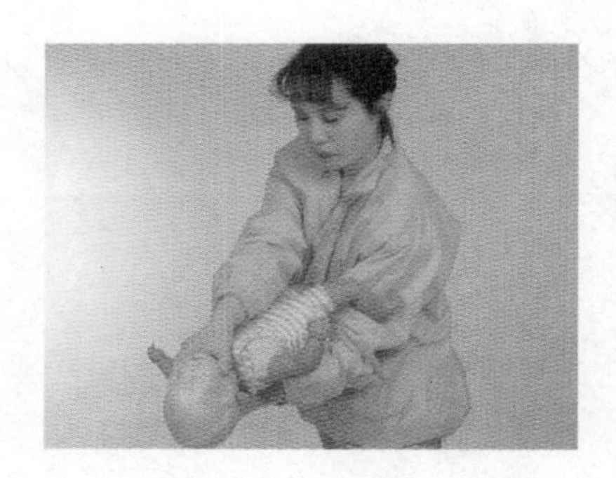
图 5—51　固定下颌角

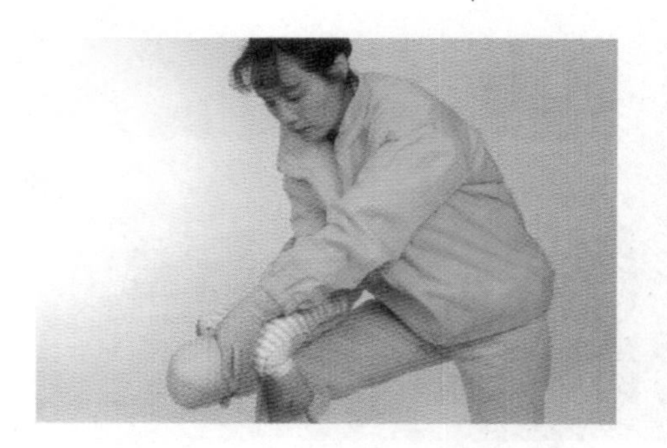
图 5—52　翻转成俯卧位

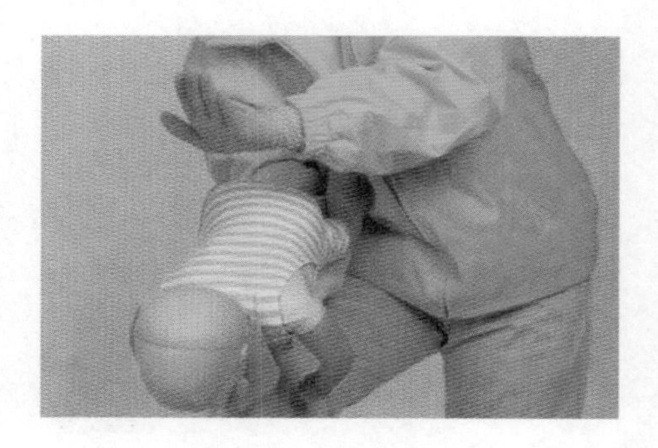
图 5—53　背部叩击

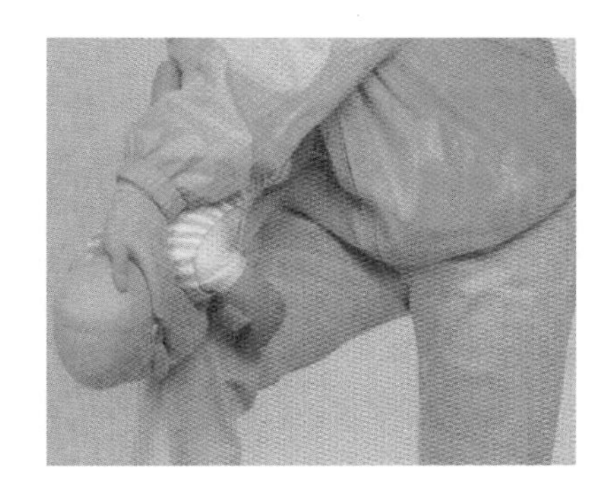

图 5－54　固定后颈部

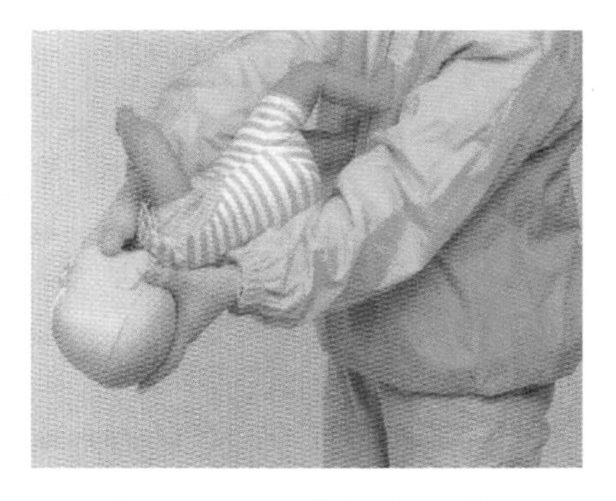

图 5－55　翻转仰卧位

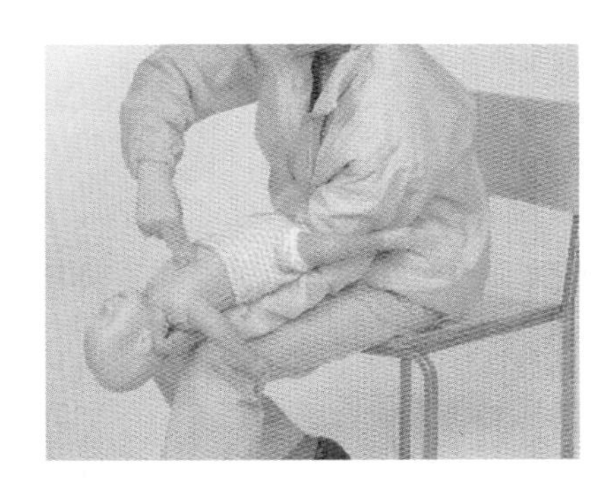

图 5－56　胸部冲击

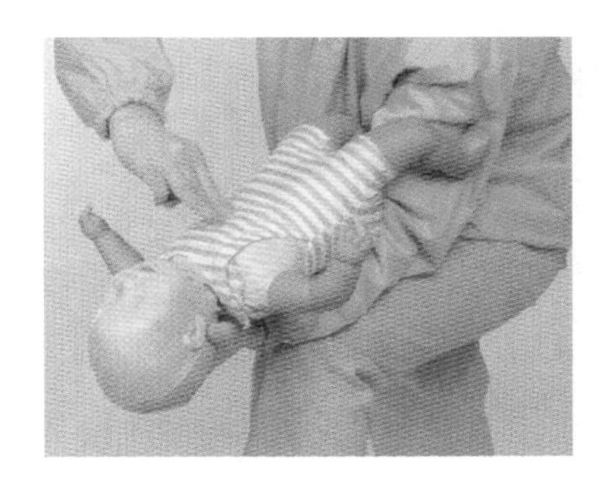

图 5－57　胸部冲击

第六章　创伤救护基本技术

第一节　概　　述

损伤是由致伤因素作用于机体所造成的组织破坏和功能障碍。常见的致伤因素有机械性因素、物理性因素、化学性因素和生物性因素，由机械性因素所致的损伤特称为创伤。

一、创伤的分类

创伤按伤后局部皮肤、黏膜的完整性是否遭到破坏，可分为闭合性损伤和开放性损伤两大类，开放伤和闭合伤的分类与伤情无关。

（一）闭合性损伤

损伤发生后，伤处皮肤、黏膜保持完整，表面无伤口，多由钝性暴力引起。常见的闭合性损伤有以下几种。

1. 挫伤：由钝性暴力所致的损伤。

（1）浅部软组织的挫伤，为较小的钝性暴力所致的皮下组织损伤，病人表现为局部疼痛、肿胀、触痛及皮肤青紫（淤血）等表现，较重的可合并深部软组织的血肿。

（2）深部器官的挫伤，见于较重的损伤暴力，有相应器官（如脑、肺、肝、脾、肾等）功能改变的表现，伤情轻重不等，但是肺和脑的挫伤属于重伤。

2. 扭伤：暴力作用于关节超过其正常活动范围造成的损伤。伤力造成关节韧带、关节囊及/或局部肌肉不同程度的撕裂，有疼痛、肿胀、青紫和功能障碍等表现。

3. 脱位：暴力使组成关节的各个骨面失去正常的对合关系称为脱位。根据脱位的程度可分为完全性脱位和不完全性脱位（半脱位），病人除有扭伤的一些表现外，还伴有特殊的畸形。

4. 震荡伤：特指暴力造成的脑或脊髓的损伤。其表现是短暂的脑或脊髓的功能障碍，无明显的器质性损害。

5. 冲击伤（爆震伤）：爆炸产生的冲击波作用于人体所造成的损伤。冲击波的超压（大于大气压）气浪（或水浪）及冲击波过后的负压（低于大气压）可导致听器、肺、胃肠和其他器官的损伤，其特点是体表可保持完整，但内脏损伤很严重。另外，冲击波的动压（高速气流）的抛掷作用、撞击作用，以及继发作用（如建筑物的倒塌、固体物的飞射）也可使人受伤。

6. 挤压伤：肌肉丰富的部位遭受重物长时间挤压导致的严重损伤，如建筑物倒塌、交通事故、地震等灾害性事故。一般无皮肤的破损，当移去压迫物数小时后，出现肢体进行性肿胀、代谢性酸中毒、高钾血症、休克及急性肾功能衰竭（由挤压伤造成的急性肾功能衰竭特称为挤压综合征，救治不力，常危及生命）等表现。

（二）开放性损伤

开放性损伤多由锐（刃）器或高速运动的物体致伤，皮肤、黏膜的完整性破坏，甚至引起深部组织、器官的损伤，有伤口和外出血；在脑、胸、腹、关节和骨等处，开放伤是指体腔或骨折端和伤口相通。开放伤都有不同程度的伤口污染，使感染的机会增加。常见的开放性损伤有以下几种。

1. 擦伤：粗糙物体擦过体表造成的损伤，伤面有擦痕和渗血（毛细血管出血，可以自行止血）。

2. 刺伤：尖锐物体刺入人体造成的损伤。创口小而深，可将异物和病原微生物带入人体导致感染，刺入过深可伤及深部器官和重要组织。

3. 裂伤：钝器击打或碾轧造成的皮肤及深层组织裂开称为裂伤。创缘不整齐，软组织开放，有出血。

4. 切割（砍）伤：利器切开皮肤、黏膜造成的损伤。创缘整齐，可深可浅，深可伤及神经、大血管、骨骼或内脏，有不同程度的出血；砍伤之暴力多较强大，器具较钝时，创缘不整齐。

5. 撕脱伤：高速旋转暴力或牵拉力所致的大块皮肤被撕脱形成的损伤。常见于头皮、手指或前臂皮肤被撕脱，出血较多，有程度不同的组织挫伤。

6. 火器伤：特指以火药为动力的高速投射物所致的损伤，是开放伤的特殊类型，也是战伤中最多见损伤。组织损伤范围广泛，污染严重，感染率高。根据创伤类型可分为：

(1)贯通伤：投射物穿入人体后又穿出人体，既有射入口，又有射出口；入口较小，创缘整齐，出口较大，创缘不整齐。

(2)盲管伤：投射物射入人体后停留在伤道内，只有射入口而无射出口。

(3)切线伤：投射物沿体表切线方向划过，造成一槽形伤痕，可合并有深部挫伤。

(4)反跳伤：投射物进入人体后受阻改变方向，有无出口不一定，无出口者易误为盲管伤。

（三）创伤的其他分类

1. 按创伤部位分类：根据创伤发生的解剖部位可以分为：头部（颅脑）伤、颌面伤、颈部伤、胸部伤、腹部伤、骨盆伤、泌尿生殖系伤和四肢伤等。

2. 按伤情分类:

(1)轻伤:组织损害轻微,反应亦轻,一般能自行修复,如挫伤、擦伤及小的裂伤等。

(2)中度伤:刺激强度大,机体反应较重,危及内环境的稳定,如四肢长骨骨折。

(3)重度伤:较为广泛或多处的组织损伤,多伴有重要器官损害,可导致休克等严重并发症发生。

3. 复合伤:两种或两种以上致伤因子同时或相继作用于人体所造成的损伤为复合伤。

4. 多发伤:由同一致伤因子导致人体同时或相继遭受两处以上解剖部位或脏器的较严重的创伤,其中至少一处是重伤。

5. 多处伤:同一解剖部位或单个脏器的多处损伤称为多处伤。

6. 穿透伤和非穿透伤:投射物穿透至体腔(硬脑膜腔、胸膜腔、腹膜腔)者为穿透伤,未穿入体腔者(位于体壁)为非穿透伤。

7. 道路交通事故伤:特指发生在道路(主要指公路)交通事故中的创伤。致伤机制复杂,伤情严重,多具有复合伤和多发伤的特点,致残率和死亡率都很高。

二、创伤后机体的应激反应

创伤后机体发生代谢和内分泌方面的改变,称为创伤后的应激反应,以维持内环境的稳定。创伤导致组织的变性坏死和局部出现损伤性炎症反应,炎症反应是创伤修复的基础,但是炎症反应过于强烈或被抑制,均不利于创伤的修复。创伤修复可分为伤后早期的纤维蛋白填充、炎症反应刺激下的组织细胞增生和组织塑形三个基本过程,病人的年龄、营养状况、全身情况、用药情况和创伤的部位、局部血液循环情况、治疗方法、有否感染等均可影响创伤的修复。

三、创伤的表现

伤后伤员有疼痛和压痛、肿胀和淤斑、伤口(创面)和出血及功能障碍等局部表现。全身情况视伤情有所不同,轻度伤全身表现轻微,可有低热乏力等不适;中度以上创伤生命体征不稳定,创伤常见的并发症有休克、感染等,严重创伤可并发多器官功能不全综合征。

四、创伤后救护的基本原则

现场急救的首要目的是抢救生命。因此,应遵循抢救生命第一、恢复功能第二、顾全解剖的完整性第三的基本原则,实施积极的抢救措施,以期抢救生命和减轻致残的程度。

(一)现场处理创伤的顺序

现场急救按伤情对生命的威胁程度,把创伤分为三类。

1. 最优先处理的创伤。包括:颈椎损伤,呼吸、循环系统功能不稳定,腹部开放伤,严重的出血等。

2. 较优先处理的创伤。主要有:闭合性腹内脏器伤、腹膜后的损伤、脑和脊髓的损伤、中度以上的损伤和广泛的软组织损伤等。

3. 次要处理的创伤。包括:低位泌尿系损伤、周围血管和神经肌腱的损伤、骨折和脱位、面部和一般的软组织损伤等。

(二)现场急救的基本技术

即在“三快”(即快抢、快救、快运)的要求下,综合运用创伤现场救护“四大技术”(止血、包扎、固定、搬运),迅速对伤员进行初期救治。

1. 快抢:迅速使伤员脱离灾害事故现场,避免继续或再次受伤。当有灾害性事故时,由于伤员大批量发生,应特别注意那些意识淡漠、精神萎靡者,他们往往是有休克或昏迷的重伤员。

2. 快救:对抢救下来的伤员,要迅速检查生命体征,初步判断伤情,首先处理威胁生命的情况。

(1)保持呼吸道通畅:保持呼吸道通畅是抢救的基础。

① 打开气道,采用解开伤员的领口、托起下颌抬高颏部、清除口腔内的异物等措施;昏迷伤员可将舌拉出固定于口腔外(用舌钳或别针),并同时放置牙垫,防止舌咬伤。

② 解除窒息,有呼吸道梗阻表现及时进行气管插管或气管切开,来不及时可用粗针头做环甲膜穿刺,暂时解决通气。

③ 对颈椎伤的伤员,颈托原位固定,防止颈过伸过屈造成脊髓再损伤。

(2)心肺复苏术:有心跳呼吸骤停者,应毫不迟疑地实施心肺复苏术。

(3)制止外出血:立即用手指压迫制止活动性外出血,然后根据出血情况,采用加压包扎压迫止血或止血带止血。使用止血带止血应注意:

① 止血带应上在靠近伤口的近心侧;

② 止血带下必须加垫,不可直接接触皮肤;

③ 压力以能阻断动脉血流为度,不易过紧(主要用于有动脉损伤者,否则是错误操作);

④ 使用止血带伤员必须作出明显标记,注明上止血带时间;

⑤ 止血带要每小时放松 1 次,每次 1～3 min(放松期间局部压迫止血)。

(4)包扎伤口:包扎伤口的目的是减少出血和防止再损伤、再污染。可用无菌敷料包扎或用现场能够找得到的干净织物将伤口包扎。对于内脏脱出、骨折端裸露,禁止现场复位,脱出的内脏可用器皿作架空覆盖包扎,骨折端亦应妥善保护包扎。

(5)固定骨折:凡是骨折或怀疑骨折均应进行固定。四肢长骨骨折可用制式夹板或就便器材(木板、木棍、枪支、树枝等)进行超关节固定,以减轻疼痛和出血,防止附加损伤;无固定材料时,上肢可固定在躯干上,单侧下肢可固定在健侧。颈椎伤不可抬头和转头;脊柱伤应将伤员躯干固定在硬板上,避免造成脊髓损伤和利于搬运。

(6)防治休克:安定伤员情绪,对无禁忌症的伤员酌情给予止痛剂。

有条件时应尽早开始输液,液体以平衡盐液为首选,但现场抢救不强调液体的种类;无条件补液时,能口服者,可给予含电解质的饮料(有肠胃损伤者为禁忌)。

3. 快运:迅速将伤员转运至就近有条件作进一步救治的医疗单位或创伤救治中心,伤员较多时应事先通知接收单位。转运途中伤员应取与交通工具前进方向垂直的卧位或头部朝后的卧位;途中监护和治疗不可中断,要密切观察伤员的意识、脉搏、呼吸、瞳孔和血压的变化,保持呼吸道通畅和输液通畅;使用镇痛剂要记录药名、剂量和用药时间;到达接收单位后要进行必要的交接。

五、创伤的预防

创伤的发生随着社会现代化进程的加快在不断增高。即使没有战争,平时的工农业生产中的事故、交通事故和发生在家庭内的事故造成的创伤也很常见,而且死亡率和致残率都很高。因此,必须重视对创伤的预防,要做好安全教育工作。

第二节 止 血

出血是由血管破裂而引起。当皮肤或黏膜裂开,血液流出体外,称外出血。血管破裂,皮肤黏膜完整,或内脏(如肝、胃肠等)出血时,称内出血。

遇到出血的伤病员时,应先弄清出血的类型,才能选用正确方法进行止血。本节介绍外出血的止血。

一、出血类别的判断

根据血管破裂的类型,出血分为:

1. 动脉出血:呈喷射状、色鲜红,需急救才能止血(图 6—1)。

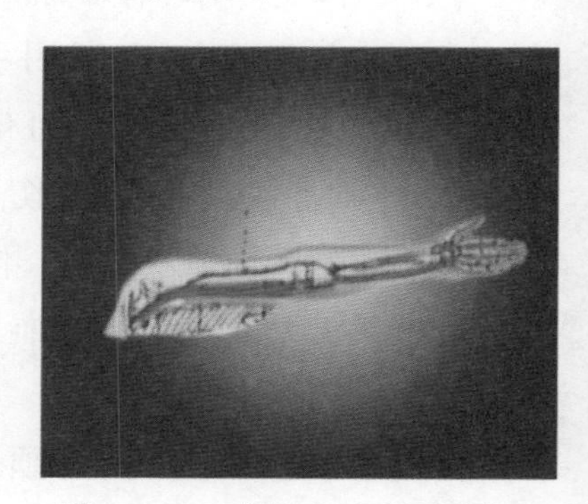

图 6—1 动脉出血示意图

2. 大静脉出血：呈涌泉状、色暗红，多不能自行止血(图 6—2)。

3. 毛细血管出血：呈点状或片状渗出，色鲜红，多可自行止血(图 6—3)。

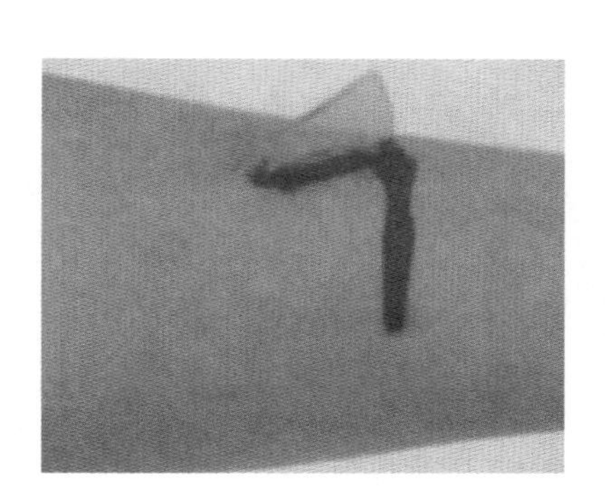

图 6—2　静脉出血示意图

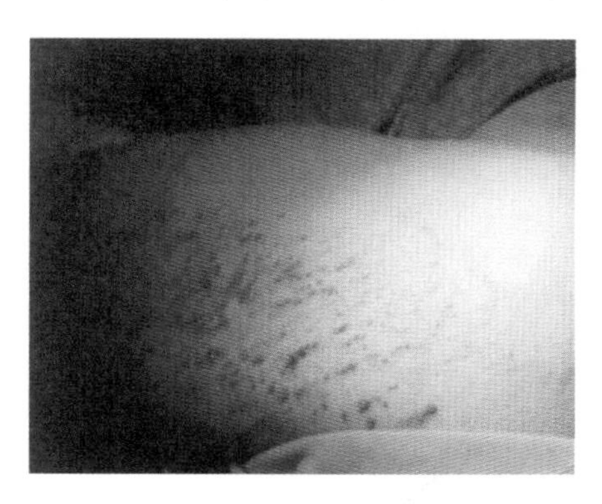

图 6—3　毛细血管出血示意图

二、止血方法

1. 指压止血法：适用于出血的应急止血。

用手指或手掌紧压伤口近心端的血管(靠近心脏一端的血管)，使血管压扁、血流中断而达到止血的目的，通常是将体表的中等动脉或较大动脉压在骨的浅面(图 6—4、6—5、6—6)。

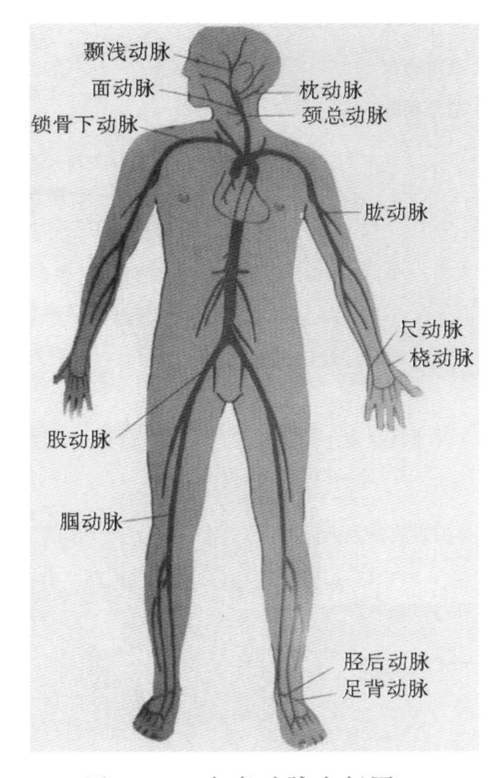

图 6—4　全身动脉走行图

(1) 颞浅动脉压迫法：用于一侧头顶部出血。

操作方法：先在同侧耳廓的前上方、颧弓根部摸到颞浅动脉搏动点，然后用拇指或食指将其压向下颌关节面(图 6—7、6—8)。

(2)面动脉压迫法：用于一侧颜面部出血。

操作方法：先在同侧咬肌前缘绕下颌骨下缘处摸到面动脉的搏动，然后用拇指或食指将其压向下颌骨面(图 6—9、6—10)。

(3)枕动脉压迫法：用于头后部的出血。

操作方法：在耳后乳突下面稍外侧，摸到枕动脉的搏动，用大拇指将其压向枕骨面(图 6—11、6—12)。

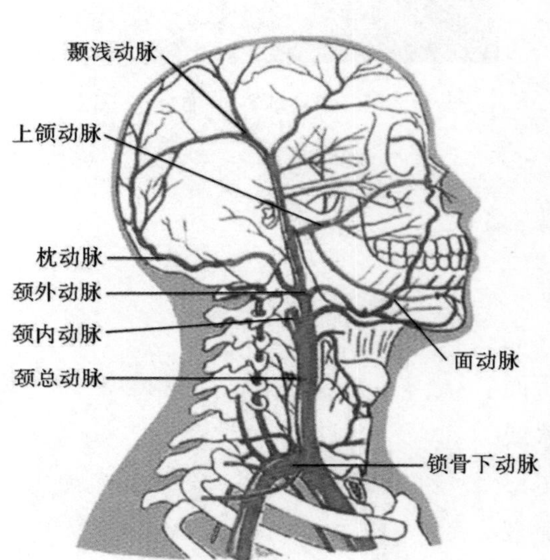

图 6－5 头颈部动脉走行图

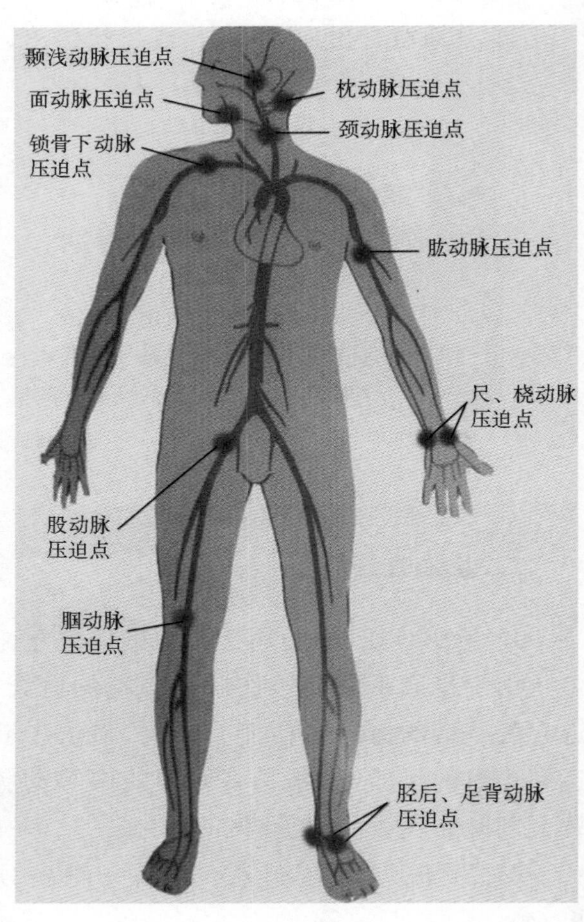

图 6－6 全身压迫止血点示意图

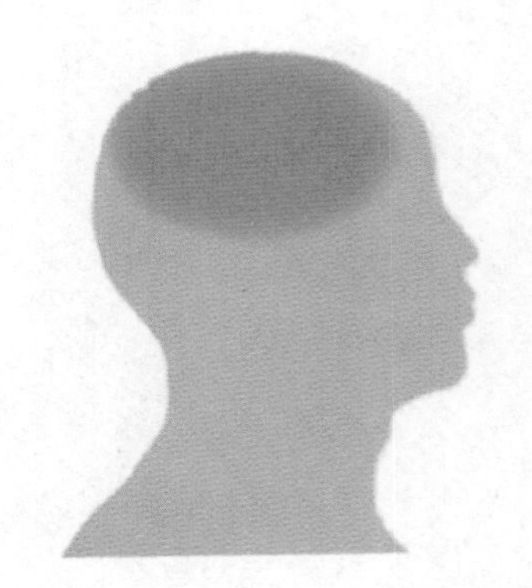

图 6－7 压迫颞浅动脉止血范围图

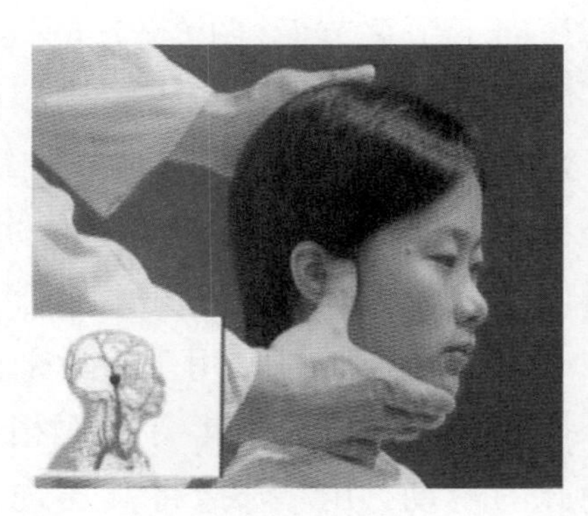

图 6－8．颞浅动脉压迫法示意图

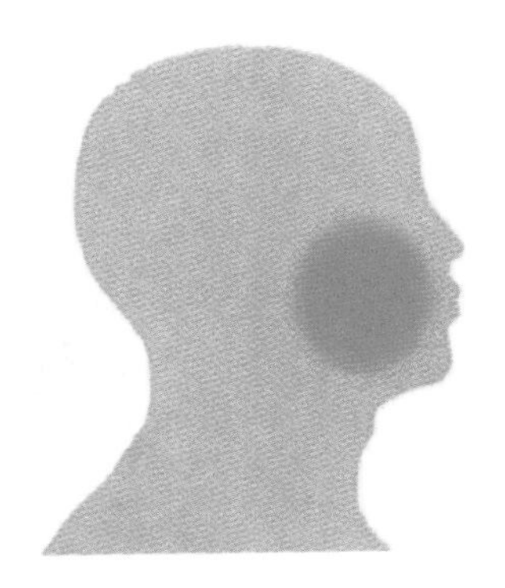

图 6－9　压迫面动脉止血范围图

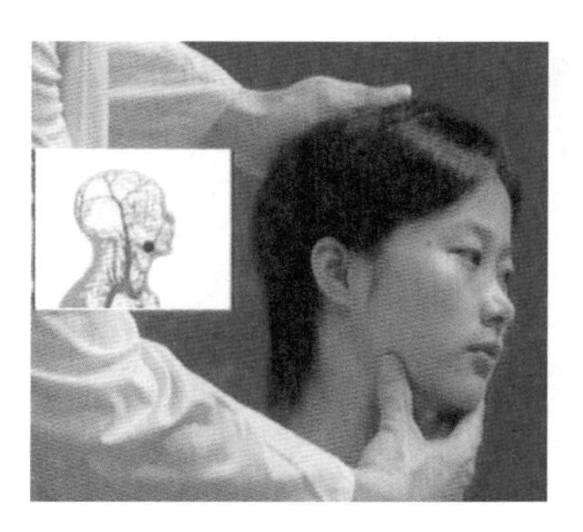

图 6－10　面动脉压迫法示意图

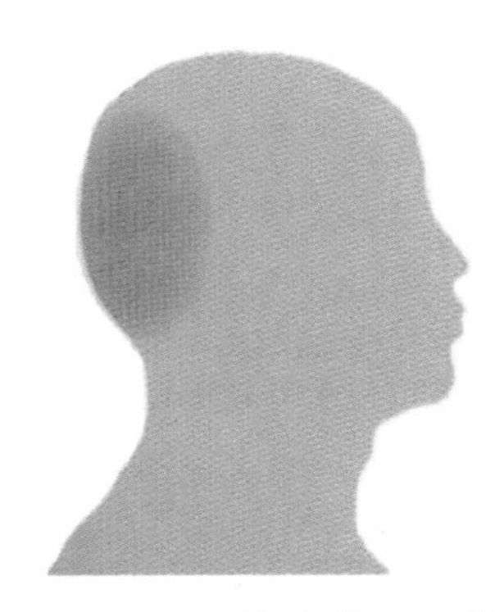

图 6－11　压迫枕动脉止血范围图

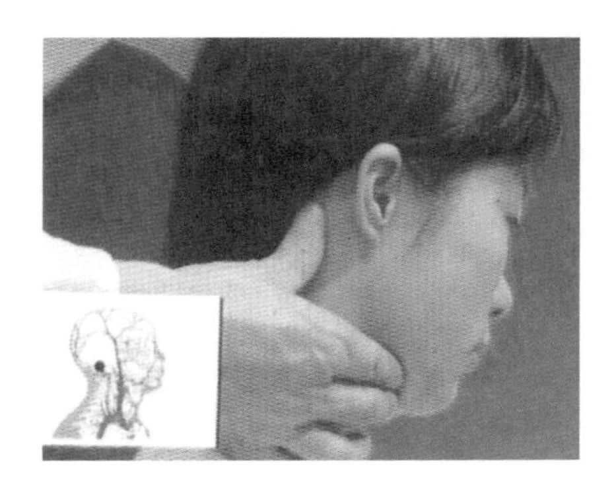

图 6－12　枕动脉压迫法示意图

(4)颈总动脉压迫法：用于一侧头面部出血。

操作方法：先在颈根部，同侧气管与胸锁乳头肌之间摸到颈总动脉的搏动，然后用拇指或其他四指将其压向第五颈椎横突（图 6－13、6－14）。

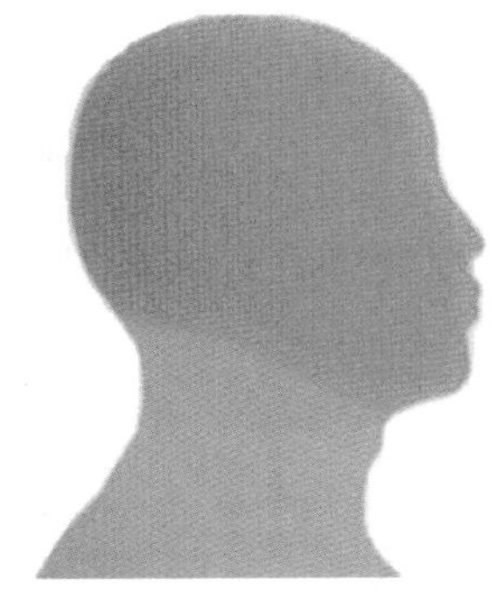

图 6－13　压迫颈总动脉止血范围

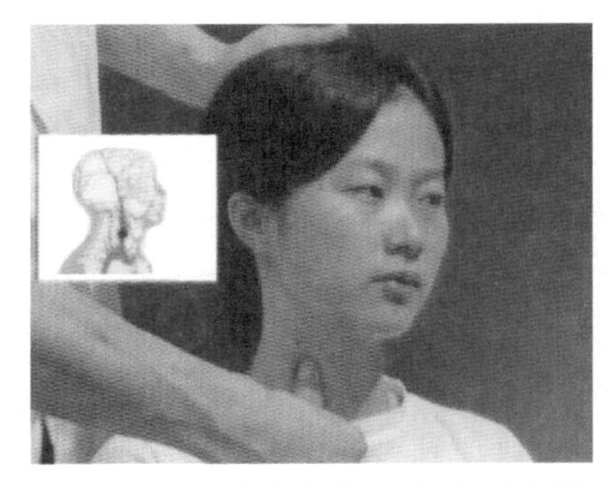

图 6－14　颈总动脉压迫法示意图

切忌同时压迫两侧颈总动脉，以免造成脑部的血液供应中断，而损伤脑组织。

(5)锁骨下动脉压迫法：用于肩、腋部及上肢的出血。

操作方法:在同侧锁骨中点上方的锁骨上窝处摸到该动脉的搏动,用拇指压向后下方的第一肋骨面(图 6－15、6－16)。

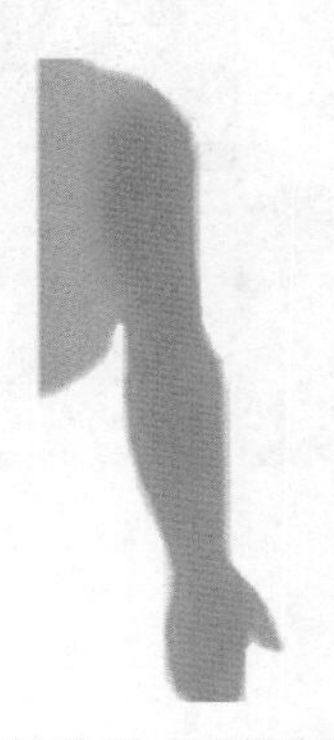

图 6－15　压迫锁骨下动脉止血范围

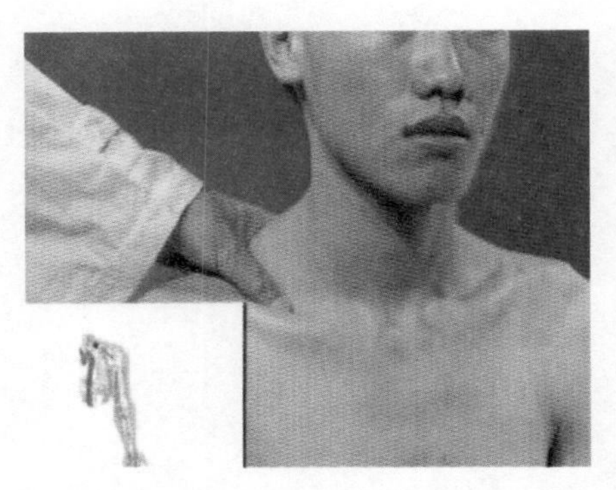

图 6－16　锁骨下动脉压迫法示意图

(6)肱动脉压迫法:用于前臂的出血。

操作方法:在上臂中部肱二头肌内侧沟处摸到肱动脉的搏动,用拇指或其他四指将其压向肱骨干(图 6－17、6－18)。

图 6－17　压迫肱动脉止血范围

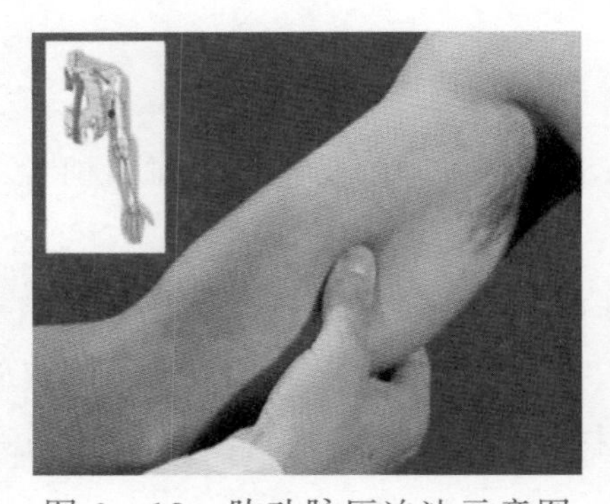

图 6－18　肱动脉压迫法示意图

(7)尺、桡动脉压迫法:用于手部的出血。

操作方法:先在手腕横纹稍上处的内、外两侧摸到尺、桡动脉的搏动,然后用两手拇指分别将其压向尺、桡骨面(图 6－19、6－20)。

(8)股动脉压迫法:用于大腿以下的出血。

操作方法:在腹股沟韧带稍下方处摸到股动脉的搏动,用双手拇指重叠用力将其压股骨颈方向(垂直向下)(图 6－21、6－22)。

(9)腘动脉压迫法:用于小腿以下部位的出血。

操作方法:先在腘窝处摸到腘动脉的搏动,然后用大拇指向后压向股骨(图 6－23、6－24)。

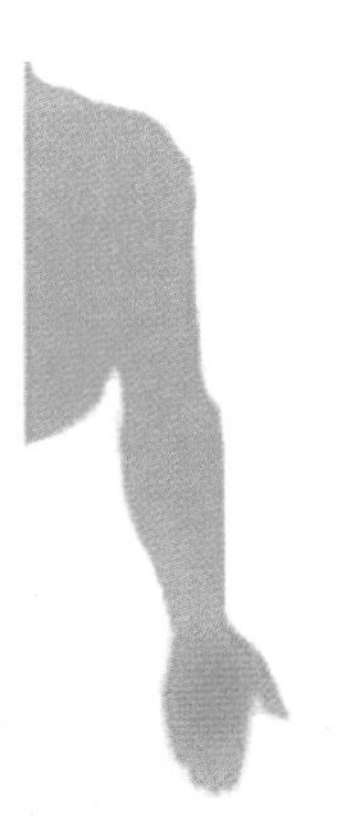

图 6—19　压迫尺、桡动脉止血范围

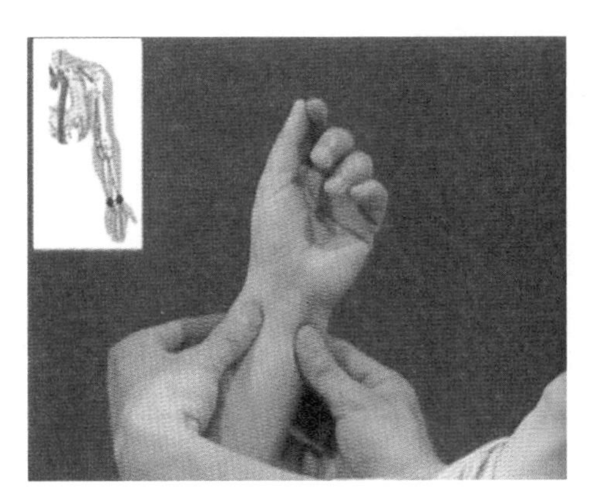

图 6—20　尺、桡动脉压迫法示意图

图 6—21　压迫股动脉止血范围

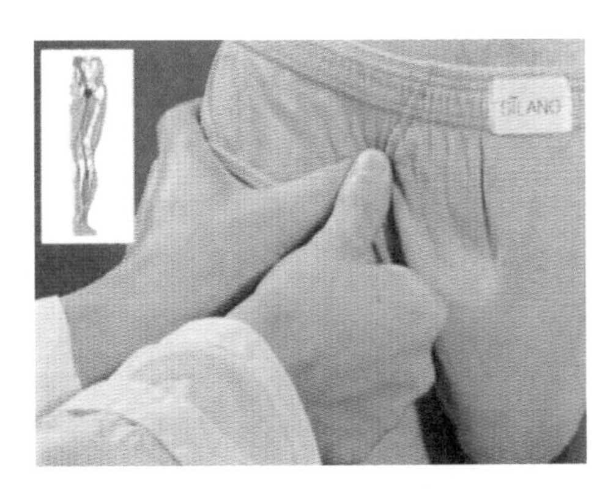

图 6—22　股动脉压迫法示意图

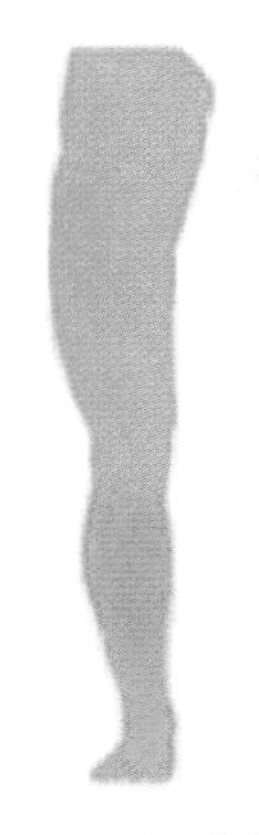

图 6—23　压迫腘动脉止血范围

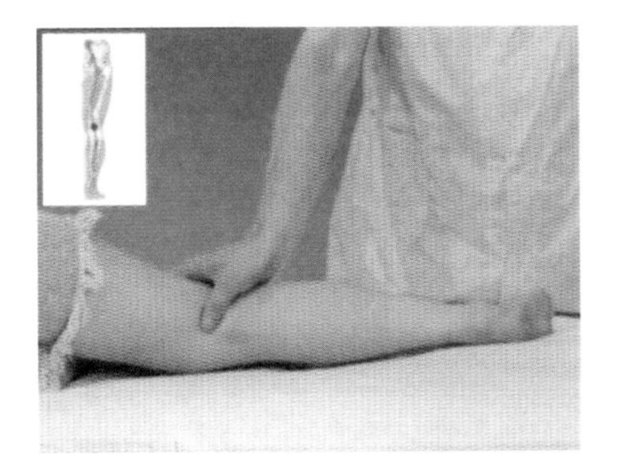

图 6—24　腘动脉压迫法示意图

(10)足背、胫后动脉压迫法：用于足部的出血。

操作方法：先摸到足背横纹中点的足背动脉和跟骨与内踝之间的胫后动脉、

然后分别将其压向跖骨和跟骨(图 6－25、6－26)。

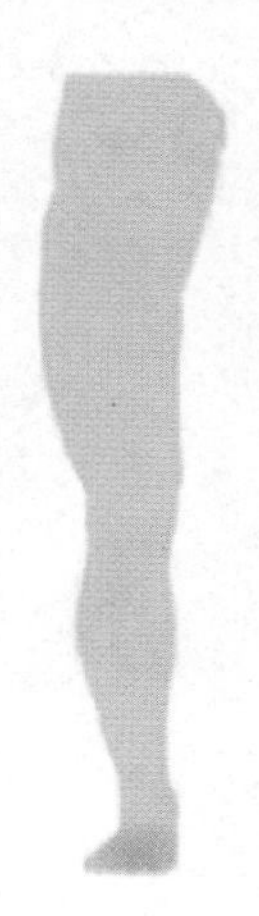

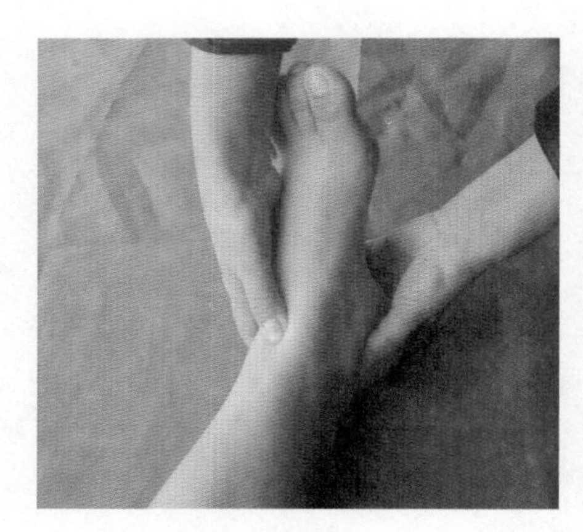

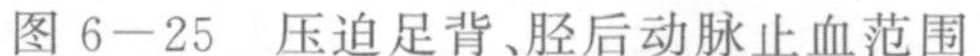

图 6－25　压迫足背、胫后动脉止血范围

图 6－26　足背、胫后动脉压迫法示意图

2. 加压包扎止血法:用于一般伤口出血。

操作方法:用无菌敷料覆盖伤口,然后再用多层纱布、棉垫或用绷带、布类做成垫子压在无菌敷料上,再用绷带或三角巾加压包扎(图 6－27、6－28)。

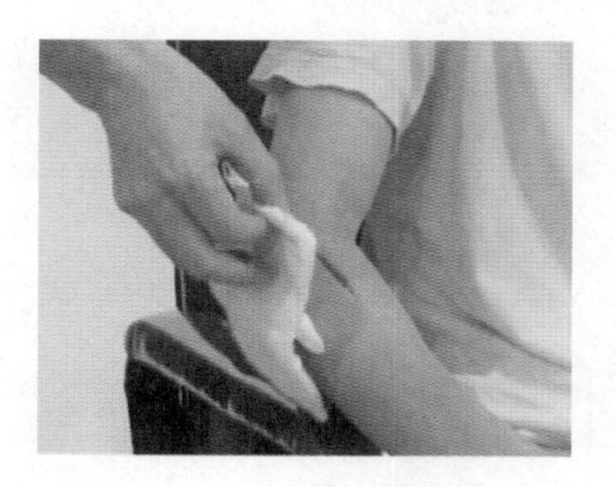

图 6－27　无菌敷料覆盖伤口

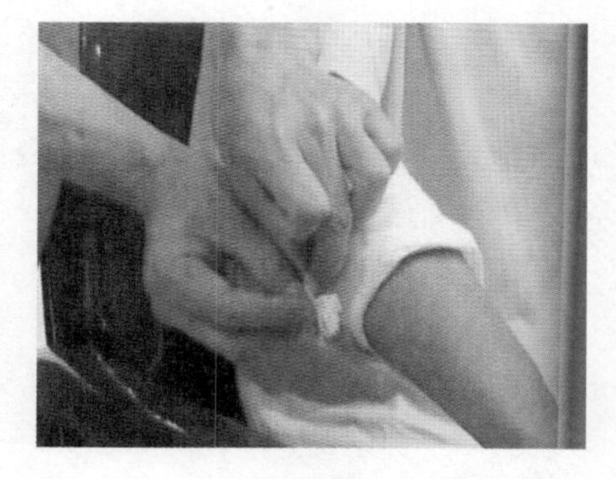

图 6－28　压迫包扎止血法示意图

3. 加垫屈肢止血法:用于前臂和小腿的出血。

操作方法:在肘、膝关节屈侧加垫,强力屈曲肢体,再用三角巾等缚紧固定(图 6－29)。

对已有或疑有伤肢骨折、关节损伤者禁用。

4. 填塞止血法:用于伤口较深,无法加压包扎止血时,如肌肉、骨端等渗血。

操作方法:先用 1～2 层大的无菌纱布覆盖伤口,然后用纱布条或绷带等充填其中,外面加压包扎(图 6－29)。

5. 止血带止血法:用于其他止血方法暂不能控制的四肢动脉出血和四肢指压

止血的补救措施，以便于长距离转运伤员。

(1)常用止血带：布带、橡皮止血带和充气止血带(图 6—30)。

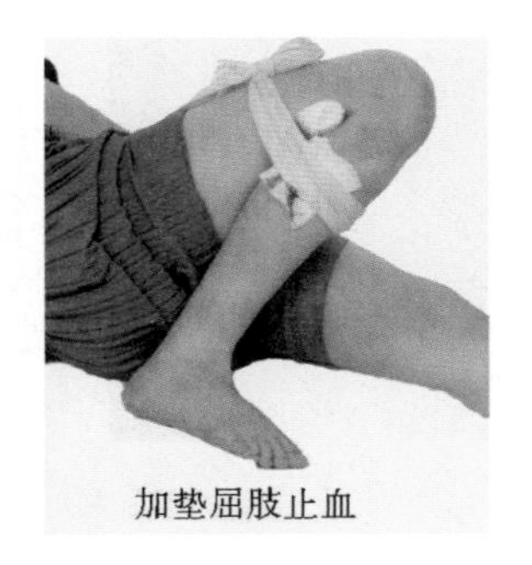

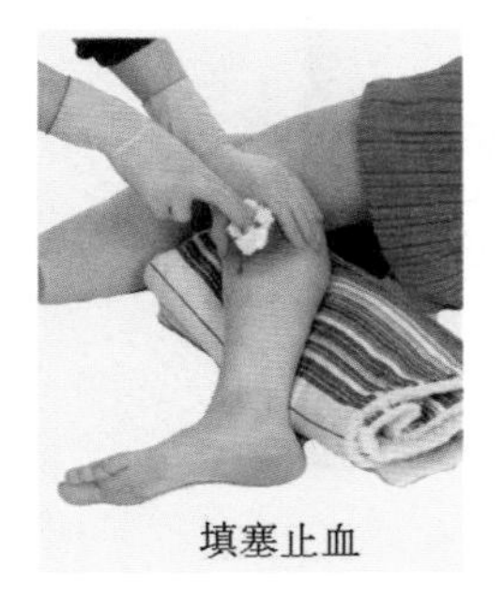

图 6—29　加垫屈肢和填塞止血法

图 6—30　气囊止血带

(2)常用止血带操作方法：

① 布带止血法操作方法：(图 6—31(a)、(b)、(c)、(d)、(e))。

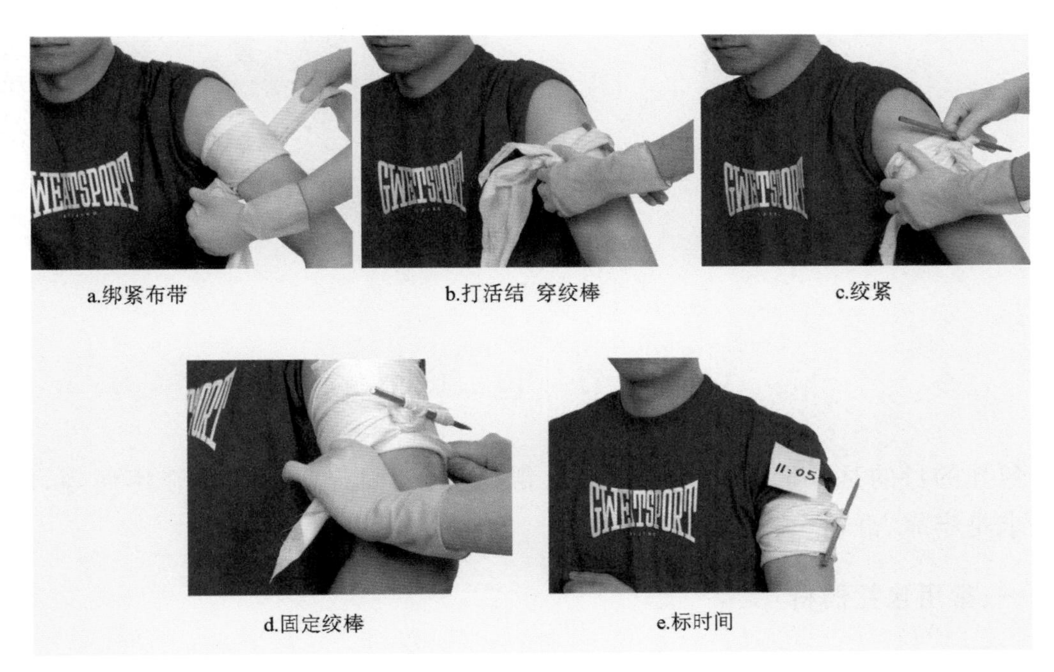

图 6—31　布料止血带(绞棒法)

② 橡皮止血带操作方法(图 6—32～6—36)。

③ 充气止血带操作方法：上充气止血带时，上肢充气压力不能超过 300 mmHg (40 kPa)，下肢压力不超过 500 mmHg(66.7 kPa)。

(3)注意事项：参见第一节。

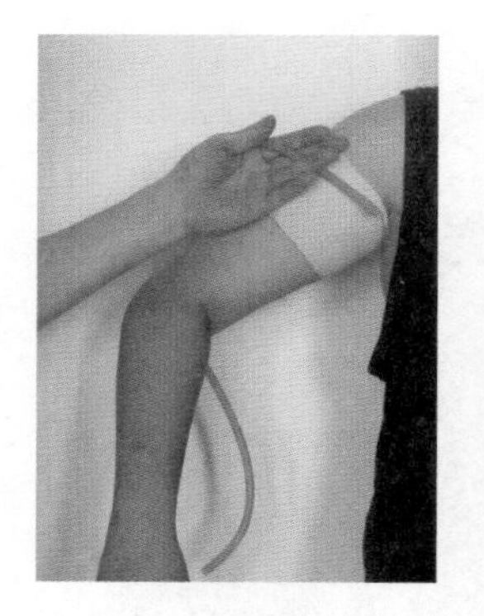
图 6—32 手持止血带法

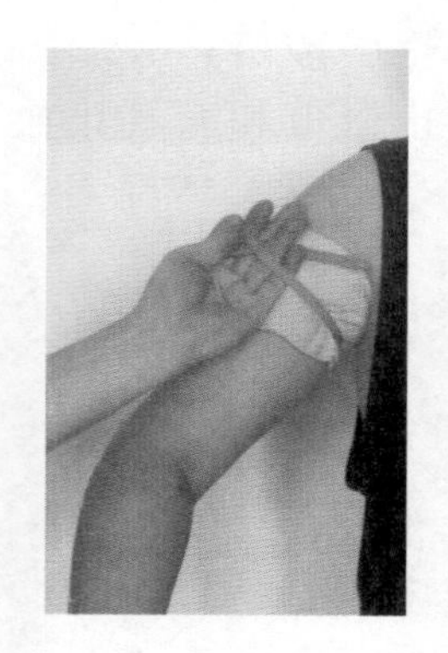
图 6—33 上止血带第 1 圈

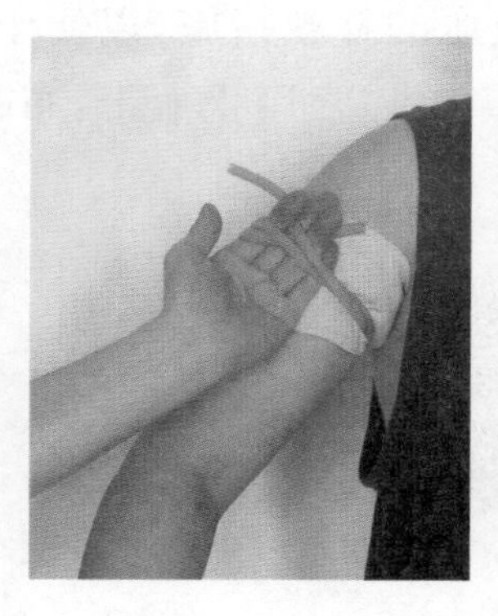
图 6—34 上止血带第 2 圈

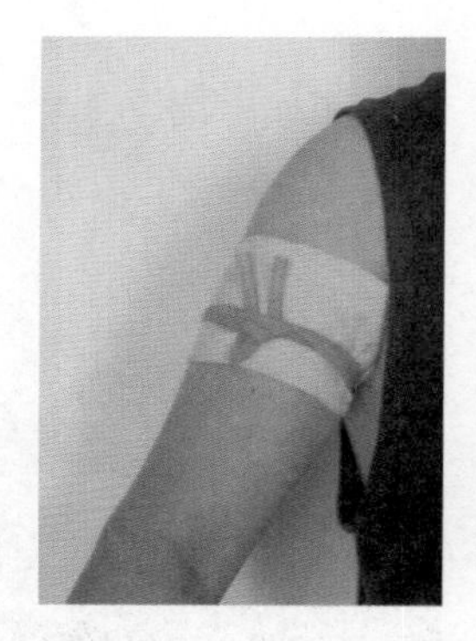
图 6—35 上止血带后

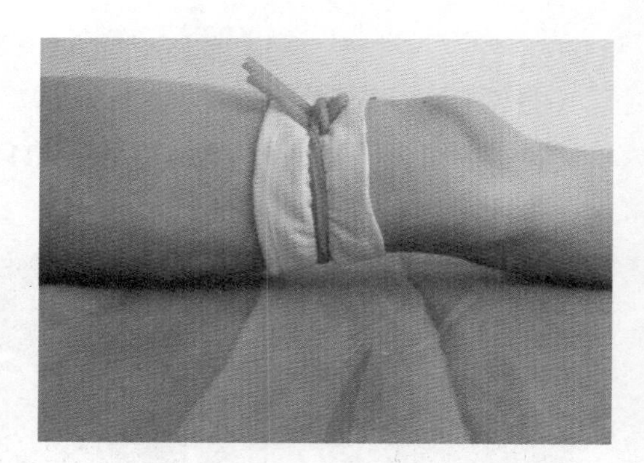
图 6—36 下肢上止血带部位

第三节 包 扎

包扎的目的是保护伤口、减少污染、帮助止血、固定敷料和减轻疼痛等，包扎的要求是牢靠、舒适、美观。

一、常用包扎器材

常用包扎材料有绷带、三角巾等（图 6—37、6—38）。

二、包扎方法

（一）绷带包扎法

操作步骤和方法：

1. 操作者面向伤员，左手拿绷带头，右手拿绷带卷，将绷带的外面贴近皮肤，自左向右、从下到上缠绕。

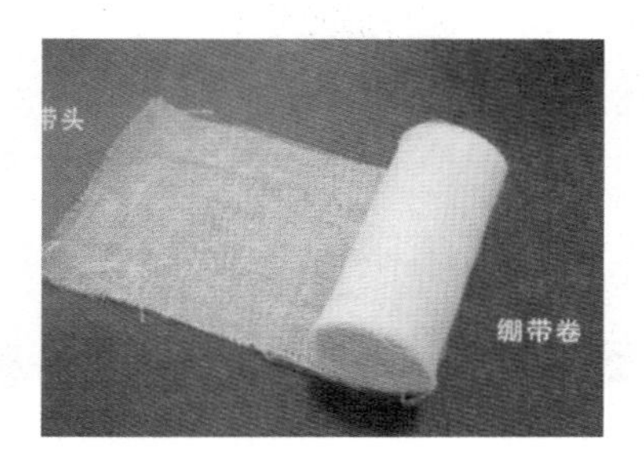

图 6—37　绷带(纱布)

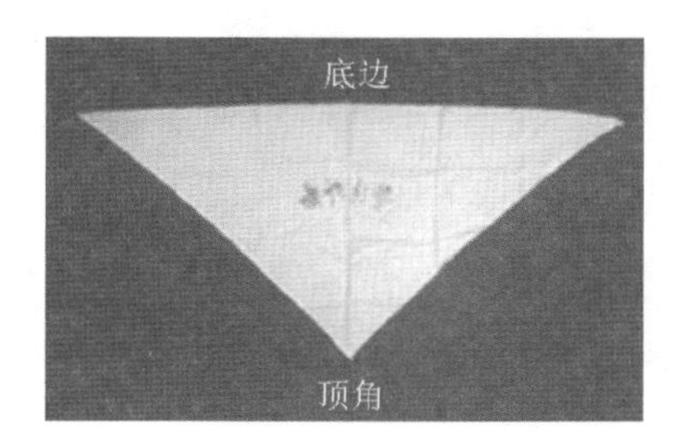

图 6—38　三角巾

2. 要掌握好“三点一走行”，即绷带的起点、着力点、止点和包扎走行方向。常用的包扎方法图 6—39～图 6—46。

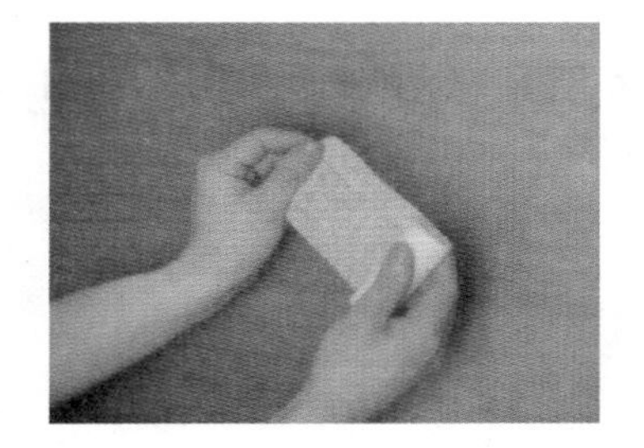
图 6—39　左手持绷带头，右手持绷带卷

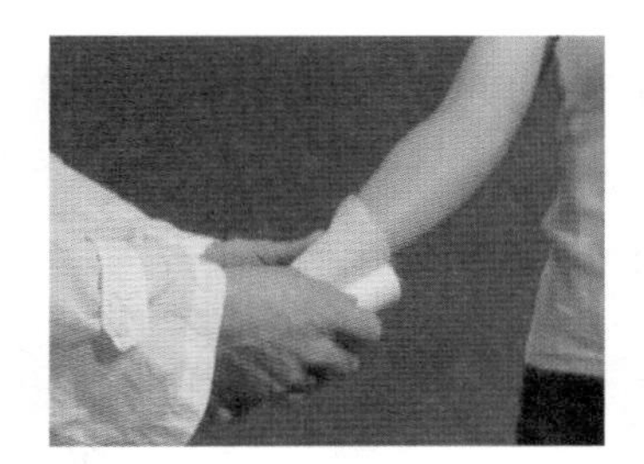
图 6—40　起点

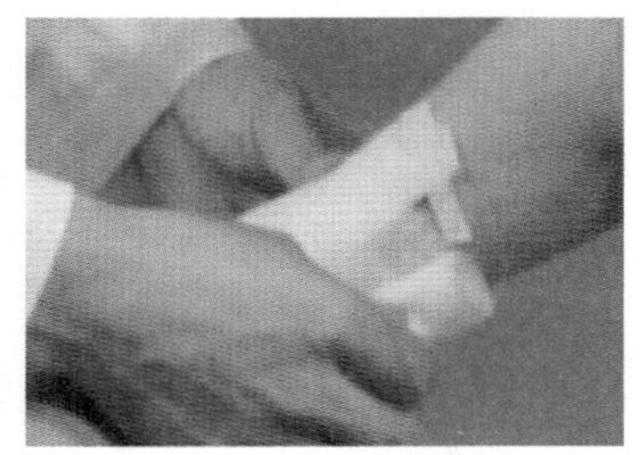
图 6—41　着力点

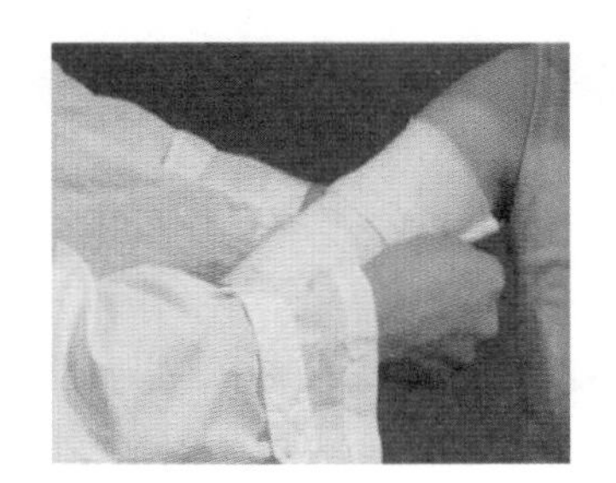
图 6—42　止点

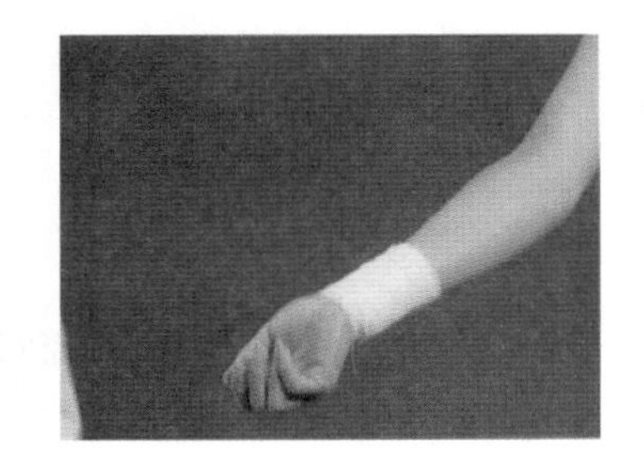
图 6—43　环形包扎法

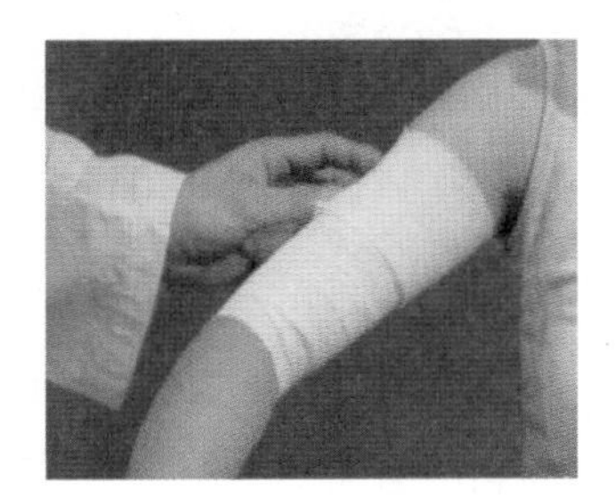
图 6—44　螺旋包扎法

3. 注意事项：

(1)包扎时要注意松紧适度，以免过松滑脱使包扎失败，过紧则会压迫组织影响远端供血致组织坏死。

(2)肘部要应屈曲位包扎，膝部要伸直位包扎，以保持肢体的功能位置。

(3)绷带包扎移行时，每次的重叠应大于 1/2。

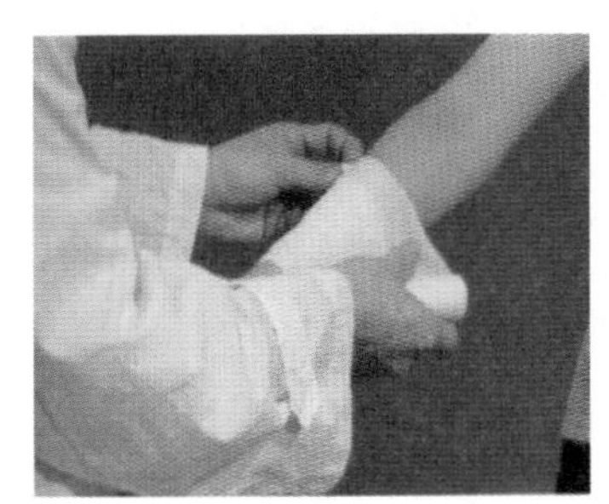
图 6—45　螺旋反折包扎法

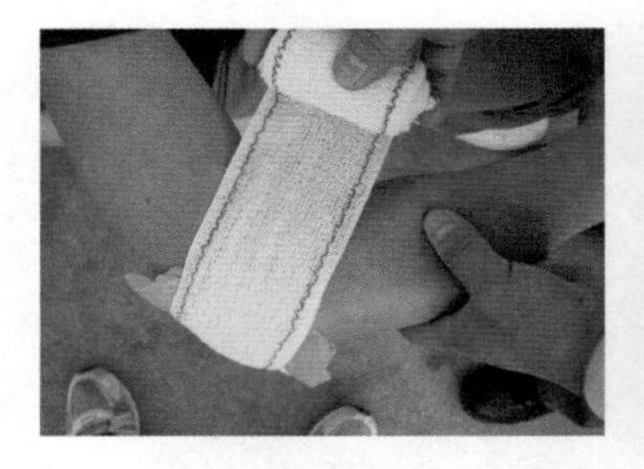
(a)环形包扎 324 圈固定敷料

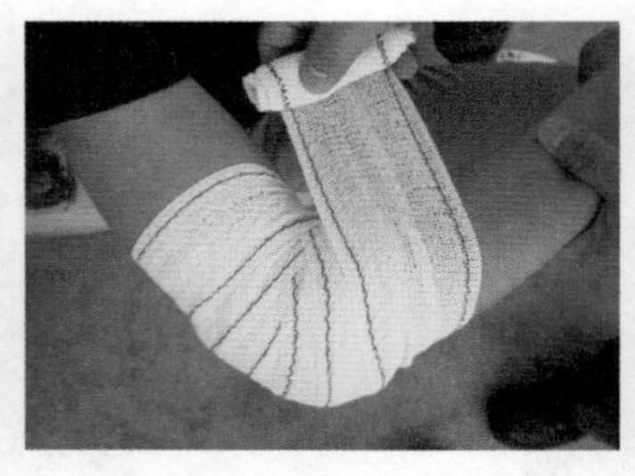
(b)8 字上下移行 324 圈包扎

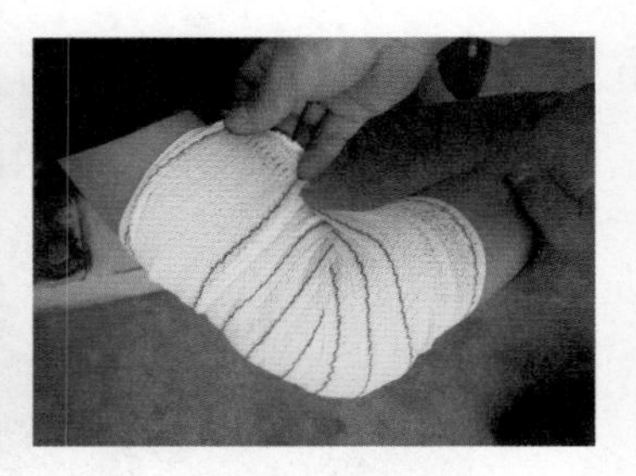
(c)环形结束包扎

图 6—46 “8”字包扎法

(二)三角巾包扎法

三角巾面积大,适用于各个部位的包扎,操作简便快捷,但不便加压,故压迫止血效果不好。

1. 风帽式:将三角巾顶角和底边中央各打一个结,将顶角结放在额前,底边角放在枕骨粗隆下方,包住头部,然后将底边两端护紧向外反折再绕向前将下颌部包住最后绕到枕后打结(图 6—47)。

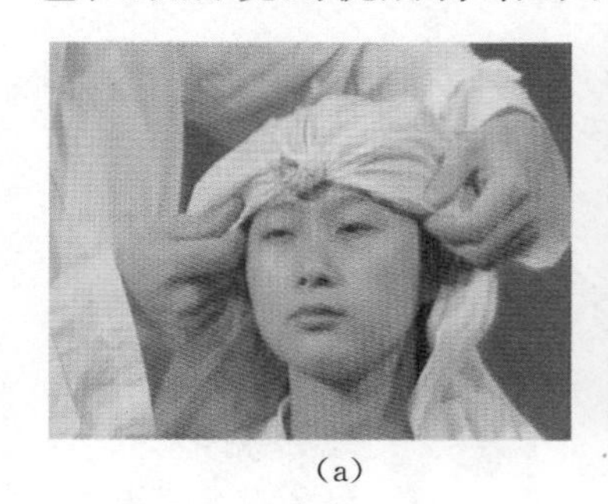
(a)

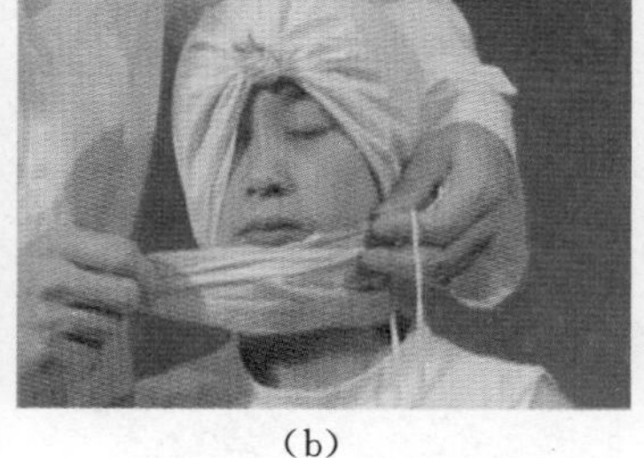
(b)

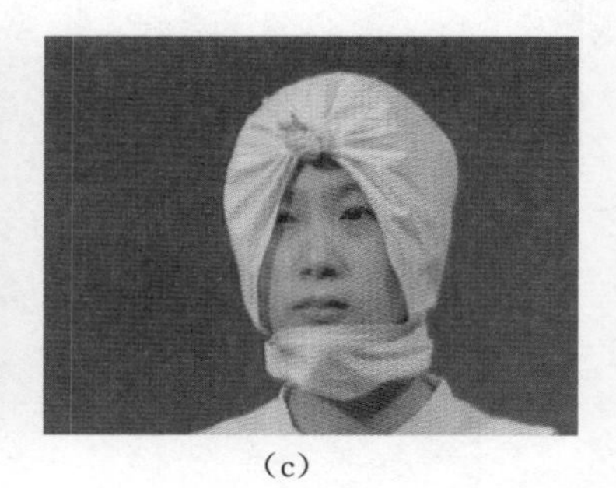
(c)

图 6—47 风帽式

2. 面具式:将三角巾顶角打一结,结头放在下颌处,将底边两底角提起拉向枕后部、交叉压住底边,再经两耳上方绕到前额打结,包好后,在眼、鼻、口处分别剪开洞口即可(图 6—48)。

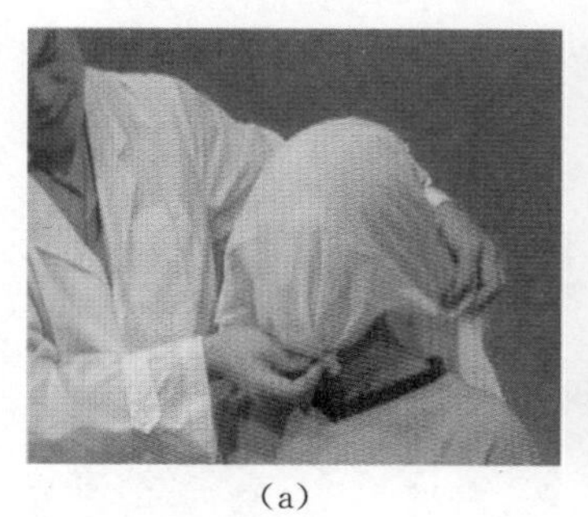
(a)

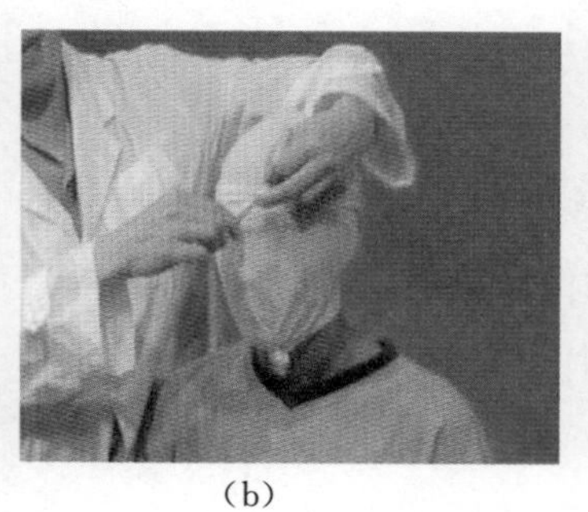
(b)

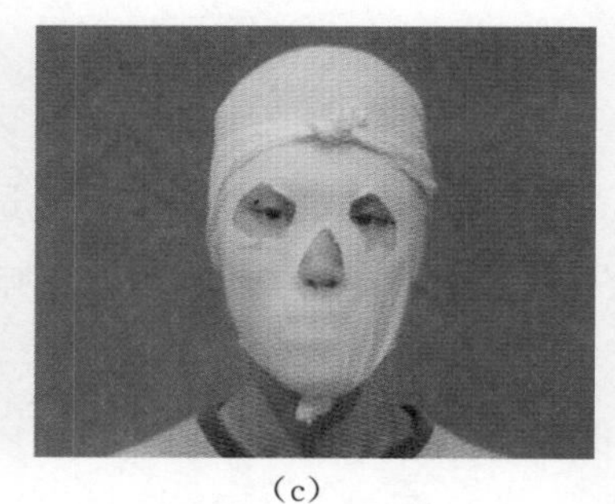
(c)

图 6—48 面具式

3. 燕尾式：将三角巾顶角（偏左或偏右）和底边近中央点处（偏左或偏右）折叠成燕尾式巾，其间角根据需要而定，一般上肢为 65°～85°，下肢为 90°。包扎胸部时，间角对准胸骨上窝，然后将燕尾底边围胸于背后打结，将打结头向上与两燕尾角在肩上打结即可（见图6—49）。结扎带不够长时，可在折叠后的底边中点处及/或顶角处接带子，以便于绑扎。

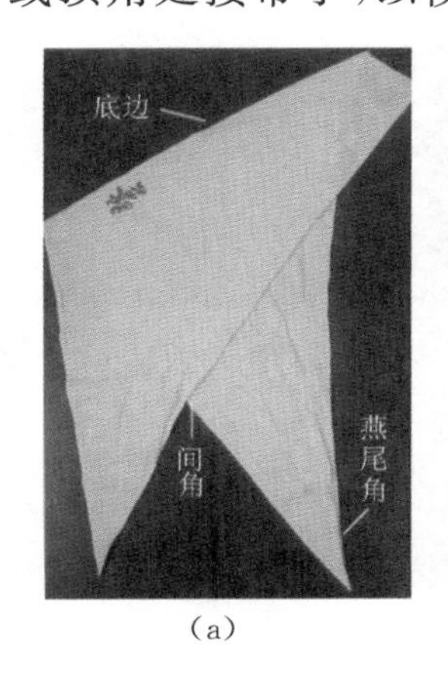

(a)

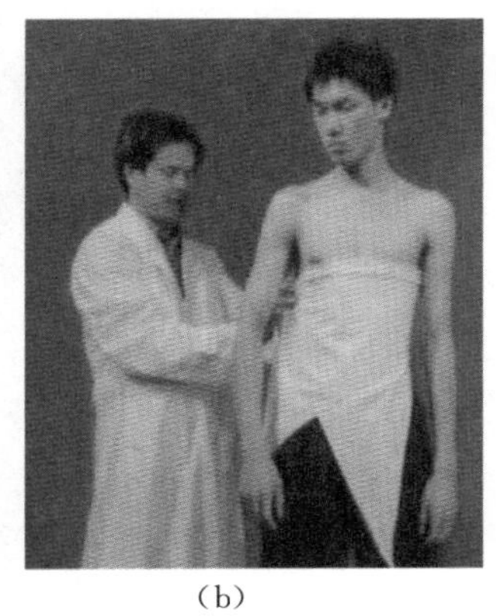
(b)

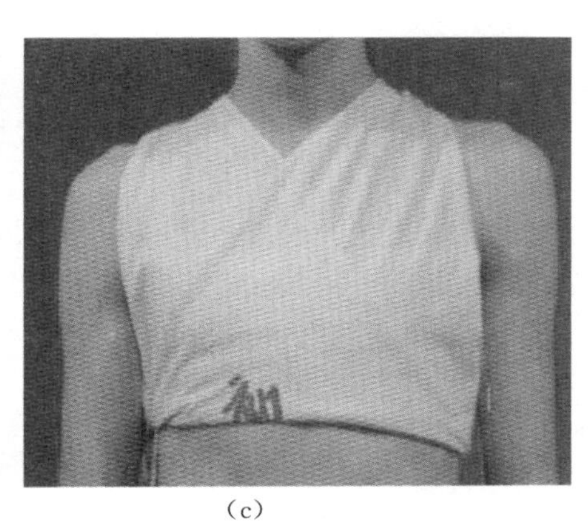
(c)

图 6—49　燕尾式

4. 不同部位的三角巾包扎法：

（1）头部帽式包扎法：将三角巾底边的正中点放在眉弓上部，顶角经头顶拉到枕后，然后将底边经耳上向后扎紧压往顶角，在颈后交叉，再经耳上到额部拉紧打结，将顶角向上反折嵌入底边用胶布或别针固定。

（2）上肢包扎法：将三角巾铺于伤员胸前，顶角对准肘关节稍外侧，屈曲前臂并压住三角巾，底边两头绕过颈部在颈后打结，肘部的顶角反折用别针扣住。

（3）单肩燕式包扎法：将三角巾折成燕尾式夹角朝上，放在伤侧肩上，向后的一角压住并稍大于向前的一角，先在上臂上段将三角巾顶角和底边中点绕上臂扎紧，然后分别拉两底角经胸、背至对侧腋下打结即可。

（4）胸背部包扎法：将三角巾底边向下，围绕胸部在背后打结将顶角绕过伤肩部和底边打结固定；包扎背部时方法同上。

（5）下腹（会阴）部包扎法：将三角巾顶角向下，底边向上，两底角围腰后背部打结，顶角通过会阴部与两底角结头打结即可。

（6）臀部包扎法：同上。结打在前方，也可用蝴蝶式巾包扎，将蝴蝶巾的结放于会阴部，两三角巾分别包住臀部和下腹部，两三角巾底角于腰两侧分别打结即可。

（7）手、足部包扎法：将手或足放在三角巾上，顶角在前拉至手背或足背上，然后将底边打结固定也可将顶角放于手后或足后缠绕打结固定，这样有利于观察指、趾端血液循环情况。

各部位的三角巾包扎法示意图(图 6－50～6－66)。

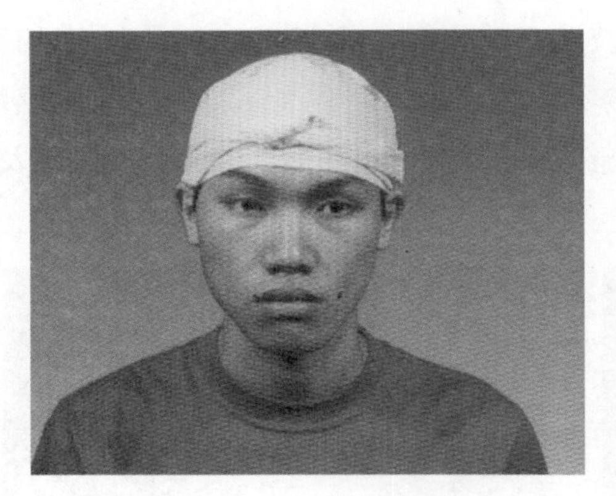

图 6－50　帽式包扎

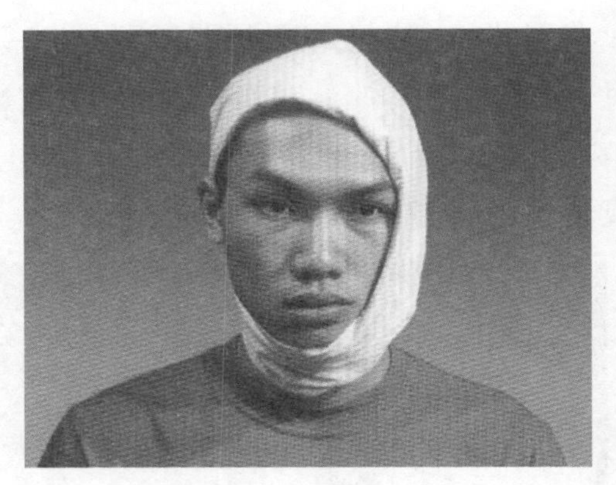

图 6－51　面部包扎

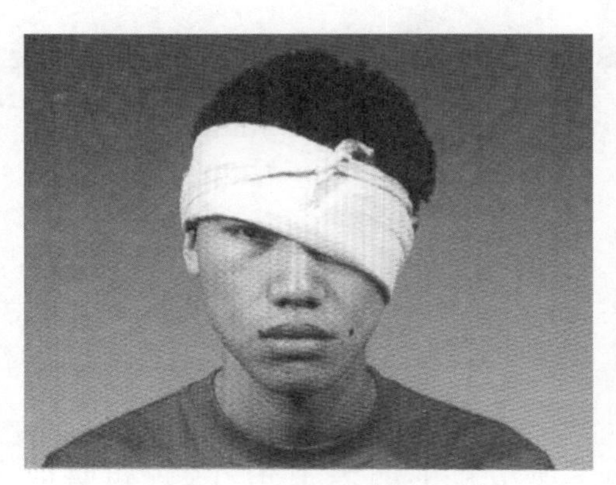

图 6－52　单眼包扎

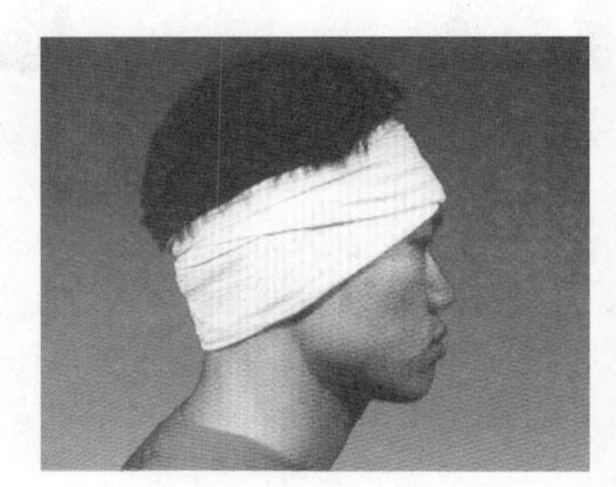

图 6－53　单耳包扎

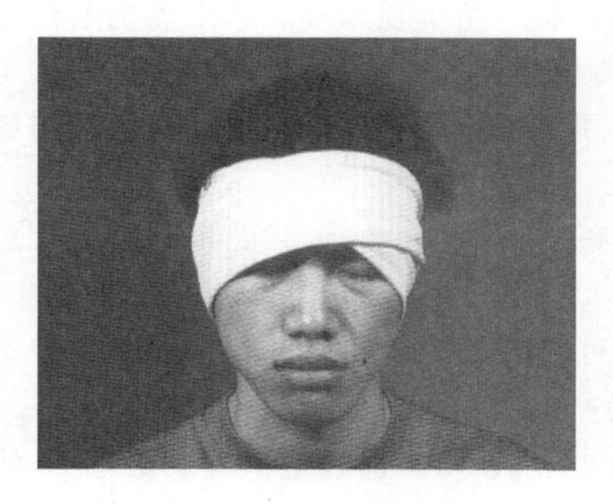

图 6－54　双耳包扎

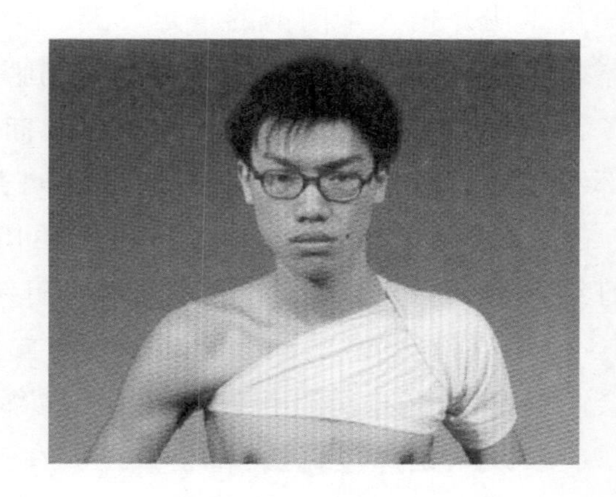

图 6－55　单肩包扎

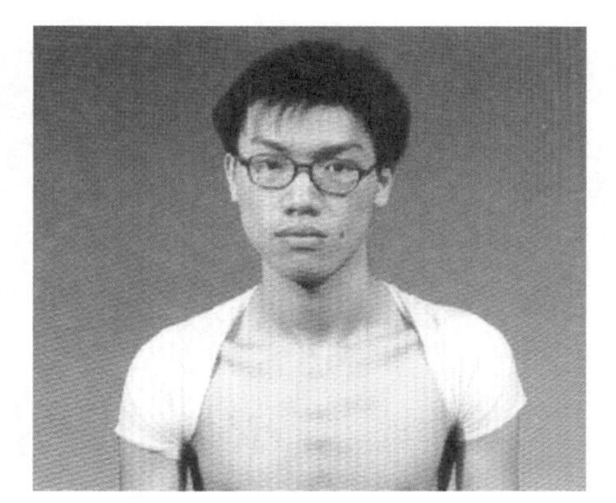
图 6—56　双肩包扎

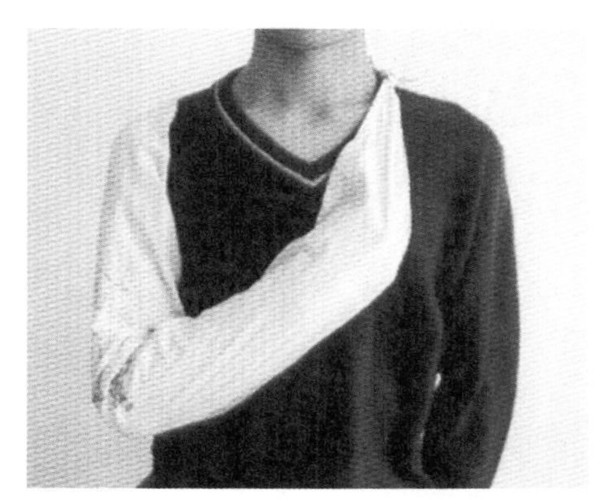
图 6—57　上肢包扎

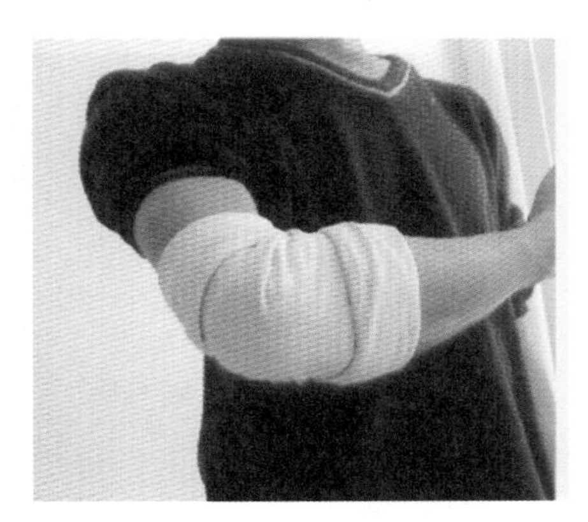
图 6—58　肘关节包扎

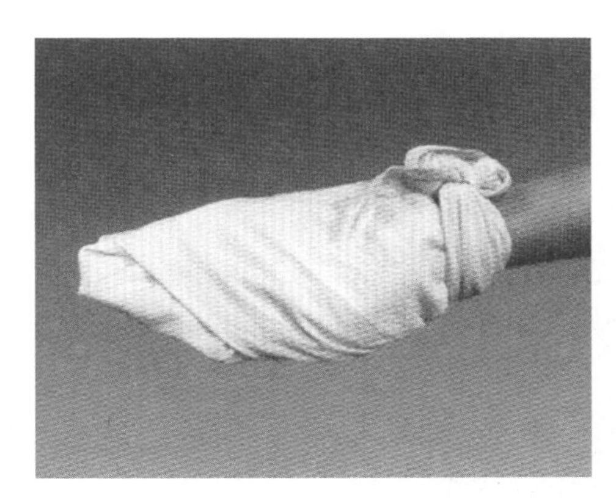
图 6—59　全手包扎

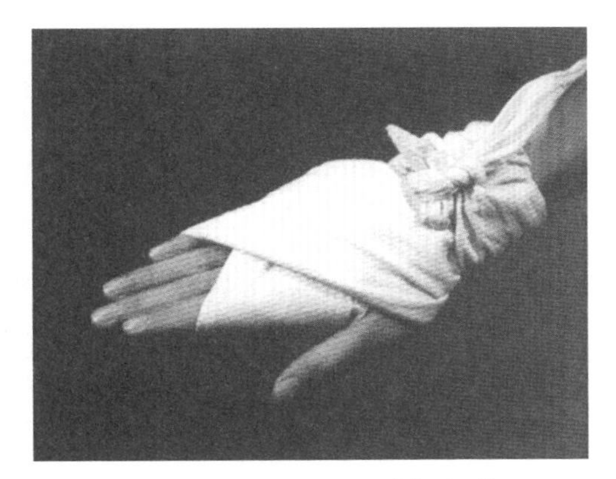
图 6—60　手部包扎

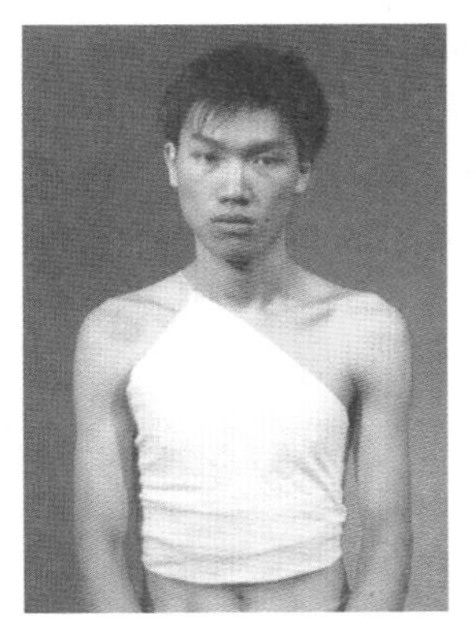
图 6—61　胸部包扎

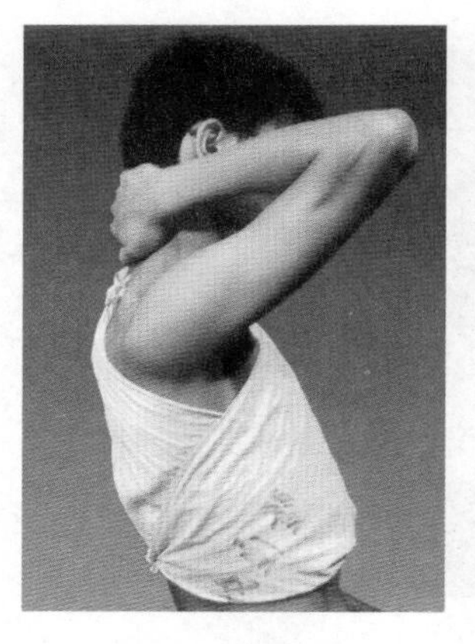

图 6—62 侧胸部包扎

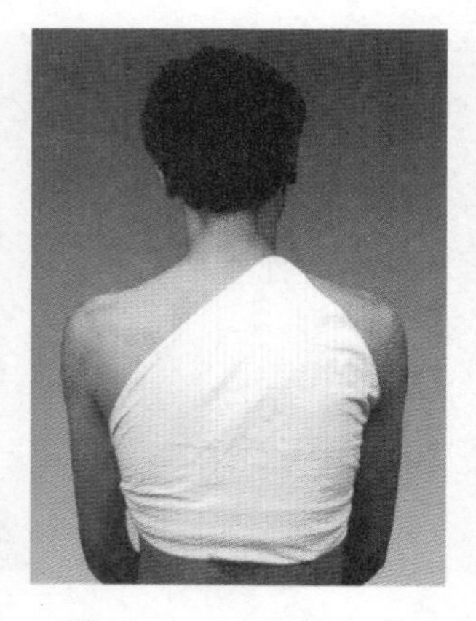

图 6—63 背部包扎

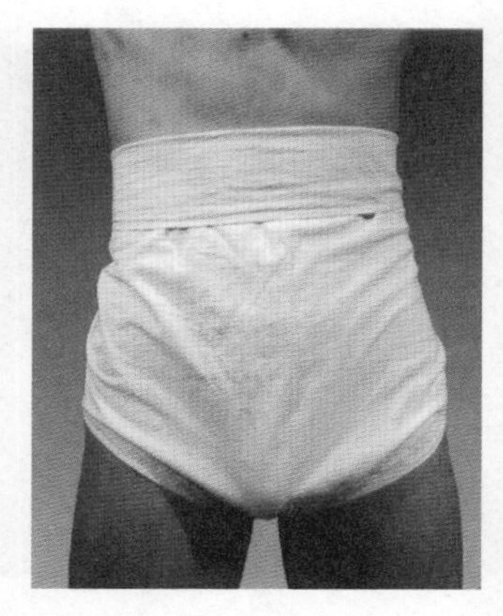

图 6—64 臀部包扎

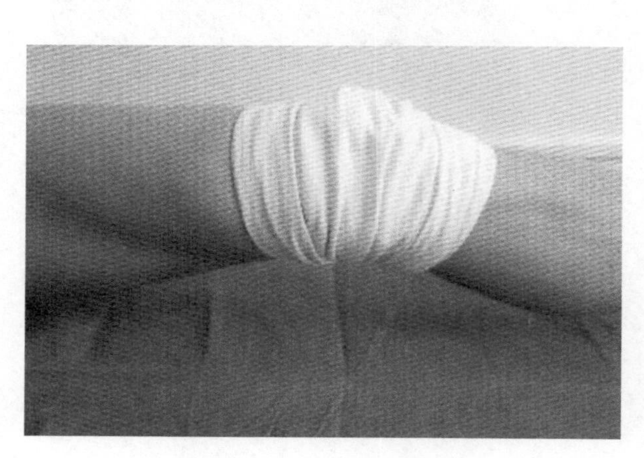

图 6—65 膝关节包扎

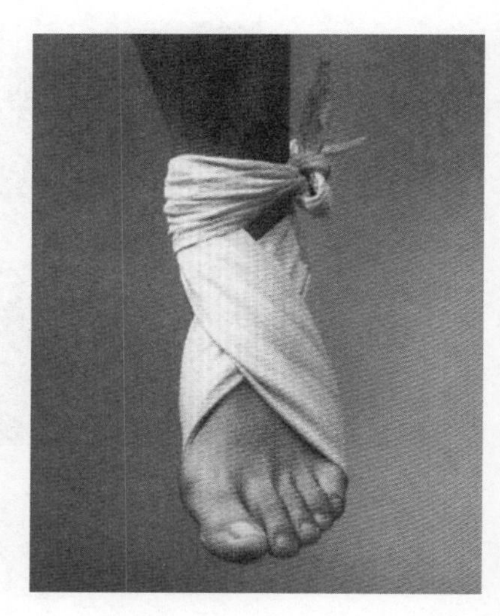

图 6—66 足部包扎

第四节 固 定

固定对骨折、关节损伤和大面积软组织损伤等能起到很好的制动作用，可以减轻痛苦，减少并发症，有利于伤员运送。

一、常用固定材料

1. 制式夹板：制式夹板是指按照一定规格由工厂批量生产的固定材料，常用的有木制夹板、聚酯夹板和较新的有充气夹板等。

2.就便器材:当制式夹板不够用时,可以就近寻找适用材料固定,如宽度合适的木板或树枝、木棍、秸秆等来替代夹板固定。现场实在找不到固定材料时,上臂可以固定在躯干上、下肢伤侧可以固定在健侧。

夹板固定适用于四肢长骨骨折的现场救护,具有固定可靠,防止再损伤,便于运送伤员等优点。

二、几种骨折的固定方法

1.颈椎骨折的固定:

(1) 使伤者的头颈与躯干保持直线位置;

(2)用棉布、衣物等将伤者颈下、头两侧垫好,防止左右摆动;

(3)用木板放置头至胸下,然后用绷带或布带将额部、肩和上胸、臀固定于木板上,使之稳固(图 6—67)。

2.锁骨骨折的固定:用绷带在肩背做“8”字形固定(图 6—68)。

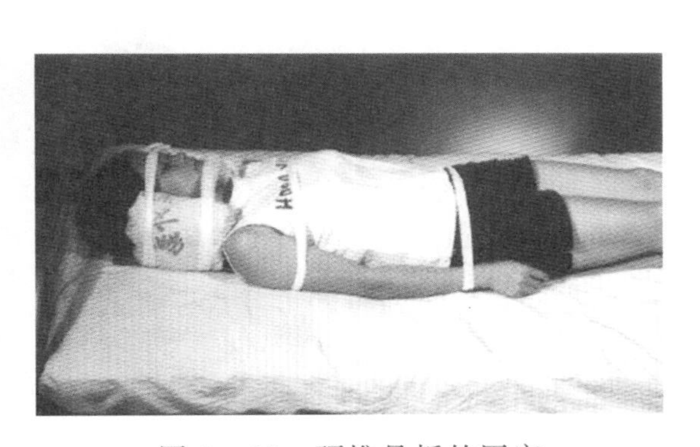

图 6—67　颈椎骨折的固定

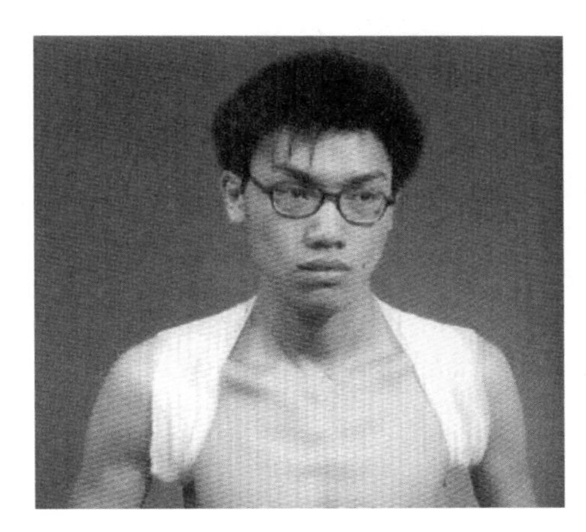

图 6—68　锁骨骨折的“8”字固定

3.肱骨骨折的固定:用 2 块夹板置于上臂内、外侧,布带捆扎 3～4 道固定,然后用三角巾或宽布带将其悬吊于胸前(图 6—69)。

4.股骨骨折的固定:最好采用对侧肢体固定＋超臀部的外支架联合固定。用一块从足跟到腋下的长制式夹板或宽度合适的长木板放于伤腿外侧,另一块从大腿根部到膝下的夹板置于伤肢内侧,然后多道布带捆扎固定(图 6—70)。

5.小腿骨折的固定:取两块从足跟到大腿的夹板,放在肢体的内侧、外侧,然后多道布带捆扎固定。在无固定材料的情况下,可将伤肢同健肢捆扎在一起(图 6—71、6—72)。

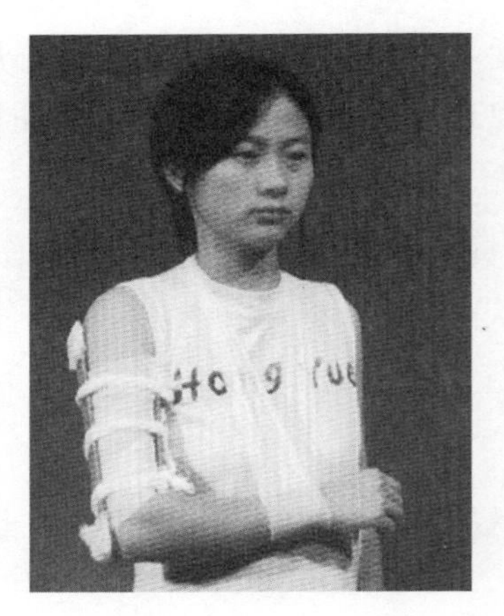

图 6—69　肱骨骨折的固定

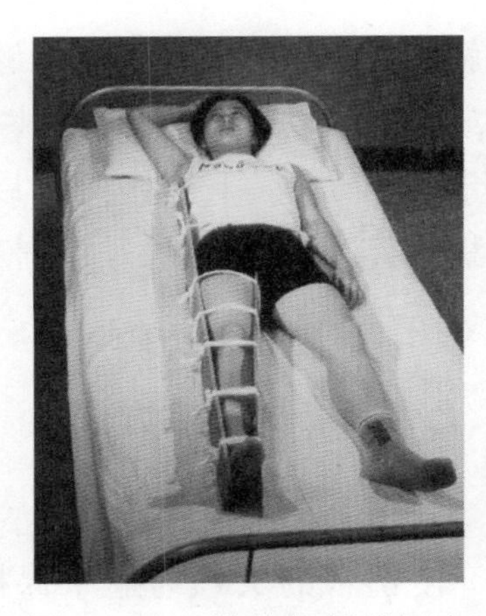

图 6—70　股骨骨折的固定

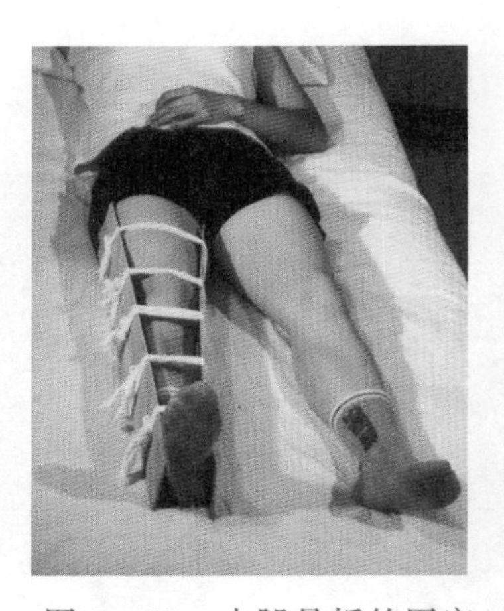

图 6—71　小腿骨折的固定

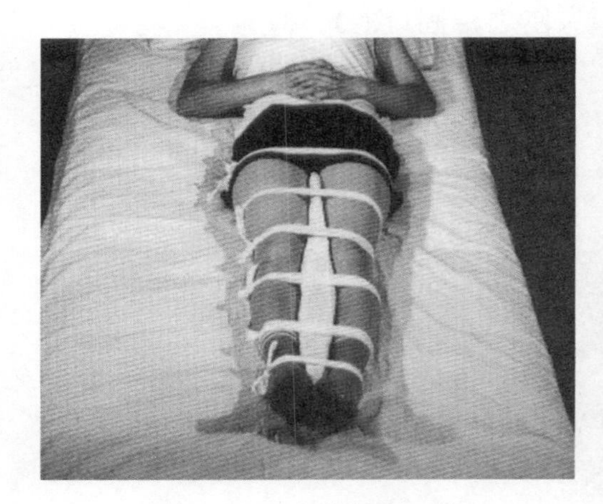

图 6—72　自体健肢固定

三、固定注意事项

1. 遇有呼吸、心跳停止者先行复苏，出血首先止血，待病情有好转后再进行固定。

2. 对骨折后造成的畸形一般不急于整复，若骨折端压迫血管造成远端肢体血液循环障碍时，可适当牵引解除压迫，然后再固定；对开放性骨折在未清创前，不可把骨折断端送回伤口内，只要适当固定即可(图 6—73、6—74)。

3. 夹板要放在创伤部位的两侧或下方，固定包扎缠绕至少应有两处，夹板应光滑，靠皮肤的一面最好用软垫垫起，并用纱布包裹两头。

4. 固定范围一般应包括骨折处远、近两个关节，固定时既要牢靠不移，又不可过紧，以捆扎夹板的布带可上下各移动 1 cm 为度(图 6—75)；上肢固定后应做肘关节功能位(肘关节屈曲 90°位)的制动(图 6—69)。

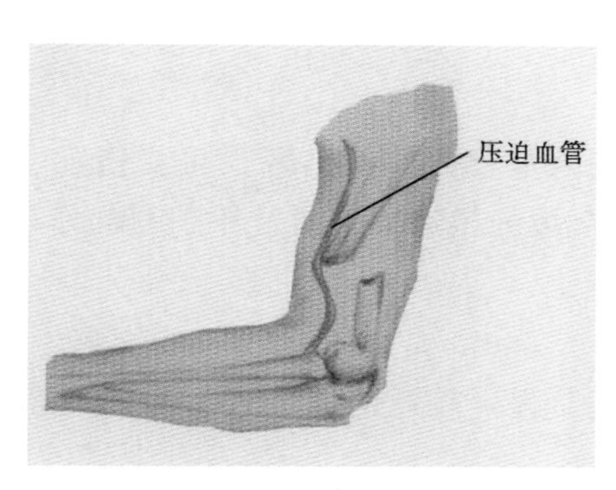

图 6—73　骨折致血液循环障碍

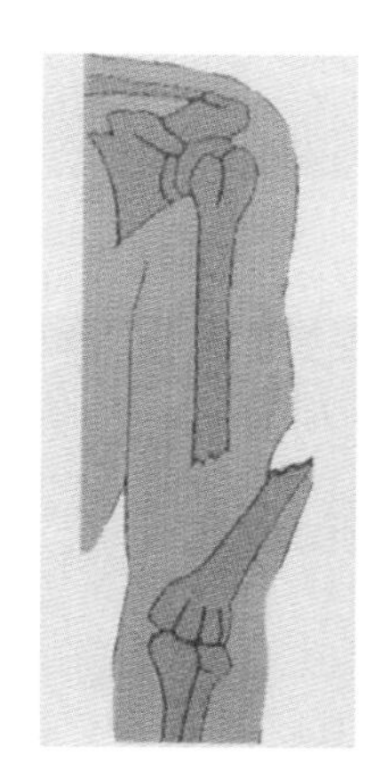

图 6—74　开放性骨折

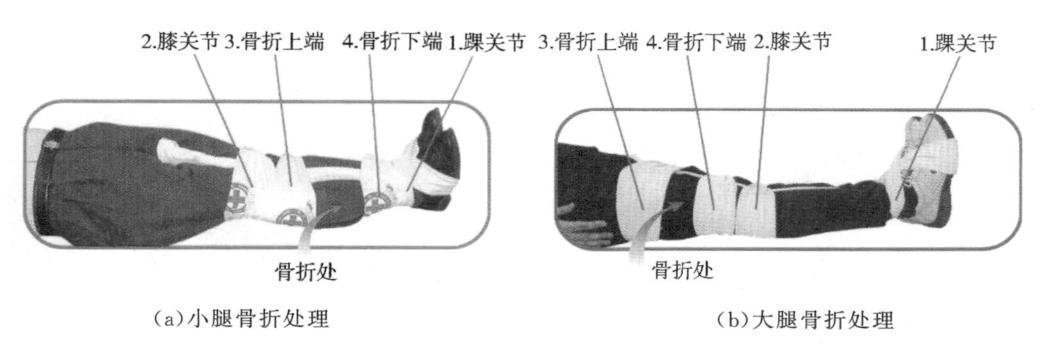

(a)小腿骨折处理　　(b)大腿骨折处理

图　6—75

5. 固定四肢时应尽可能暴露手指(足趾),以观察有否指(趾)尖发紫、肿胀、疼痛等血液循环障碍表现。若有上述征象,应松解捆扎的布带,重新捆扎(见图 6—76)。

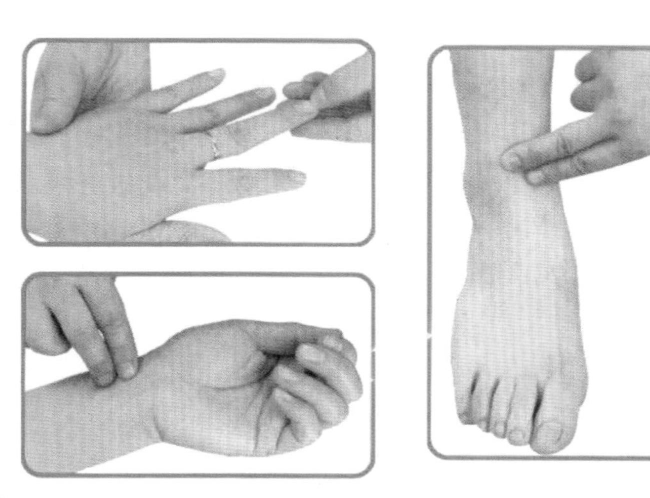

图 6—76　伤肢血液循环检查方法

第五节 搬 运

搬运的目的是使伤病员迅速脱离危险地带，减少痛苦，减少再受伤害，安全迅速地送往医院治疗，以免造成伤员残废。常用的搬运方法有徒手、担架、车辆等。

一、徒手搬运法

徒手搬运法适用于伤势比较轻和转运路程又较近的伤员。

(一)单人搬运法

1. 扶持：用于伤情较轻能站立行走的伤员。救护者站于伤者一侧，使伤员靠近其臂并揽着肩部，然后救护者用外侧的手牵着伤员的手腕，另一手伸过伤员背部扶持其腰部行走(图 6—77)。

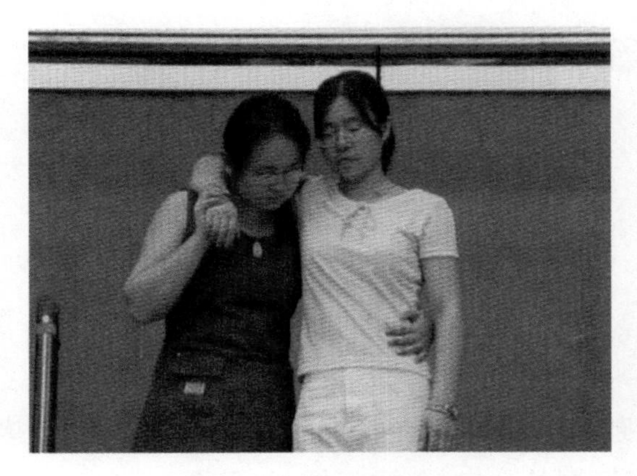

图 6—77 扶持搬运法

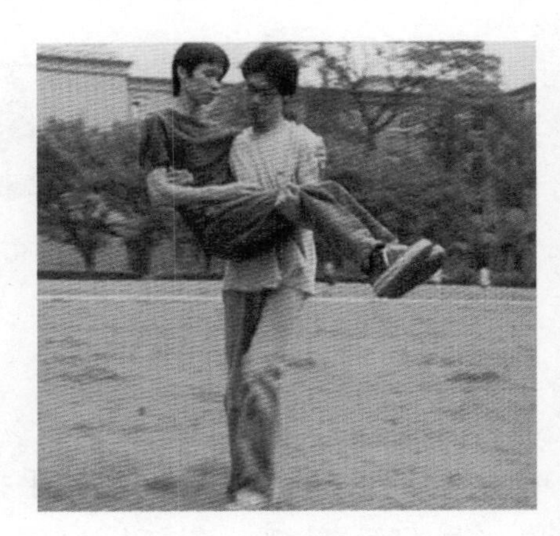

图 6—78 抱持搬运法

2. 抱持：对不能站立的伤员，救护者站于伤员一侧，一手托其背部，一手托其大腿，将其抱起；对清醒伤员可让其一手抱着救护者颈项部；对卧地的伤员，救护者先一膝跪地，用一手将其背部稍稍托起后，用另一手从其两腑窝伸过将伤员抱起(脊柱损伤禁用)(图 6—78)。

3. 背负：救护者站在伤员前面，面向同一方向，微屈膝弯背，将伤员背起，胸部损伤、脊柱损伤的伤员禁用此法(图 6—79)。

(二)双人搬运法(脊柱损伤禁用)

1. 椅托式：两救护者在伤员两侧对立，一救护者一手搭于另一救护者肩部，两救护者余三只手交叉紧握形似椅状，伤员坐于其上(图 6—80)。

2. 轿式：两救护者四只手交叉紧握形似“轿杠”状，伤员坐于其上(图 6—81)。

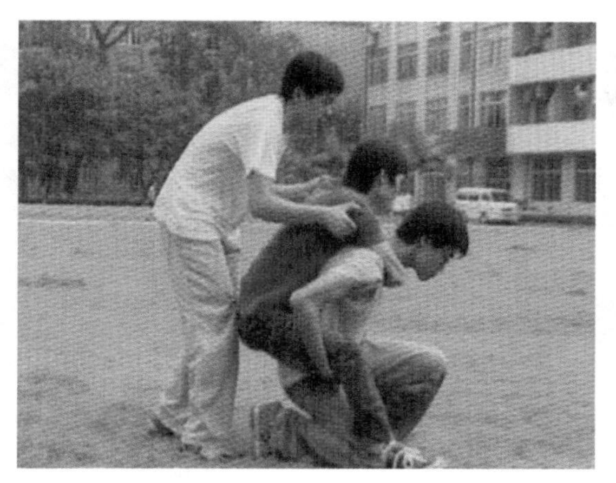

(a)

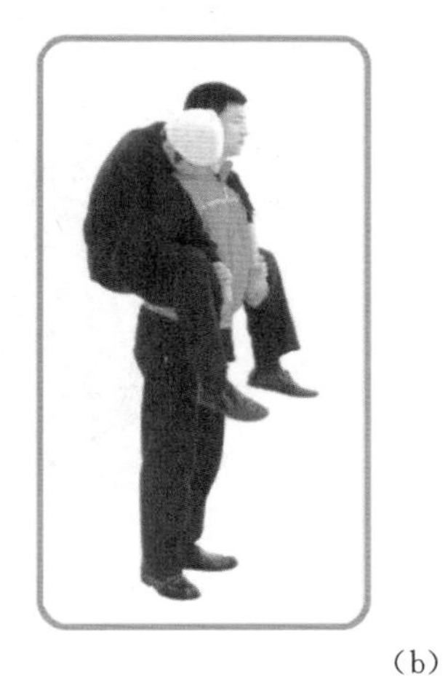
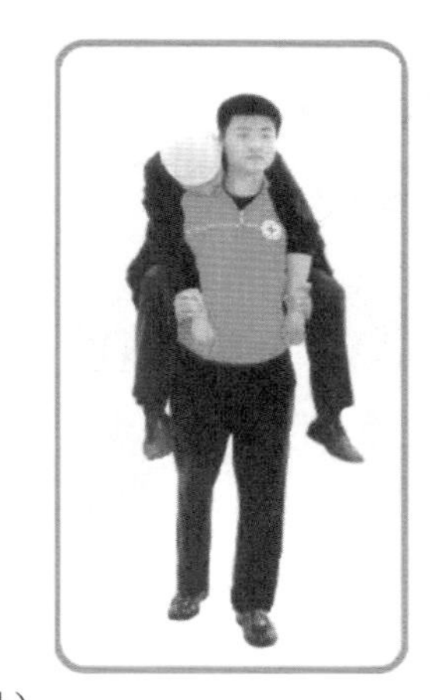

(b)

图 6—79　背负搬运法

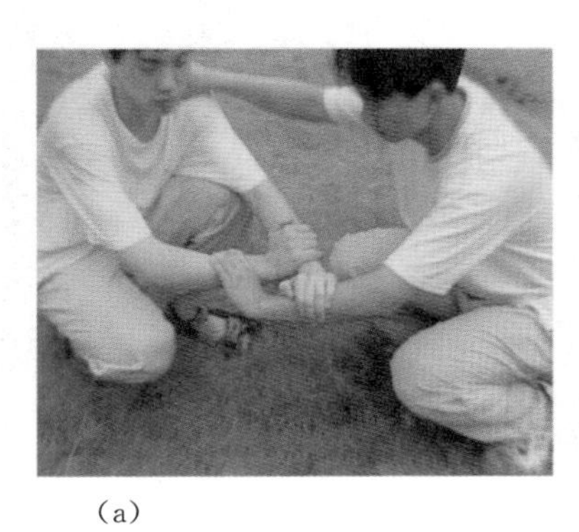
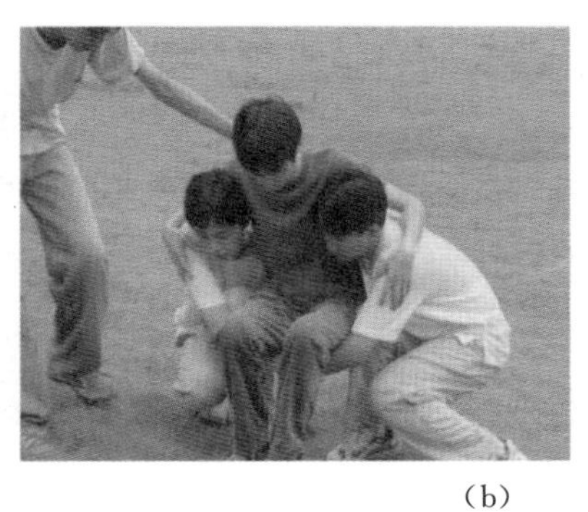

(a)　　(b)

图 6—80　椅托式搬运法

3. 拉车式：两救护者一个站于伤员的头部，两手插到腋下，将其抱入怀内。一个站在其脚部，蹲在伤员的两腿中间，将病员抬起(图 6—82)。

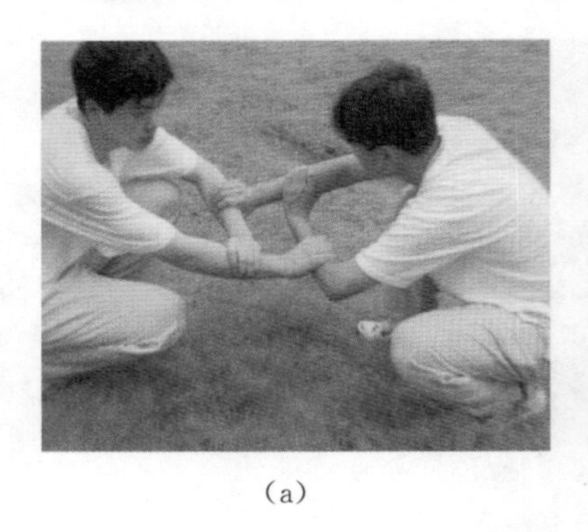

(a)

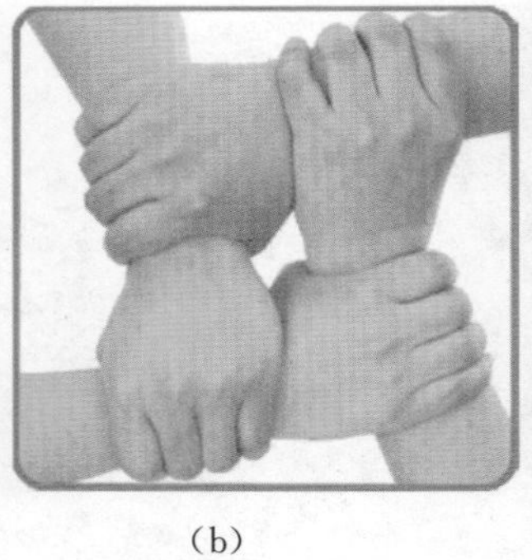

(b)

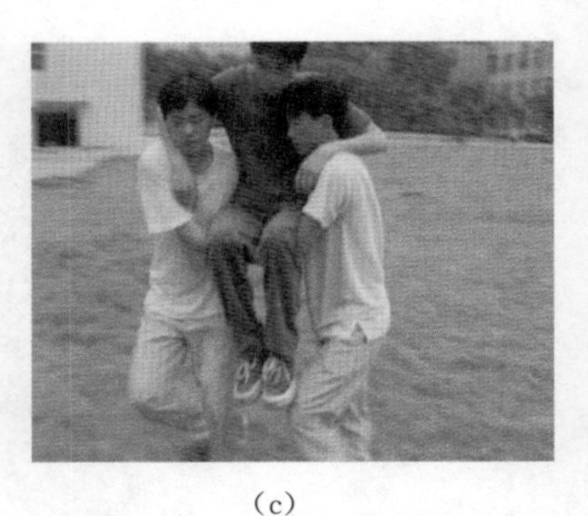

(c)

图 6—81 轿式搬运法

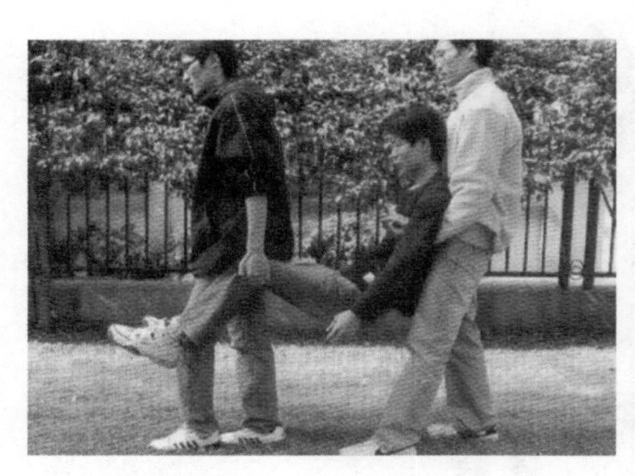

图 6—82 拉车式搬运法

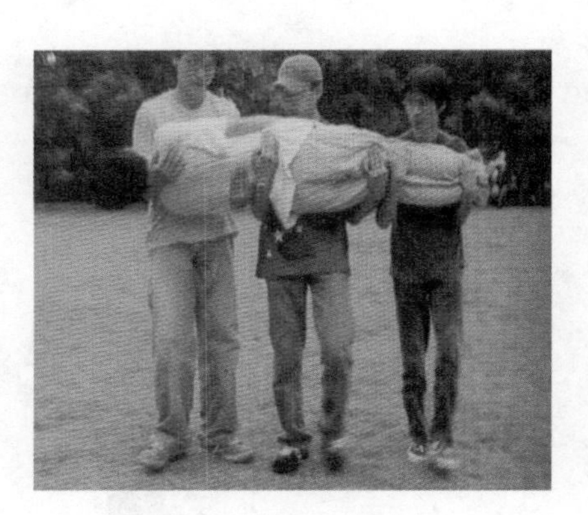

图 6—83 三人搬运法

（三）三人搬运法

搬运方法：三人并排，一人托住肩胛部，一人托住臀部和腰部，另一人托住两下肢，三人同时把伤员轻轻抬起(图 6—83)。

（四）多人搬运法：适用于脊柱受伤的伤员

搬运方法：两人专管头部的牵引固定，使头部始终保持与躯干成直线的位置，维持颈部不动，另两人托住臂背部，两人托住下肢，协调地将伤员平直放到担架上。六人可分两排，面对站立，将伤员抱起(图 6—84)。

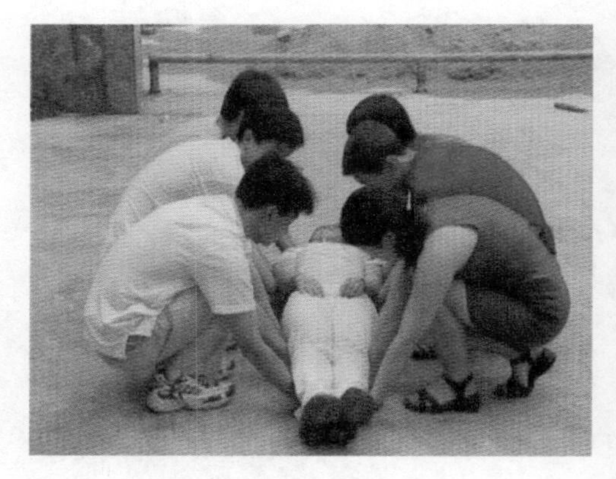

图 6—84 多人搬运法

二、担架搬运法

用于躯干、下肢骨折，危急重症病人和较远路程的转运。

(一)搬运方法

在现场由3～4人将病员移上担架,注意有颈部损伤者应有专人保护头颈部,不要使头颈部屈曲扭转。转运时病员头部向后,足部向前,这样有利于危重病人头部的血液供应,同时便于后面担架随时观察病情变化。担架员的步伐要一致,平稳行进,尤其是上下坡时应调整高度,尽量使病员保持水平位(图6－85)。

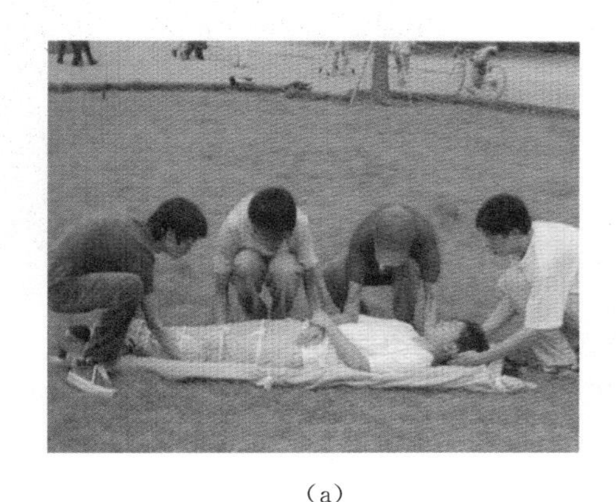

(a)

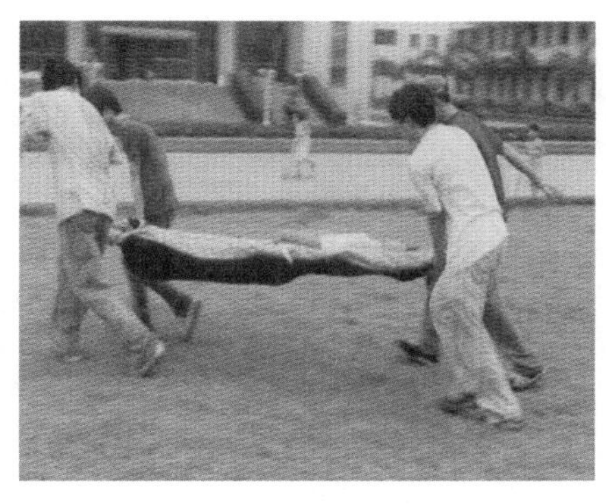

(b)

图6－85　担架搬运法

(二)注意事项

1. 运送时伤者的头朝后,以便观察呼吸、神志、面色、血出等情况的变化。

2. 在人员、器材未准备好时,切忌随意搬运。

3. 运送途中注意保暖。

第六节　常见创伤的现场处理

一、颅脑损伤

常见的颅脑损伤有:头皮损伤、颅骨骨折和脑损伤等(图6－86)。

(一)主要表现

1. 头皮损伤　伤处出血或肿胀,当有头皮撕脱时可见颅骨外露。

2. 颅骨骨折　头部外伤后,伤口出血,头皮上有局部肿胀或凹陷,视觉、听觉、嗅觉发生障碍,耳或鼻流血或清亮的液体,眼球出血和眼眶青紫形成特有的“熊猫眼”征,严重者头面部可变形(图6－87)。

3. 脑损伤后短暂昏迷,时间小于30分钟,为脑震荡;醒后有头痛、眩晕、恶心或呕吐,短时血压不稳定和受伤当时及最近事情失去记忆。严重者昏迷时间大于

30分钟，伴有呼吸、脉搏、血压发生改变，可出现偏瘫、伤侧瞳孔散大、对光反射消失等，此脑挫裂伤。

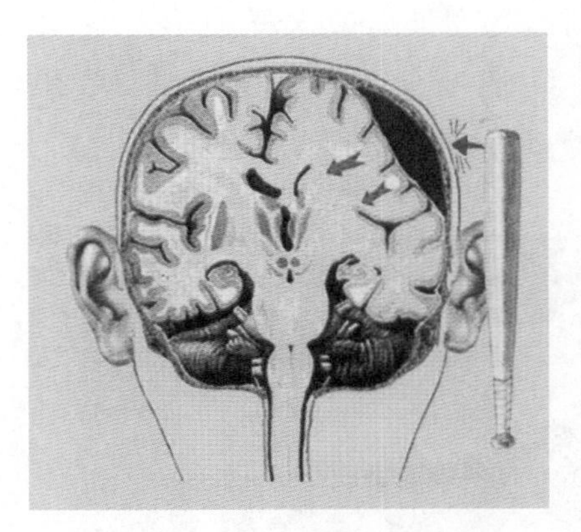

图 6—86 颅脑损伤示意图

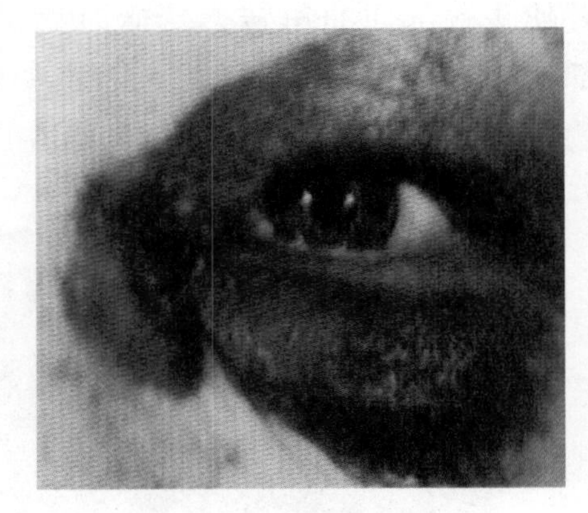

图 6—87 “熊猫眼”征

(二)现场急救的措施

1. 头皮血管丰富，损伤时出血较多，而且不易自行停止，当损伤出血时应立即指压止血，然后再加压包扎止血；如有脑组织膨出，应用急救包或棉圈围于伤口周围，然后包扎；有头皮撕脱者，复位后包扎；合并肢体软组织创伤，可用绷带加压包扎，肢体大动脉损伤时上止血带(图 6—88、6—89)。

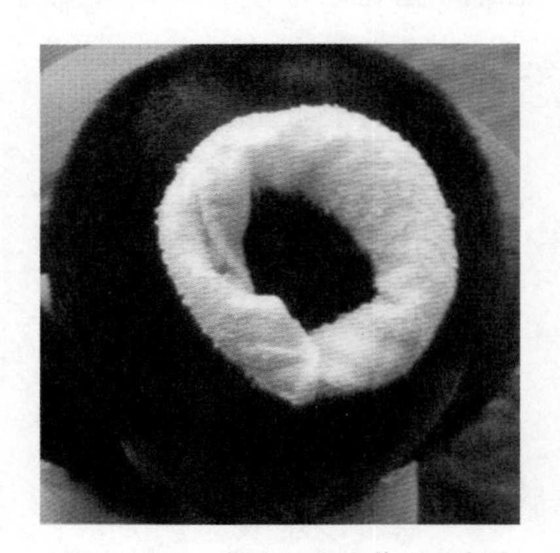

图 6—88 棉圈围于伤口周围

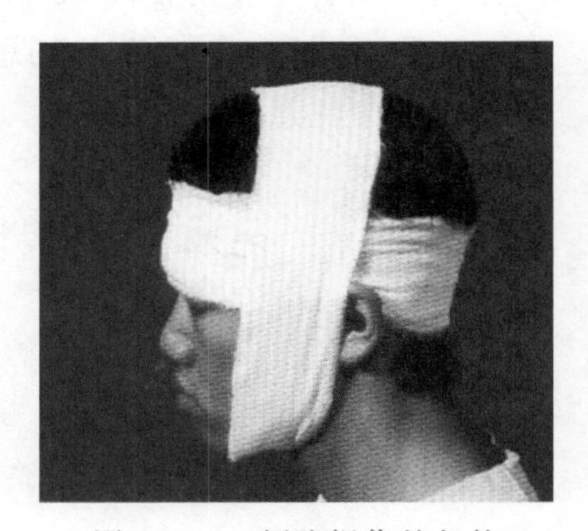

图 6—89 颅脑损伤的包扎

2. 及时清除口咽部分泌物和血液等，昏迷舌后坠者应将舌牵出或置入口咽通气管。呼吸不畅、濒于窒息者可行环甲膜穿刺术，有条件时进行气管内插管，以抢救病人生命。

3. 严密观察意识、瞳孔、血压、脉搏、呼吸、肢体活动及各种反射(睫毛反射、吞咽反射等)情况。

4. 保持病人安静，取头高位或半坐位。避免擤鼻、咳嗽、打喷嚏；耳鼻出血或流液时不要堵塞和冲洗，取便于流出头位，只用干净布类覆盖，防止感染。

5. 重型颅脑损伤缺氧严重，可加重脑水肿，有条件时应立即给氧气吸入。

6. 做好紧急送医院治疗及转运途中的救护。

(1)头位与体位：头部抬高15°，头偏向一侧，防止呕吐物误吸引起窒息。身体自然倾斜，避免颈部扭曲，以利于颅内静脉回流，减轻脑水肿，降低颅内压。

(2)搬运：经现场急救处理后，搬运时动作要轻、稳、快，避免震动。

(3)保持呼吸道通畅。

(4)严密监测体温、脉搏、血压、呼吸、瞳孔、意识状态、四肢活动情况，并做好记录。

二、胸、腹部损伤

(一)胸部损伤

1. 肋骨骨折

(1)主要表现：胸部受到挤压、碰撞时易发生肋骨骨折，病人感到骨折处疼痛，咳嗽、深呼吸时疼痛加剧。现场检查时可用双手放于伤者胸廓前后方或两侧，轻轻地挤压(不宜反复挤压)，骨折处有剧痛即为胸廓挤压试验阳性，可疑为骨折。若为多根多处肋骨骨折可见胸壁畸形，常称“浮动胸”及反常呼吸运动，即吸气时，正常人的胸廓扩张抬起，浮动胸病人的伤处胸壁则内陷，呼气时正常人的胸廓回缩，浮动胸病人的伤处胸壁则抬起(图6—90)。

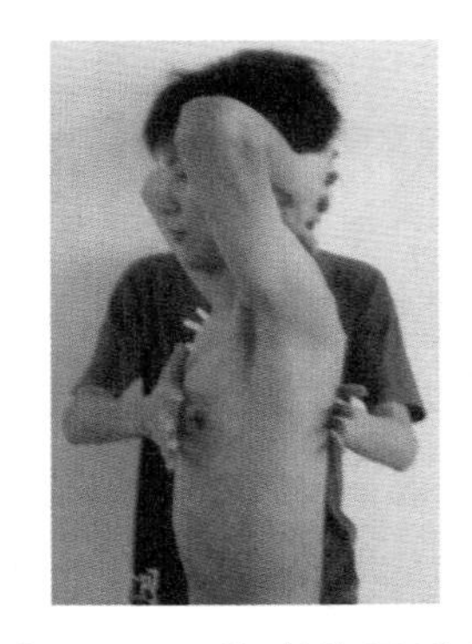

图6—90　胸廓挤压试验

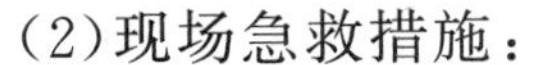

(2)现场急救措施：

① 单纯骨折(无并发气胸)局部用宽胶布做叠瓦状粘贴固定或绷带加压包扎；多根多处骨折先用厚敷料填塞浮动胸壁处后，再用宽布加压包扎。有气胸时，按气胸紧急处理后速送医院(图6—91)。

② 搬运时严密观察患者呼吸节律、频率及深度的改变。用宽胶布固定患侧胸部，并用保护带固定病人，防止肋骨断端刺伤肺组织，使病人再次受伤。注意在搬运合并颈椎外伤者应使用颈托，合并胸腰椎骨折者使用硬板担架，合并四肢骨折先夹板固定后再行搬运。

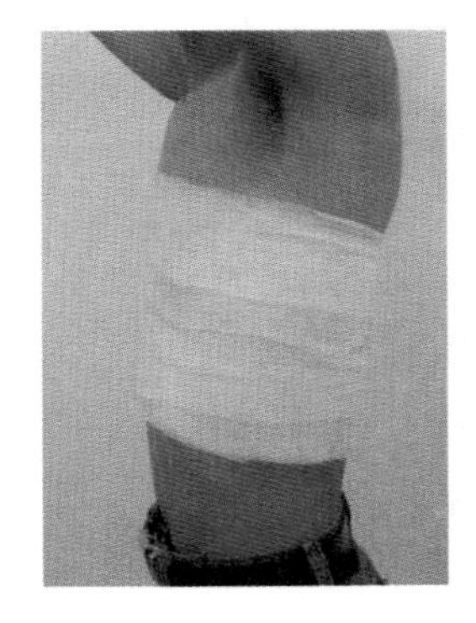

图6—91　加压包扎

2. 气胸

正常人的胸膜腔(胸壁内面与肺表面之间的一个封闭的腔隙)无气体,腔内的压力,不论吸气还是呼气,总是低于外界大气压,呈负压,这种负压有利于呼吸。在胸部损伤时,空气经胸壁、肺或支气管的创口进入胸膜腔,即形成气胸。气胸分为闭合性、开放性和张力性三种。

(1)气胸的分类

① 闭合性气胸:多为肋骨骨折时,骨折的断端刺破肺,使空气进入胸膜腔,在胸膜腔内的积气到一定量时,反过来压迫肺的裂口使之封闭,不再漏气。

② 开放性气胸:多为锐器致胸壁形成伤口,成为胸膜腔与外界相通的开口,致空气可自由地出入胸膜腔内。吸气时,健侧胸膜腔负压升高,纵隔移向健侧,呼气时压力减小,纵隔移向伤侧,这种反常运动称纵隔扑动,结果造成严重缺氧。

③张力性气胸:又称高压性气胸。常见于肺或支气管破裂,裂口形成活瓣,在吸气时空气从裂口进入胸膜腔内,而呼气时活瓣关闭,致使胸膜腔内压力不断升高,压迫伤侧肺使之萎陷,并将纵隔推向健侧、挤压健侧肺,产生严重的呼吸循环功能障碍。

(2)不同气胸的表现与现场急救处理

①闭合性气胸　病人表现为少量空气进入胸膜腔,症状不明显。大量空气进入时,有胸闷、胸痛、气促,用手拍打患侧胸壁有"嘭嘭"声。小量气胸(肺萎陷30%)无需治疗,可自愈。大量气胸需送医院行穿刺抽气并酌情行闭式引流。

② 开放性气胸　病人表现为呼吸困难、急促,如伤口直通胸膜腔,呼吸时有气体出入的"叶叶"声或血气泡溢出。急救时立即用不透气材料封闭伤口,然后加盖厚敷料加压包扎,使开放性气胸成为闭合性气胸,最后穿刺抽气减压。

③ 张力性气胸　病人表现为极度呼吸困难,病人取坐位,烦躁不安,并迅速进入昏迷等。伤侧胸部胀满,肋隙变宽,呼吸幅度减低,在面、颈、胸廓等处有广泛的皮下气肿,按压时气肿处可听到捻发音(类似用两手指搓头发时发出的声音),用手拍胸部有高度鼓音。

紧急救护时可在伤侧锁骨中线第二肋间插入一粗针头到胸膜腔排气减压,火速送医院急救。

(二)腹部的损伤

腹部的损伤较多见,如果有伤口,有外出血,容易引起注意。但钝性暴力所致的闭合性腹部伤,却易被人们忽视,如延误诊治,可能导致死亡。

1. 腹腔内脏器受伤的症状

(1)腹痛和呕吐:发生腹腔内出血或胃肠穿孔时,血液和胃肠内容物流入腹腔，刺激腹膜而引起腹痛。腹痛程度随刺激的轻重而有不同，内出血的刺激轻，腹痛程度也轻；胃肠内容物的刺激重，腹痛也重；疼痛从受伤部位开始并逐渐扩大，甚至达到整个腹部。

(2)休克表现。肝、脾破裂，都会有大量的出血；开放伤伤及腹内器官和腹壁时，既有内出血也有外出血。病人失血过多，会出现面色苍白、脉搏快、神情淡漠等症状，失血量达到全身血容量的 1/5 时，就会发生出血性休克。

2. 现场急救处理

(1)因伤后病情复杂，多需手术止血或修补穿孔等，故在伤后应禁食、禁水、紧急送医院治疗。

(2)观察生命体征的变化，处理骨折等合并伤。

(3)腹部开放伤伤口有内脏脱出时，不要将其回纳入腹腔，可用无菌或清洁敷料覆盖后，扣上清洁的器皿，以保护脱出的内脏，然后包扎固定转送(图 6—92、6—93)。

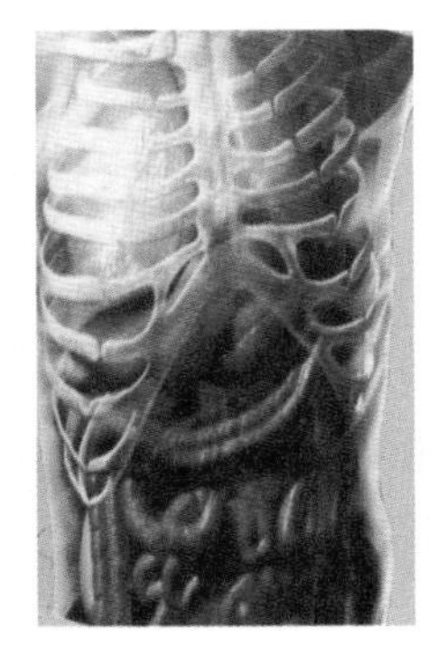

图 6—92　腹部脏器示意图

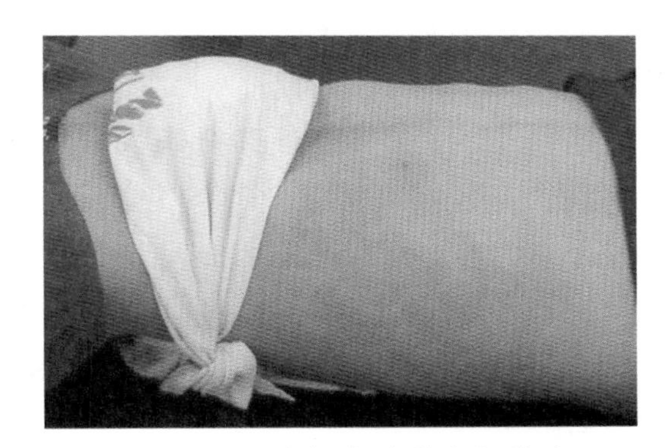

图 6—93　腹部内脏脱出包扎法

三、脊柱、四肢损伤

(一)脊柱骨折

1. 原因和表现

脊柱骨折常由高空坠落，臀或足部先着地，暴力传导导致脊柱受伤或重物从高空直接砸压在头上或肩部、或暴力直接冲击在脊柱上、或正在弯腰时受到挤压等所引起。伤后背腰部的脊椎有压痛、肿胀或有隆起、畸形，双下肢有麻木，活动无力或不能活动。

2. 现场急救处理

(1)受伤的脊柱部位不准随便活动和施加外力，包括屈伸、旋转、捏、揉、压、扳、搬等，以免加重损伤。

(2)怀疑颈椎骨折时先用衣物、枕头等挤在头颈两侧,使之固定不能乱动,然后再用颈托固定。对高位截瘫病人要注意保持呼吸道通畅和维持有效呼吸,并注意其他部位的合并伤。

(3)怀疑胸腰椎骨折时,伤者平卧在硬板床上,身体两侧用衣物、砖头等塞紧,固定脊柱在正直位。

(4)搬动病人尽量用平板担架,用手平托伤者身体,尽量保持原体位或以伤员自身痛苦感受相对轻的姿势。对颈椎损伤的伤员,先用颈托外固定,而后再平直移至硬担架上,严禁随便强行搬动头部。若无颈托,可用砂袋或折好的衣物放在颈的两侧加以固定。

正确搬运病人法:采用 3 人平托搬运,1 人托双下肢,1 人托胸腰部,1 人固定头颈部,在同一侧同时将伤员平直托至硬板担架上。严禁搂抱或采用一人抬头,一人抬足的方法搬运。

伤势很重或伤情复杂的脊柱伤伤员,尽可能让伤员就地平卧,不要搬动,在保持呼吸道通畅的前提下,火速电话通知急救中心或较大的综合性医院急诊科来车救送及治疗。

在转送伤员的途中,注意保持病人脊柱平直和肢体位置,对于烦躁不安的伤员可采用病人与担架捆绑在一起的"捆绑式"固定疗法。特别是颈椎骨折病人,应固定好颈部,防止行车过程中因震动造成骨折移动,刺激颈髓造成呼吸抑制。加强途中监护,观察病人的面色和表情变化。若病人清醒,可反复直呼其名,询问有何不适,以了解伤情,发现问题,及时处理(图 6—94～图 6—97)。

(二)四肢骨折

1. 主要表现

外伤后局部肿胀、疼痛、肢体不能随意活动(功能障碍)或出现畸形、反常活动等应考虑为发生骨折可能。

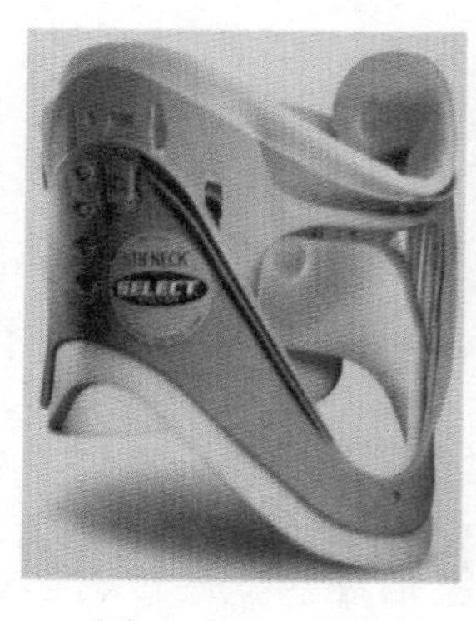

图 6—94　颈托

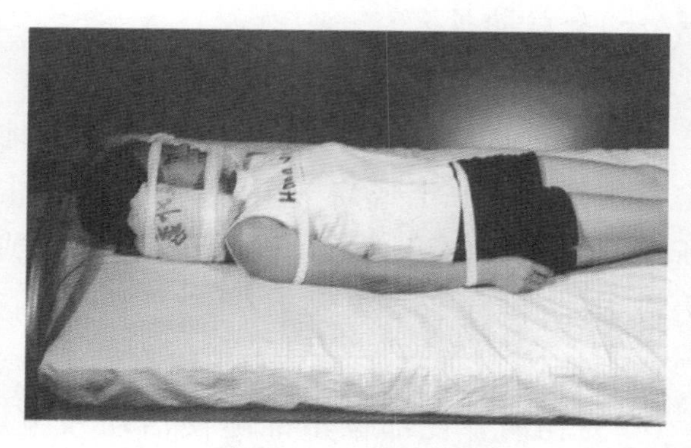
图 6—95　颈部固定

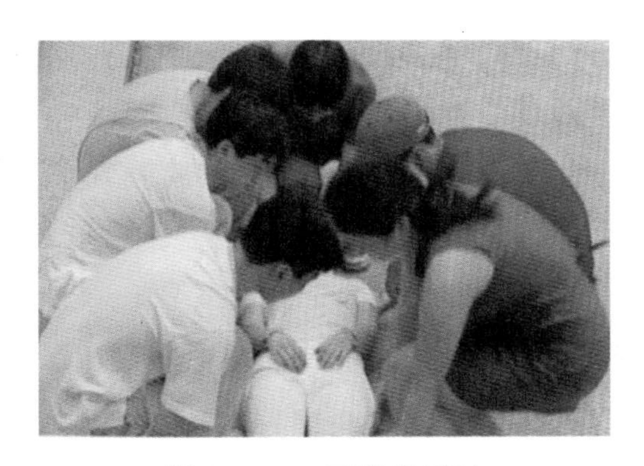

图 6—96　正确搬运法

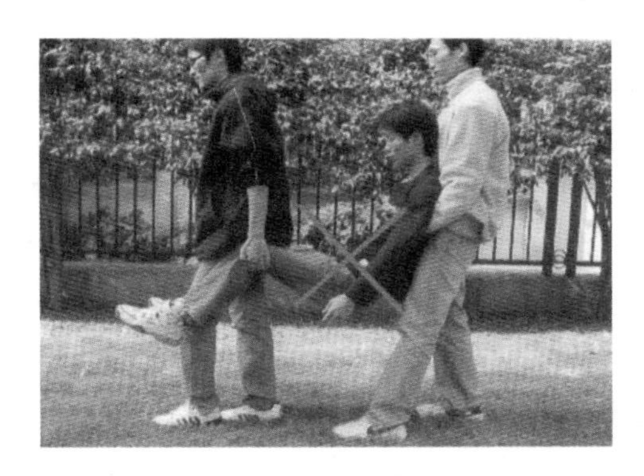

图 6—97　错误搬运法

2. 现场急救处理

(1)止血:一般出血用加压包扎,当有大动脉出血时则用止血带止血。

(2)开放性骨折的骨折端如果刺出皮肤外,不要将其放回伤口内。因为断端接触到外界,已被细菌污染,不做清洗、消毒处理就将其直接放回伤口内,会把细菌带入伤口加重伤口内的污染。因此,只要用无菌敷料或清洁布类覆盖包扎伤口,外加固定即可。

(3)固定可以减轻疼痛,防止进一步损伤。固定应用制式夹板,夹板用完或没时可以用替代材料,如树棍、木板、竹竿、硬塑料片、杂志书本等代替,固定应超过上下两个关节,以免骨折端移位,比如前臂骨折,应同时固定肘关节和腕关节。

(4)断肢的处理:完全离断的指(肢)体,除非污染严重,一般无需冲洗,应使用无菌或清洁的布料、毛巾等物品包裹。如现场距离医院较远,可用干燥冷藏法保存,即先用无菌或清洁布类包裹断指(肢),放入塑料袋中,再放入保温桶等加盖的容器内,其外围放置冰块保存。注意:一是断指(肢)不能与冰块直接接触,以防冻伤;二是不要把断指(肢)泡入酒精或盐水中;三是没条件低温保存时,仅用清洁物包裹速送即可。

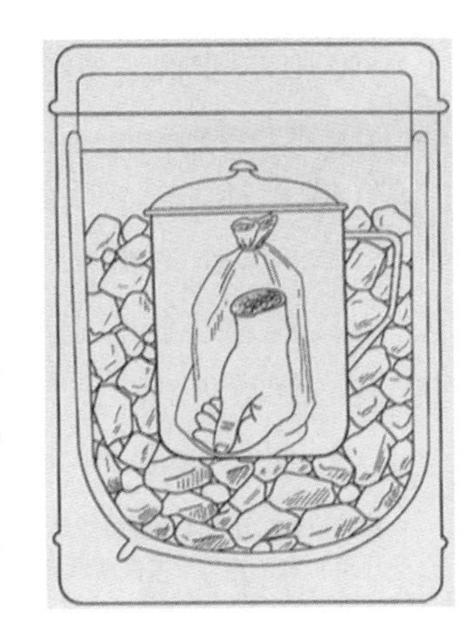

图 6—98　断肢保存

一般断指(肢)再植手术距外伤的时间,以 6～8 h 为限。若外伤后,早期即开始冷藏保存,可适当延长时限。在断指(肢)的急救处理中,很好地保存断指(肢)是再植是否成功的重要保证(图 6—98)。

四、五官损伤

(一)眼睛损伤

1. 原因和表现

眼睛因沙石、树枝等异物打击后,轻者怕光、流泪、睁不开眼睛(眼睑痉挛);重者出现出血、疼痛、眼内组织脱出,视力减退,严重者可致失明。

2. 现场急救处理

(1)插入眼球的异物不可将其拔出,切忌挤压眼球,防止将眼球内容物挤出加重病情。

(2)眼内容物脱出时不要送回,禁忌清洗伤口和压迫眼球,禁用眼药水或眼药膏。宜用较硬的金属或塑料片遮盖患眼,两眼同时包扎,减少光线对伤眼的刺激,并限制健眼的活动,以免带动伤眼转动而造成摩擦,使伤情加重。

(3)若为化学灼伤时,立即用中性清洁液,现场可用大量的自来水、井水或矿泉水充分冲洗,冲洗时要翻转上眼皮。方法为:急救者用一手的食指和拇指捏住病人睫毛附近的上眼皮,先向前方牵拉,再用食指尖或一小棒按住眼皮的上半部,使上眼皮翻转过来。边冲洗边嘱伤者眼球向各方向转动。

(4)若石灰粒误入眼中,不应马上冲洗,因为石灰遇水会产生大量的热量,进一步把眼睛灼伤。正确的方法是马上翻开眼皮,用镊子或其他小工具将石灰粒取出,再用大量清水冲洗。

(5)若为异物进入眼睛内,则可先用眨眼或轻捏外眼皮掀动(提拉)几次让异物随泪水流出。亦可用清洁的温盐水,将面部没于水中,反复睁开患眼,或分开上下眼睑用水冲洗。仍不能去除异物时,则翻转眼皮,发现异物后拭去,去除异物后涂抗生素眼膏。

(6)上述1～4项经现场处理后,均需及时送医院做进一步治疗(图6－99)。

(二)鼻外伤出血

1. 多为外伤引起,少数为其他全身性疾病(如血液病等)所致。

2. 急救处理:

(1)保持镇静,让病人取坐位或半卧位。

(2)压迫止血先用手紧捏两侧鼻翼或压迫同侧面动脉。如不能止血则用干净棉球或软布塞入鼻腔进行堵塞止血,如无效则送医院处理(见图6－100、6－101)。

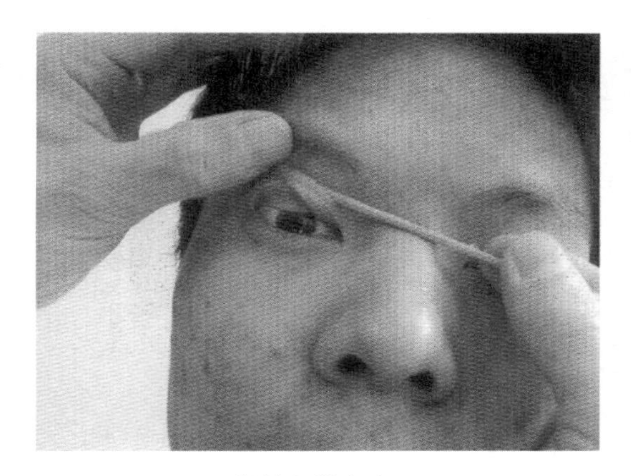

(a)翻转上眼皮法

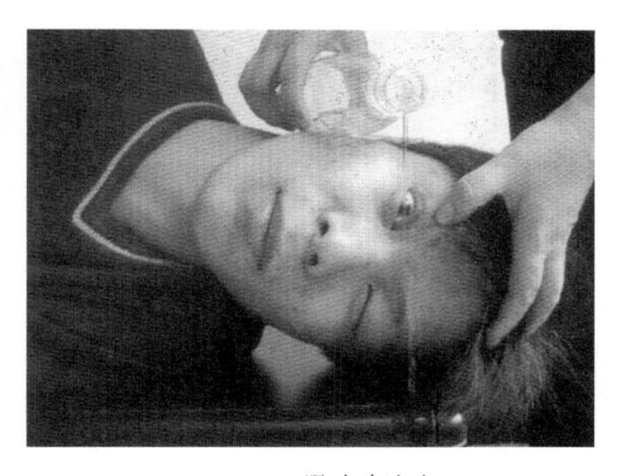

(b)眼睛冲洗法

图　6—99

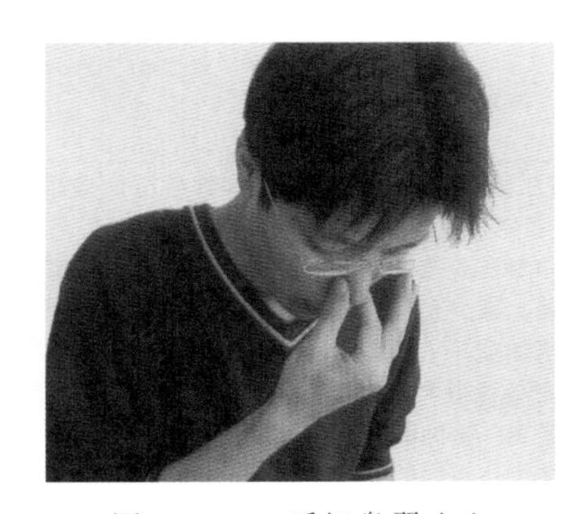

图 6—100　手捏鼻翼止血

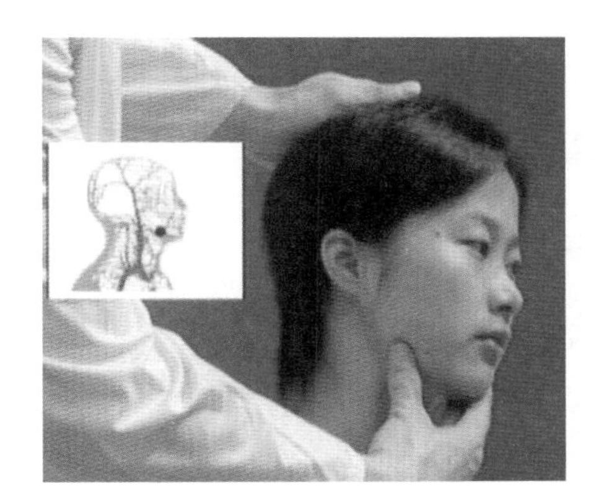

图 6—101　压迫面动脉止血

第七节　特殊损伤的现场处理

一、烧　　伤

(一)原　　因

热力造成的损伤叫烧伤，由热液、热蒸汽造成的烧伤也称“烫伤”。烧烫伤造成局部组织损伤，轻者损伤皮肤，出现肿胀、疼痛、水泡；重者皮肤全层烧焦，甚至深达皮下深部组织，如血管、神经、肌肉等同时受损；吸入干热空气、热蒸汽可致呼吸道烧伤。烧伤引起的剧痛和大量体液渗出等因素可导致休克，创面感染、脓毒症等并发症而危及生命。另外，电流、强腐蚀性化学物(强酸、强碱、磷等)、放射线等原因也可造成烧伤(图 6—102)。

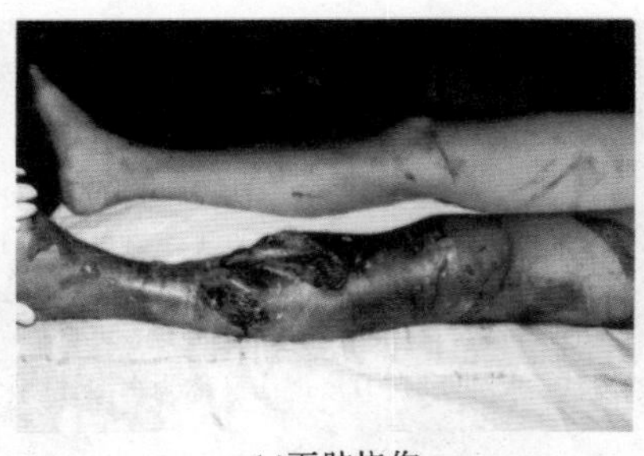

(a)下肢烧伤

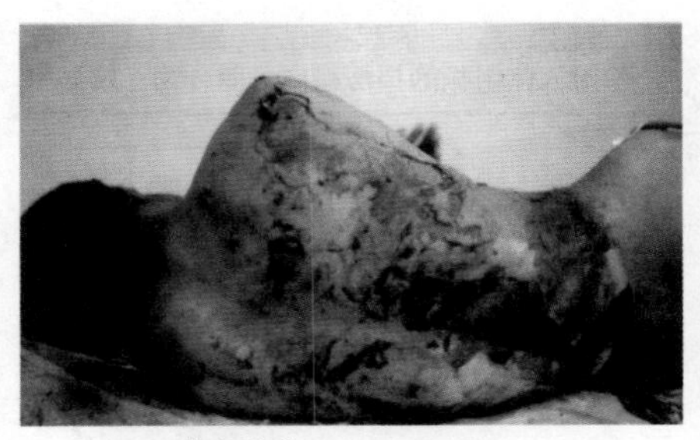

(b)背部烧伤

(a)下肢烧伤　　(b)背部烧伤

图 6—102　下肢和背部烧伤

（二）烧伤分度及临床表现

烧伤对机体组织的损伤程分为三度，按三度四分法进行分类（见表 6—2，图 6—103、6—104、6—105）。

表 6—2

图　　片	烧伤度		症　　状
图 6—103　Ⅰ度烧伤	Ⅰ度		轻度红、肿、痛、热感觉过敏。表面干燥无水泡。称为红斑性烧伤
图 6—104　Ⅱ度烧伤	Ⅱ度	浅Ⅱ度	剧痛、感觉过敏、有水泡；泡皮剥脱后，可见创面均匀发红，水肿明显。Ⅱ度烧伤又称为水泡性烧伤
		深Ⅱ度	感觉迟钝，有或无水泡，基底苍白，间有红色斑点，创面潮湿
图 6—105　Ⅲ度烧伤	Ⅲ度		疼痛消失，无弹性，干燥无水泡，皮肤呈皮革状、蜡状、焦黄或炭化；严重时可伤及肌肉、神经、血管、骨骼和内脏

（三）烧伤面积估计

1. 手掌法：以伤者手的大小为标准，五指并拢、从指端到腕横纹的掌面为自身体表面积的 1%(图 6—106)。

2. 中国九分法:头颈部 9%,两上肢 18%,躯干部 27%,两下肢(45+1)%,总共 100%(图 6—107)。

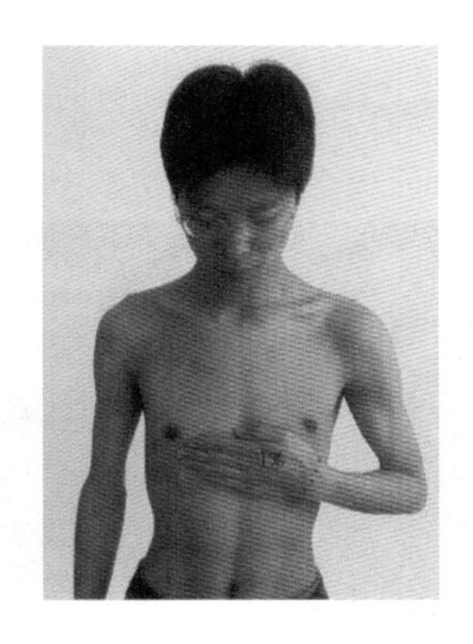

图 6—106　手掌法

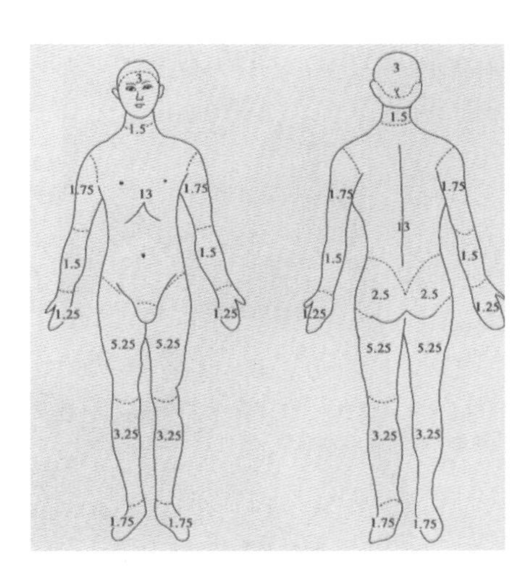

图 6—107　九分法

(四)烧伤现场救护原则

1. 大量冷清水冲洗或浸泡伤处,降低表面温度。同时紧急呼救。

2. 脱掉受伤处的衣物,脱衣时避免造成表皮剥脱,不好脱时可用剪刀剪开,以保护水泡。

3. 一度烧烫伤可涂清凉油或风油精,减轻过敏症状,一般 5~7 日脱屑治愈。

4. 二度烧烫伤,表皮水泡不要刺破,不要在创面上涂上任何油脂或药膏,应用干净清洁的敷料或就地取材,如方巾、床单等覆盖伤部,以保护创面,防止污染。

5. 严重口渴者,可口服少量淡盐水;有条件时,可服用烧伤饮料。

6. 呼吸困难者,给予开放气道,保持呼吸道通畅;伴有外伤大出血者应予止血;骨折者应作临时骨折固定。

7. 大面积烧伤伤员或严重烧伤者,要注意保护创面,防止感染,同时尽快组织转送医院治疗。

二、电　击　伤

(一)概　　述

电击伤是指一定量的电流通过人体引起的损伤,俗称“触电”。电击伤包括日常用电击伤和雷电击伤,电击伤多发生于安全用电知识不足或违反操作规程者,发生火灾、地震、海啸、台风暴雨等自然灾害和意外时导致的电线断裂接触人体也可引起电击伤。

（二）临床表现

1. 电击的电流通过人体有进口和出口，进口为人体接触电源处，出口可有多个，为一洞形凹陷，周边为蜡黄色或灰白色皮革样，其外是一圈呈红包的、边缘隆起的环（图 6－108、6－109）。

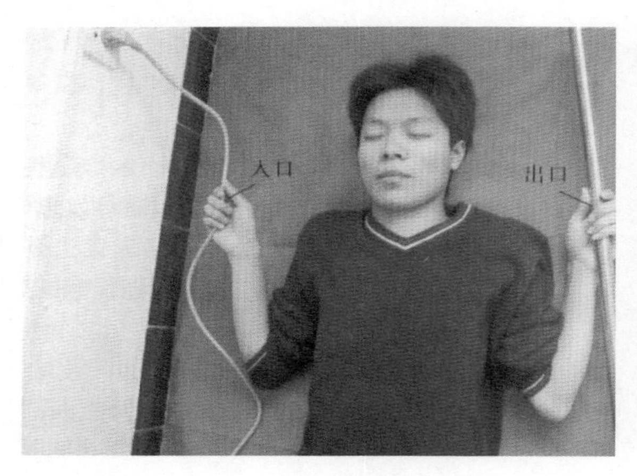

图 6－108 电击伤的电流进口和出口

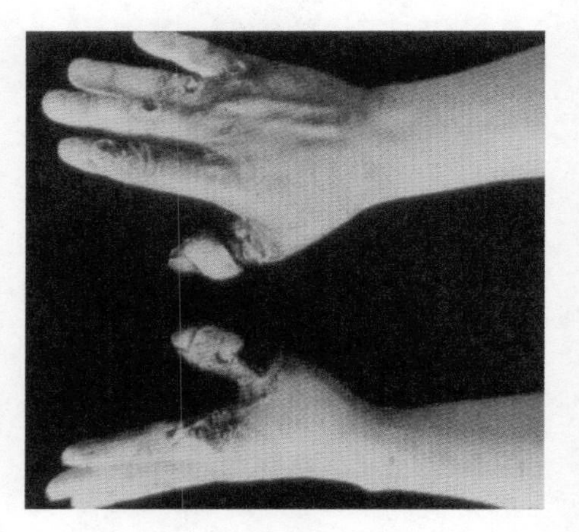
图 6－109 电击伤口

2. 轻伤 惊恐、脸色苍白、表情呆滞、头昏、晕厥，一般恢复较快。

3. 重伤抽搐、休克、心律不齐、昏迷，可有各种内脏破裂，电击可出现呼吸、心脏骤停。

（三）现场急救

1. 立即脱离电源，防止进一步损伤。

（1）切断电源：如电源总开关在附近，则迅速拔除电源插头和拉开闸刀。

（2）挑开带电电线：用绝缘物如干燥的木棍、竹竿、扁担、瓷器等挑开带电导线（图 6－110）。

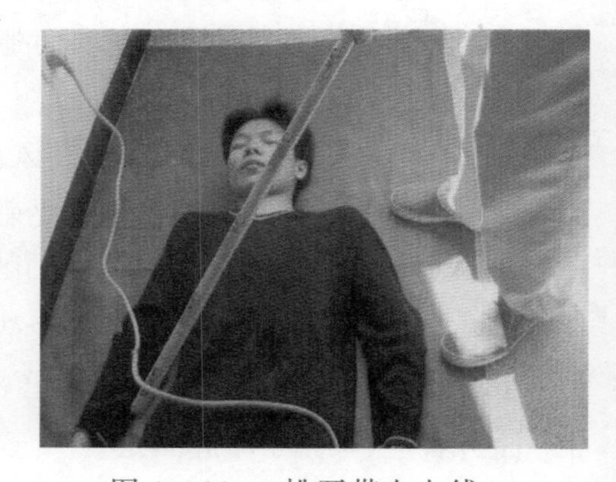
图 6－110 挑开带电电线

（3）拉开触电者：急救者戴橡皮手套、穿胶底皮鞋、垫木板可防止触电，用干燥木质、竹质、布类、皮带、塑料、橡胶制品等拧成带状，套住伤者，迅速将伤员与电线或电器分离。不要试图推开触电者，否则救助者自己也会触电。

（4）斩断电源：用绝缘的胶把钳、木柄斧和锄头将电线斩断。

2. 现场心肺复苏：如果呼吸、心跳已经停止，在脱离电源后，立即进行人工呼吸和胸外心脏按压，并尽快呼叫120急救。特别要注意的是，触电的人可能出现“假死”现象，所以要进行长时间的抢救心肺复苏，而不轻易放弃。

3.电烧伤　按烧伤救护原则对伤员进行现场急救。

（四）个人防护

1.加强安全用电知识教育。

2.遵守用电规定，不能乱拉乱接电线，家电应接地线。

3.定期检查维修电源线路、电器设备，发现电路、电器有问题时，要请专业人员修理。

4.不能在通电的电线上晒衣物，不能接触断落的电线，远离落地的高压线（10 m以外）。

第七章　常见急症的现场急救

所谓常见急症，是指在日常生活中经常见到而且发病较急的一类疾病。这类疾病如未及时处理，往往可导致严重后果。本章主要介绍此类疾病的发病特点及院外处理的原则，以便及时救护，送往医院。

第一节　脑血管意外

脑血管意外，又称中风或脑卒中。分为出血性和缺血性两大类。出血性中风包括脑溢血（脑出血）、蛛网膜下腔出血；缺血性中风是指脑血栓和脑栓塞。脑血管意外多起病急骤，病情严重，如抢救不及时，致死致残率均很高。脑血管意外多在中年以后发病，是引起中老年人死亡的主要原因之一，幸存者常遗留有偏瘫及言语障碍等神经功能方面的后遗症。见表7－1。

表7－1　脑血管意外现场鉴别表

	出血性中风		缺血性中风	
	脑出血	蛛网膜下腔出血	脑血栓	脑栓塞
发病年龄	50～60岁	青、中、老年	60岁以上	青壮年
病因	高血压	脑动脉瘤等	动脉硬化	风心病
诱因	情绪激动等	重体力劳动等	无	无
发病情况	活动时	活动时	安静时	不定
发病形式	急 分、小时	急骤 分	较缓 小时、天	最急 秒、分
头痛、呕吐	有	剧烈	多无	多无
意识障碍	有	有或无	多无	轻或无
偏瘫	有	无、偶见	有	有
脑膜刺激征	少	明显	无	无

一、病因及诱因

脑血管意外多见于有高血压病史的50岁以上的中老年人，常在情绪激动、劳累或剧烈活动时发病，少数也可在休息或睡眠中发生，寒冷季节多发。

二、临床表现

1. 意识障碍：轻者躁动不安、意识模糊不清，严重可呈昏迷状态。

2. 头痛与呕吐：神志清或轻度意识障碍者可述头痛、头晕，以病灶侧为重；呕吐多见，多为喷射性。呕吐物为胃内容物，多数为咖啡色，呃逆也相当多见。

3. 呼吸与血压：伤病员一般呼吸较快，病情重者可有鼾声呼吸，喉有痰鸣；血压可升高。

4. 体温：视病灶不同，可出现体温升高。

5. 瞳孔：累及部位不同，瞳孔可出现不同变化。

6. 感觉与运动：一侧的面部、上肢或下肢无力，麻木，无知觉，偏瘫。

三、救护原则和方法

1. 伤病员需安静卧床，头部略抬高，有条件可给予吸氧，脑出血者可给予头部降温。

2. 昏迷伤病员注意保持呼吸道通畅，可偏向一侧，以防止呕吐物误吸，注意及时清理呕吐物。

3. 迅速拨打急救电话，同时密切观察生命体征变化，等候专业医务人员到来。

4. 伤病员咽部可能麻痹，应限制进水、进食。

5. 离医院近者，可用担架平稳搬动伤病员，在尽量减少震动、颠簸的条件下，迅速将伤病员送往医院救治。

第二节　急性冠状动脉综合征

心脏的营养血管为冠状动脉。由于种种原因，当冠状动脉内膜中的脂质尤其是胆固醇过分堆积，造成局部内膜隆起呈白色或淡黄色粥样斑块，医学上称之为动脉粥样硬化。动脉粥样硬化不断加剧，使血管管腔狭窄、血流不畅，甚至某个分支完全阻塞，使心肌局部缺血、缺氧。在动脉粥样硬化基础上不稳定斑块破裂，继发血栓形成导致管腔闭塞。就出现了心绞

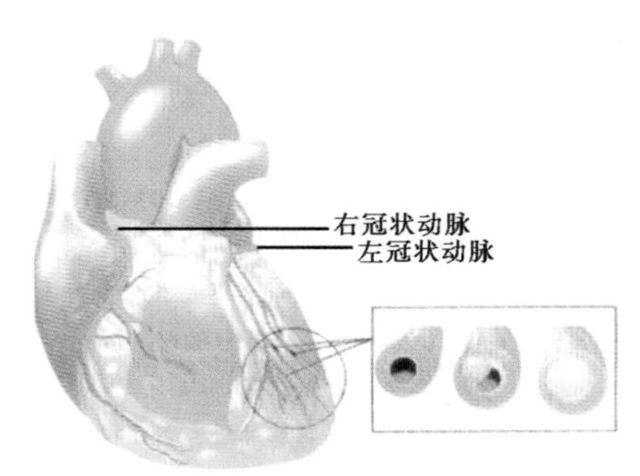

图7—1　冠状动脉粥样硬化

痛、心肌梗死等急性冠脉综合征(图7－1)。

所以,急性冠脉综合征是有一个基础的病变,并呈现渐变、发展的过程。

一、病因及诱因

导致急性心肌梗死的危险因素比较常见的有高血压、肥胖、糖尿病、高脂血症以及吸烟等。患者往往在运动、情绪激动、饱餐、气温变化等情况下诱发急性冠脉综合征。这是由于身体此时对心脏血液的供应需求明显增加,而狭窄的血管供血则“力不从心”。

二、临床表现

1. 伤病员胸前区突然出现压榨性的疼痛,常向左肩、左上肢、咽喉部、颈部、下颌、上腹部、后背等放射,少数人甚至放射到牙部。疼痛一般持续 3～5 min,多不超过 15 min。

2. 如果在一周内频繁出现心绞痛,且症状日益加重。持续时间延长,则往往预示病情在加重,说明急性冠脉综合征的动态变化,心绞痛有可能在向心肌梗死方向发展。伤病员表现为:近期心绞痛发作频繁、剧烈,舌下含服硝酸甘油无效,发病后还出现气短、烦躁不安、大汗、皮肤湿冷、面色苍白等症状。

3. 也有少数急性心肌梗死的伤病员并无明显的心前区疼痛这样典型症状,这种称为“无痛性急性心肌梗死”的病症多见于老年患者。伤病员主要表现为:突然胸闷、憋气、心律失常、面色苍白、冷汗淋漓、血压下降(图 7－2、7－3)。

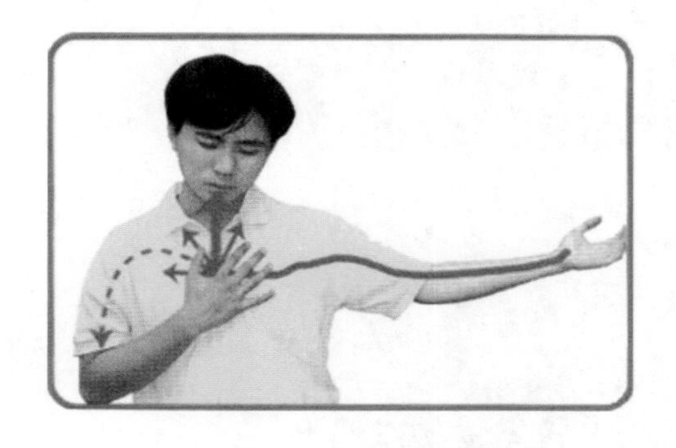

图 7－2 心绞痛症状

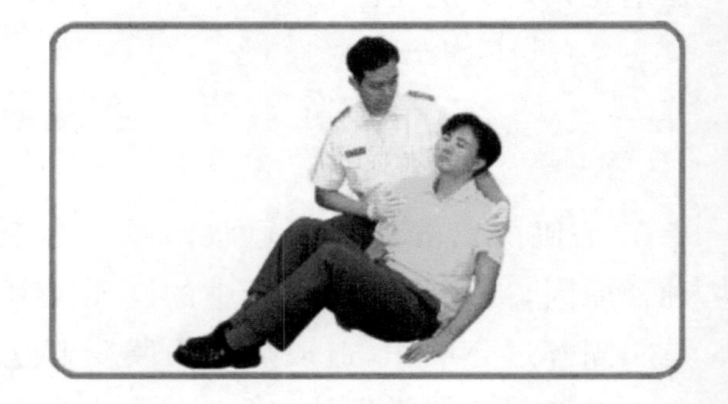

图 7－3 心脏病姿势

三、救护原则和方法

1. 立即卧床休息,安静,不要随便搬动伤病员,应迅速拨打急救电话,说清楚病情。

2. 帮助伤病员处于疼痛最轻的体位，解开衣领和腰带，保持伤病员平静，并对伤病员进行鼓励、安慰。

3. 舌下含服硝酸甘油或速效救心丸，不要吞服。因该药易被舌下丰富的毛细血管吸收，1～2 min即可发挥药效，病情多在 5 min 左右缓解，作用可维持 20～30 min。

4. 现场有条件，可以吸氧。

5. 舌下含服硝酸甘油片后，若症状无缓解，则 10 min 后可再含服一片。

6. 多次含药仍不见效，且症状不断加重，应怀疑有心肌梗死的发生。

7. 密切检测伤病员的意识、呼吸、循环体征，必要时开始心肺复苏(CPR)。

8. 专业急救人员到达，遵从医嘱。

第三节　支气管哮喘

支气管哮喘，是一种常见的过敏性疾病。过敏物质，通过吸入、食入和接触，而使支气管平滑肌痉挛，小支气管黏膜水肿，分泌物增多，因而引起呼气性呼吸困难和哮鸣音。有时因稠痰阻塞了小支气管，而引起局部肺不张或肺气肿。哮喘严重时，可并发气胸。我们在防治本病时，应在内因上多下功夫。有支气管哮喘病史者，平时要加强体能锻炼，戒烟戒酒，注意保暖，预防感冒，避免上呼吸道感染。生活要规律，减少精神刺激，避免精神过度紧张。驱除蛔虫，治疗鼻炎和扁桃体炎，防治百日咳及支气管炎。有些儿童在驱除蛔虫后，哮喘便逐渐痊愈。

一、病因及诱因

由于本身体质过敏，精神刺激，又接触了某些过敏源，如花粉、牛奶、鸡蛋、药物等所引起。

二、临床表现

1. 本病在不发作期间可无症状。发作时，开始胸闷、干咳、鼻痒，接着出现严重的呼气性呼吸困难，伴有明显的哮鸣音。发作快停时，便咳嗽，咳出黏液性痰后，始感舒适，哮喘也很快停止。通常因受凉，受累，接触过敏源而复发。如果经过治疗，而症状持续 24 小时以上，仍不能控制者，便叫“哮喘持续状态”。

2. 本病在不发作期间，可无异常体征。发作时，可出现以下表现：

(1)望诊：可见患者端坐呼吸，唇甲青紫，额部冷汗成珠，吸动度增大。

(2)触(摸)诊：可摸到哮鸣性震颤。

(3)叩诊:呈过清音,心、肝浊音界缩小。

(4)听诊:两肺满布哮鸣音,吸气时还可听到湿性啰音。

三、救护原则和方法

1. 尽快去除过敏源。
2. 服用平喘药物。
3. 现场有条件,可给予吸氧。
4. 外用喷剂。

第四节 癫 痫

癫痫俗称“羊角风”,是指一时性大脑功能失调引起的阵发性全身或躯体局部肌肉抽搐等表现的综合症。表现为阵发性全身抽搐伴有暂时意识丧失,或表现为躯体局部肌肉抽搐而不伴有意识障碍,或者仅有发作性精神异常等。

一、病因及诱因

癫痫是由多种原因引起的一种脑部慢性功能障碍综合征,主要原因为:先天性疾病、外伤、感染、中毒、颅内肿瘤、脑血管病、高热惊厥等。

发热、过度换气、饮酒、缺眠、过劳和饥饿等均可诱发癫痫发作。某些药物如美解眠、丙咪嗪、戊四氮或突然撤除抗痫药物,亦可导致癫痫发作。某些患者对某些特定的感觉如视、听、嗅、味、前庭、躯体觉等较为敏感,当受刺激时可引起不同类型的癫痫发作,称反射性癫痫。某些患者在强烈情感活动、精神激动、受惊、计算、弈棋、玩牌等时可促癫痫发作,称精神反射性癫痫。

二、临床表现

癫痫按其临床表现不同,有多种类型或发作形式,在此,仅就癫痫大发作与癫痫持续状态,做一简要介绍。

(一)癫痫大发作

癫痫大发作,部分患者有先兆症状,在发病前数小时或数日,感到全身不适,头痛乏力,情绪异常。

1. 先兆期:约半数病人可有先兆,一般持续约数秒钟,此时病人可下意识的卧倒,病人警觉地走向路边找一安全地带自动躺下,此期神志仍清楚,事后也能记忆。先兆的表现是多样的,如感觉性先兆,心悸、幻觉、幻嗅、眩晕等。运动性先兆，头眼转向一侧，手指抽动等。精神性先兆，恐惧，情绪低沉或有出汗，唾液增多等表现。

2. 发作期：常突然一声尖叫，同时神志丧失昏倒在地，瞳孔散大，光反射消失，根据发作状态可分为 3 期：

(1)强直期：全身肌肉呈强直性收缩，头颈后仰或扭向一侧，呼吸暂停，面唇青紫，两眼上翻，两上肢屈曲，双下肢僵直。此期约持续 20～30 s 左右后，自肢端开始并逐渐及全身的震颤，由细微转向较大幅度后，即进入阵痉期。

(2) 阵痉期：全身肌肉屈曲痉挛，继之短促的肌张力松弛，呈现一张一弛交替，形成阵痉；发作过程中，阵痉频率逐渐减少而松弛时间逐渐延长，约 1～3 min 后抽搐突然停止，此期口吐白沫，若因舌或颊部被咬破，则带红色血沫。

(3)昏迷期：(痉挛后期)病人进入昏迷或昏睡状态，这时全身肌肉松弛，括约肌松弛，尿液可能自尿道流出，造成尿失禁。呼吸逐渐平稳，此期常为数分钟至数小时。醒后除先兆症状外，对发作过程不能回忆，此时，患者常诉头痛、头昏、口干、周身乏力、疼痛等不适表现。

(二)癫痫持续状态

癫痫持续状态，为短时间内癫痫大发作持续不断，或在一天内发作数次，而在发作间歇期内病人意识也一直处于不能清醒者，称为癫痫持续状态。此时病人常有大汗、体温升高等现象，体力消耗过大，如不及时采取有效措施，中止发作，病情将更严重而发生脑水肿、急性肺水肿等，导致呼吸衰竭、心力衰竭，危及生命造成死亡。

三、救护原则和方法

1. 就一般而言，癫痫病在大发作前常有先兆症状，如突然眩晕、胸闷、心悸等，预示即将发作。病人很快找安全地方坐下或卧倒，如路边、土地松软处，避开可能有伤害的障碍物，防止发作时发生意外。

2. 迅速将病人衣领解开以利呼吸，有假牙者应取出，最好用牙垫或厚纱布缠绕在压舌板上，小心塞在下臼齿之间，防止咬伤舌及两颊部。及时清除口腔内呕吐物，保持呼吸道畅通。

3. 保护四肢大关节以防碰伤，不能用力按压以防造成骨折或关节脱位。

4. 有条件者给予吸氧，肌肉或静脉注射安定，如能将安定与苯妥英钠同时静注效果更好。针刺内关、人中、风府、大椎、后溪、申脉等穴位，往往可能见效。

5. 对于癫痫持续状态，应密切观察呼吸、心跳、血压等生命体征的变化，癫痫持续状态是癫痫的一种最危险的情况，如不及时抢救，极易产生不良后果，所以一旦出现，应稍加处理后，立即送往附近医院进行抢救或尽快终止旅行。

第五节　休　　克

休克是机体受到各种致病因子的强烈侵袭导致有效循环血量急剧减少，使全身组织微循环灌注不良、组织代谢紊乱和器官功能障碍为特征的临床综合征。严重者可导致死亡，所以必须给予及时抢救。

一、病因及诱因

导致休克的病因很多，且有许多休克的病因不止一种。临床上遇到休克时，必须对其病因做出明确诊断，以便针对性地对病因进行治疗，提高治愈率。休克在临床上大体可分为以下几种类型。

1. 心源性休克

由于各种心脏病导致的心功能障碍，以致心脏射出的血液不能满足机体组织器官的需要而出现的休克症状。

2. 感染性休克（中毒性休克）

主要由细菌及其毒素的作用引起，常继发于严重的感染性疾病，如严重的胆道感染、弥漫性腹膜炎等。

3. 低血容量性休克

创伤、出血、烧伤、严重腹泻等导致循环血量急剧减少，最终致组织器官血液灌注不足而出现休克。急性失血量超过 800 mL 即可引起休克（图 7—4）。

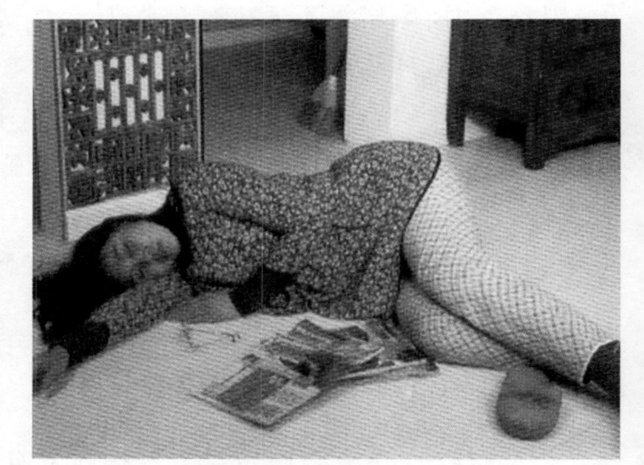

图 7—4　休克

4. 过敏性休克

人体对某些生物性或化学性物质产生的速发型变态反应所致，常因接触、进食、注射或吸入某些致敏物质如油漆、花粉、药物血清制剂等引起。

5. 神经源性休克

外伤剧痛、脊髓损伤或麻醉意外等使血管扩张，外周阻力降低，有效血容量不足而导致的休克。

二、临床表现

虽然导致休克的病因不尽相同，但可以表现出相同的临床症状：

1. 自感头昏不适或精神紧张、过度换气。
2. 血压降低，成人肱动脉收缩压（即平常所说的高压）低于 90 mmHg。
3. 肢端湿冷、皮肤苍白，口唇及指（趾）甲发绀，有时伴有大汗。
4. 脉搏搏动未扪及或细弱。
5. 烦躁不安，易激惹或神志淡漠，嗜睡，昏迷。
6. 尿量减少或无尿。

三、救护原则和方法

1. 伤病员应取休克卧位，即头和躯干抬高 15°～20°，下肢抬高 20°～30°（中凹位），以利于静脉血回流和改善呼吸。

2. 保持呼吸道通畅，尤其是休克伴昏迷者。方法是将伤病员颈部垫高，下颌抬起，使头部后仰，同时头偏向一侧，以防呕吐物、分泌物误吸入呼吸道。

3. 注意保持体温　给体温过低的休克伤病员保暖，盖上被、毯，发热的感染性休克伤病员应酌情给予降温。

4. 观察伤病员生命体征的变化。应密切观察呼吸、脉搏、血压、尿量等情况。

5. 有条件的予以吸氧。

6. 伤病员因外伤出血引起的出血性休克应积极采取适当方法止血。

7. 救护同时，拨打急救电话，告知病情，等候专业医务人员的急救。

8. 离医院近的，快速护送至医院抢救治疗。

第六节　紧急分娩

胎儿经阴道自然娩出的过程称为自然分娩。紧急分娩是指在毫无准备的环境条件下，如旅途或其他公共场所，产妇突然分娩。

一、分娩基本知识

（一）预产期计算

末次月经第一天起，月份大于 3 则减 3，月份小于 3 则加 9；日期则加 7。

1. 足月产：指在妊娠 37～42 周内分娩，平均为 40 周（280 天），超过或提前 2 周都属正常。

2. 早产：指在妊娠28～37周（<37周）内分娩，婴儿体重1000～2500g之间。

3. 过期产：指在妊娠超过42周分娩。

（二）临产检查

1. 腹部四步触诊法

第一步手法：检查者面对孕妇头部，双手测子宫底部高度，分辨该处是胎头或胎臀。胎头圆而硬并有浮球感；胎臀则较软，形态宽阔而不规则。

第二步手法：主要辨别胎背及四肢位置，检查者两手各放于一侧并向下按压，两手交替进行，触到平坦而硬的是胎背，高低不平而呈结节状的则是胎儿四肢。如四肢有活动，则更为明确。

第三步手法：主要检查胎先露部分。检查者将右手的大拇指与其他四指分开，放在孕妇耻骨联合上方，握住先露部向左右轻推，以明确是胎头还是胎臀，以及是否入盆，若已入盆则先露部固定而不能推动。

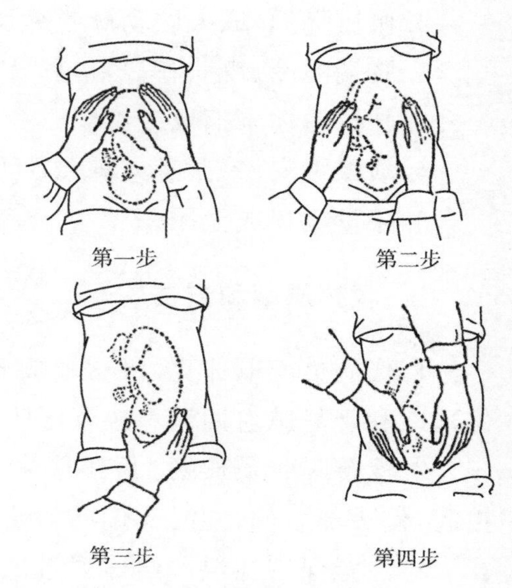

图7—5 产科四步触诊法

第四步手法：检查者面对孕妇足端，两手放在先露部两侧往下深压，进一步检查先露部是否正确以及是否入盆。

（三）分娩经过

1. 临产现象

规则的子宫收缩，临产即产程的开始。主要出现规律的宫缩，开始时每间隔10 min一次，持续15～30 s。随着产程进展，持续时间渐渐延长，间歇时间渐渐缩短，宫缩强度不断增加，宫颈口随之扩大。

2. 总产程

分娩的全过程是从规则的宫缩开始，到胎儿、胎盘娩出为止的全部时间，简称为总产程，根据分娩过程的不同特点可分为三个产程。

（1）第一产程（宫颈扩张期）：从有规律的宫缩到子宫颈口开全。初产妇平均12～16 h，经产妇平均6～8 h。

（2）第二产程（胎儿娩出期）：从宫口开全到胎儿娩出。初产妇平均1～2 h，经产妇约在1 h内或只有数分钟。经产妇的第一、第二产程常不易划分，有时仅有2～3阵宫缩即能完成胎儿的娩出。

(3)第三产程(胎盘娩出期):从胎儿娩出后至胎盘娩出。约需 5～15 min,一般不超过 0.5 h。

二、各产程的处置

(一)第一产程

观察并记录宫缩,观察羊水,指导并安慰产妇,鼓励排尿,清洗外阴并消毒。作好接生准备工作。接生者打开产包,铺好无菌巾,准备接生。

(二)第二产程

1. 此期子宫收缩每次持续一分钟以上,胎头已降至阴道口,当产妇屏气时,胎头露出阴道口,宫缩间歇时又缩回,称之为“拨露”,几次拨露后,胎头不再回缩,称为胎头“着冠”。

2. 接生者站在产妇右侧,当胎头拨露时,开始保护会阴。用消毒巾盖住肛门,右肘支撑在产床上,宫缩时右手拇指与其他指分开,用手掌上托会阴,间歇时放松,以免压迫过久引起会阴水肿。在右手向上托住会阴的同时,用左手轻压胎头,帮助胎头俯曲及缓慢下降。使胎头最小径线通过产道出口,尽量减少会阴损伤。

3. 当胎头的枕部已娩出时,即以胎头枕部为支点,然后左手协助胎头进行仰伸动作。胎头娩出后,立即清除胎儿口鼻部分泌物,再助其外旋转。此时,胎儿的双肩与出口前后径一致,用左手将儿颈向下牵引助前肩娩出,再扶颈部向上助其后肩娩出,双肩娩出后,右手才能移开,此后胎儿躯体、下肢也相继娩出。将新生儿头略低侧卧,左手挤抹胎儿口鼻清除黏液和羊水,避免吸入。如已有啼哭及呼吸,待脐带停止搏动后距脐根 10～15 cm 处夹两把血管钳于两钳间剪断脐带。

4. 脐带处理:用无菌纱布揩净脐根,在距脐轮 0.5 cm 处用线结扎一道,于结扎线上方 1 cm 处再扎一道,在离第二道结扎处约 0.5 cm 处剪断脐带并观察有无出血,断处用碘伏消毒后,用纱布覆盖及腹带包扎。还可用脐带夹、气门芯代替粗线结扎。注意新生儿保暖。

(三)第三产程

1. 判断胎盘剥离的征象有:子宫底上升;宫体收缩似球形;阴道少量流血,脐带自行下降延伸;接生者用手上推子宫下段时脐带不向阴道回缩。一般胎儿娩出 10 min 后胎盘应娩出。第三产程失血量 50～200 mL。

2. 胎盘剥离:当胎盘自阴道口娩出时,接生者应双手捧住向一个方向旋转,同时依靠胎盘本身重量向下、向外牵引,使胎膜完整地娩出。

3. 检查胎盘及胎膜:将胎盘及胎膜平铺在产床上观察是否完整,有无异常。检查会阴及阴道有无裂伤。如有裂伤应尽快缝合,减少出血,或送医院进一步处理。

三、注意事项

1. 旅客列车等公共场所，都应选隐蔽而干净的避风处，保护产妇的隐私。

2. 用干净的衣、被或塑料布、雨衣、油布等盖在产妇身上遮蔽，同时铺在产妇身下隔挡地上的脏物等。

3. 急寻医护人员或请有经验的人来接生，凡接生用品都应是无菌的，如扎脐带用的线绳、剪刀等都尽量用酒精（或高度白酒浸泡）消毒或煮沸 20 min 后再使用。

4. 胎儿产出后用衣物保暖，产妇外阴用干净布或手巾覆盖保护。无消毒的剪刀时，可用刀片代替，但必须用酒精消毒或用火烧消毒。待胎盘娩出后，有条件时送医院进一步处理。

5. 及时将产妇及新生儿送往医院，暂无条件时，要让产妇平卧 1～2 h，观察产后一般情况。

第七节　小儿惊厥

惊厥是小儿时期常见的急症，表现为突然发作的全身性或局限性肌群强直性和阵挛性抽搐。多数伴有意识障碍。小儿惊厥多见于 6 个月～3 岁小儿，6 岁以后罕见。

一、病因及诱因

惊厥原因很多，通常可以分为感染性和非感染性两大类。属于感染方面的，有中枢神经系统的感染和中枢神经系统以外的感染。属于中枢神经系统的感染有各种脑炎、脑膜炎；属于中枢神经系统以外的感染有败血症、中毒性菌痢、肺炎等。还有一种是由于发高烧引起的惊厥，叫做高热惊厥。3 岁以内的小儿，患上了呼吸道感染等病，发高烧的初期，也会发生惊厥。除了感染引起惊厥以外，还有代谢性、中毒性、器官疾病等原因引起的。

二、临床表现

惊厥发作时所表现的症状常有头向后仰，两眼球固定，上翻或斜视，双手紧握，面部肌肉及四肢抽动或强直（指颈项、肢体僵硬、活动不能自如），意识障碍。有的还口吐白沫、全身挺直呈角弓反张状，持续时间多为数秒钟或几分钟不等，严重者可持续十几分钟甚至数十分钟或反复发作，可危及生命。因此，无论什么原因引起的惊厥，都应给予紧急处理，以防发生后遗症。

三、救护原则和方法

小儿发生惊厥时多在家中，家长千万不要惊慌失措，应抓紧时间采取以下几个措施。

1. 保持呼吸道畅通

患儿平卧，头偏向一侧，及时清除口腔中的分泌物以防止吸入而窒息，并松解衣服，以防影响呼吸而加重缺氧。

2. 保持安静

避免刺激千万不要拼命摇动患儿，应保持安静以使惊厥次数减少，并保持室内空气流通、清新，使患儿能吸入较多氧气，最大限度地减轻缺氧对脑细胞的损害。

3. 防止意外发生

惊厥发生时，一定要有人看管，以防患儿坠地摔伤。肢体强直性抽搐时不要用力拉开，以防止骨折。同时可用一干净手绢或布，裹一双筷子或小木条垫在牙缝之间，以防咬舌头。在送往医院的途中，要注意保持患儿的体位，不要包裹太严，不要蒙头，防止颈部受压影响气道通气而致窒息。

4. 止惊处理

患儿惊厥时可用指掐人中（位于上唇中间线的垂直沟正中，见图 7－6）、涌泉（位于足底中、五趾用力弯曲时中央凹陷处，见图 7－7）、合谷（在手背第一、二掌骨之间，略近第二掌骨即与食指相连的中点处，俗称“虎口”，见图 7－8）及内关等穴位以止惊，最常用的是人中及合谷。

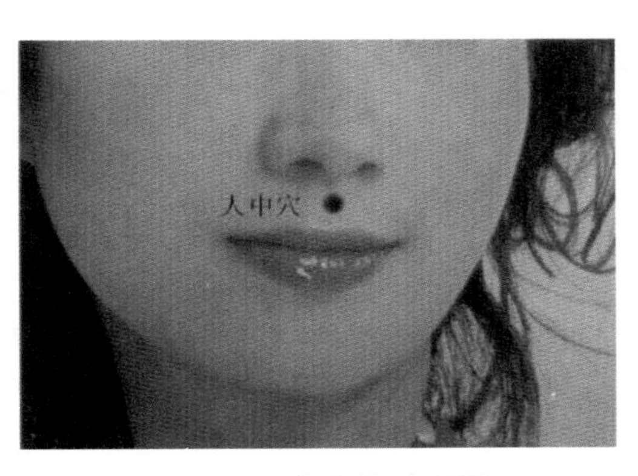

图 7－6　人中穴位示意图

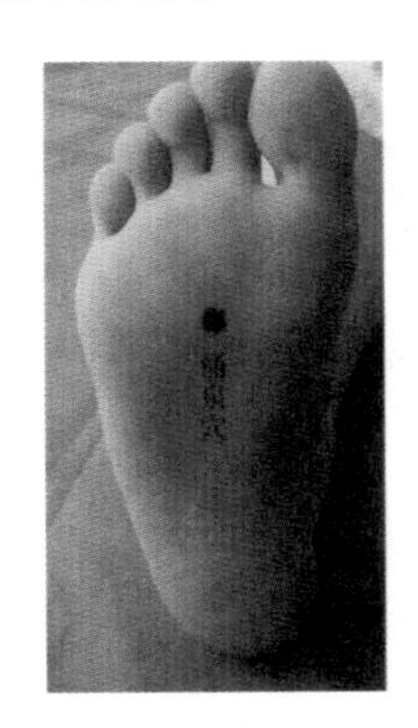

图 7－7　涌泉穴示意图

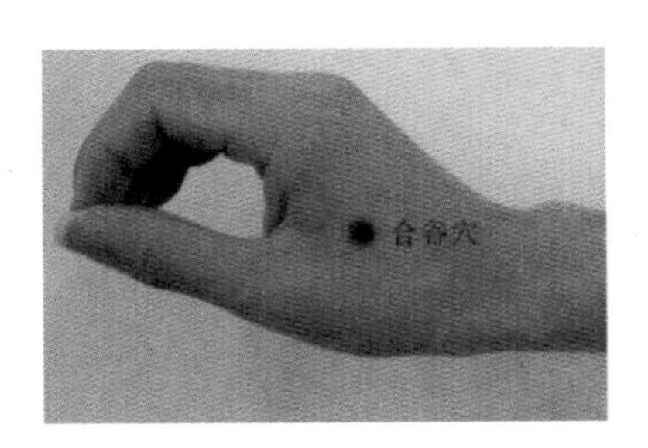

图 7－8　合谷穴位示意图

5. 有高热者应积极给予降温处理

物理降温：用冷湿巾敷在前额，或放在颈部两侧和大腿根部等处，有条件时可头枕冰袋或用30%的酒精擦浴上述冷敷部位。如果家中备有退热和止惊的药物，如美林、水合氯醛等，一旦出现发热，可喂服这类药物后，再送往医院进一步治疗。

第八节　旅行性精神障碍

旅行性精神障碍又称旅途精神病，特指发生在旅行途中的短暂精神病性障碍。旅行性精神障碍的发病以长途火车旅行最多，其次也可见于远途航海、跨洲际航空飞行以及长途汽车旅行中。旅行性精神障碍，可导致恶性人身伤亡事故，必须予以重视。

一、病因及诱因

1. 旅行性精神障碍患者多数为初次乘车旅行，文化程度低，以农民及打工者居多，年龄分布以青壮年为主，乘车时间长，连续不眠时间长。

2. 由于列车超员严重，患者所处车厢内二氧化碳浓度高，大部分患者在硬座车厢无座位，他们或站立或困于一隅，身体活动受限，势必极度疲劳。

3. 患者长时间持续未进饮食或饮食量很少，在这种状况下，患者身体内环境失代偿，出现生理指标的异常（如白细胞计数、血糖、血电解质、红细胞压积等）。

4. 患者具有内向或偏执的性格，表现为沉默、孤僻、悲观，对他人有敌意等，具有一定的易感心理素质。

5. 患者往往在上车前就具有前途未卜、焦虑不安的心境，大多是首次出门，随身携带有来之不易的创业本钱，处于陌生的车厢内，缺乏人际交流。

二、临床表现

旅途精神病的临床表现完全符合短暂精神病性障碍的特点，其表现形式基本为四类症状群：

第一类为地点定向障碍、伤人、人物定向障碍、自我定向障碍、时间定向障碍、无法有效交谈、焦虑等。

第二类是眼神迷茫、无目的行为、其他妄想、幻嗅、毁物等。

第三类是被害妄想、恐怖、跳车、幻听、胡言乱语、错觉、遗忘、痴笑、理解困难、言语零乱等。

第四类是关系妄想、哭泣、幻视、幻味、忧郁。

从临床分型可归纳为两类:一类以意识障碍为主,一类以思维障碍及行为障碍等为主。

三、救护原则和方法

1. 对主动向乘务员反映有头昏、紧张、不安等表现的旅客,除耐心安慰外,改善患者所处旅行环境或条件,充分休息,同时可给予地西泮(安定)5 mg 口服,并注意观察,由专人监护。

2. 当患者意识障碍较轻,无冲动或兴奋紊乱时,可给氟哌啶醇 4 mg 口服,或氯丙嗪 50 mg 口服,4～6 h 一次,同时加强监护。

3. 当患者出现恐怖性幻觉、错觉,或有被害妄想时,须注射地西泮剂。肌肉注射地西泮5～10 mg,年老体弱者每次 5 mg,4～6 h 一次。病情不见好转,可肌肉注射氟哌啶醇,每次 5～10 mg,合并东莨菪碱 0.3 mg,4～6 h 一次,症状缓解后改用口服片剂每次 6 mg,4～6 h 一次。

4. 由于这类病人的惊恐反应,易出现自杀、自残和伤人行为,为此必须进行隔离保护,必要时用保护带约束病人,但要注意捆扎部位不可太紧,以防肢体由于血供不足而受损。约束期间应经常观察病人生命体征,并定时给病人喂饮食。

5. 重症病人,必要时应中止旅行。

第九节　高原反应与高原病

由平原进入高原(海拔 3 000 m 以上,对机体产生明显生物效应的地区),或由低海拔地区进入海拔更高的地区时,由于对低氧环境的适应能力不全或失调而发生的综合征,又称高山病。高原低氧环境引起机体缺氧是其病因。上呼吸道感染、疲劳、寒冷、精神紧张、饥饿、妊娠等为发病诱因。

该病一般分为急性和慢性两大类。急性高原病指初入高原时出现的急性缺氧反应或疾病,依其严重程度分为轻型(或良性)和重型(或恶性)。轻型即反应型或急性高原反应;重型又分为:脑型急性高原病(又称高原昏迷或高原脑水肿)、肺型急性高原病(又称高原肺水肿)、混合型(即肺型和脑型的综合表现)。慢性高原病(又称蒙赫氏病)指抵高原后半年以上方发病或原有急性高原病症状迁延不愈者,少数高原世居者也可发病。高原病共同的临床表现有头痛、头昏、心慌、气促、恶心、呕吐、乏力、失眠、眼花 、嗜睡、手足麻木、唇指发绀、心律增快等,其他症状和体征则视类型不同而异。返回平原后迅速恢复也是其特点之一。

根据起病急缓和特点,将高原病分为三型,但三者间互有关联,常可合并存在。

一、急性高原反应

急性高原反应指人由平原进入高原或由高原进入更高海拔地区后，机体在短时期发生的一系列缺氧症状，是机体对高原环境的一种应激性反应。

（一）临床表现

多种多样，个体差异比较大。一般有头痛、头昏、眩晕、兴奋不安、失眠多梦、精力不集中、判断力下降、心慌、食欲不振、恶心呕吐、腹泻、疲乏无力、手足麻木、少尿、鼻血等。

（二）预防和处理

1. 适当休息，避免活动过多。

2. 注意饮食，宜食易消化、营养丰富、高糖及含有多种维生素的食物，少吃脂肪，进食不宜过饱。

3. 限制烟酒。

4. 初进高原的人，睡眠可采用半卧位。

5. 要有良好的心理素质，保证乐观情绪。

6. 症状较为严重时，并及时就医对症治疗。

二、高原肺水肿

高原肺水肿是由于急剧低氧而引起的以肺间质或肺泡水肿为基本特征的一种急性高原病。多发生于初次迅速进入高原者。其原因是高海拔缺氧，寒冷感冒，过度疲劳及个体差异等因素。其特点是发病急，病情进展迅速。危险性很大，如不能及时诊断治疗，病死率很高。

（一）临床表现

早期症状有头痛、头晕、乏力、干咳或伴有少量黏液、发烧、恶心呕吐、烦躁不安、失眠、尿少。随后出现呼吸急促、困难，咯泡沫样痰（白色、黄色、粉红色）。干咳和咳粉红色泡沫痰为本病突出特点。

（二）预防和处理

1. 预防措施：进入高原前认真做好健康检查。初到高原一周内注意休息，避免过度疲劳，有条件时可低流量吸氧。积极预防治疗感冒，患过高原肺水肿的人容易再次发病，不宜进入。

2. 应急处理：吸氧、药物，及时向低海拔地区转运。

三、高原脑水肿

高原脑水肿又称高原脑昏迷，是指人体急速进入高原后，由于脑供氧不足而导致的以脑组织或脑细胞水肿为基本特征的一种急性高原病。主要临床表现是意识障碍。治疗不及时，随时可发生生命危险。一旦发现有剧烈头痛，喷射状呕吐，精神萎靡，烦躁不安，甚至有意识丧失，昏迷者就要给予吸氧，脱水降低颅压等治疗。病情稳定后，立即送往低海拔地区进一步治疗。

（一）病因及诱因

高原脑水肿的发病率与上山速度、海拔高度、居住时间以及体质等有关。

（二）临床表现

1. 症状

高原脑水肿的病理实质是脑水肿，临床表现为一系列神经精神症状，最常见的症状是头痛，呕吐，嗜睡或虚弱，共济失调和昏迷。根据本症的发生与发展，有人把高原脑水肿分为昏迷前期（轻型脑水肿）和昏迷期（重型脑水肿）。昏迷前期表现：多数病人于昏迷前有严重的急性高原病症状，如剧烈头痛，进行性加重，频繁呕吐，尿量减少，呼吸困难，精神萎靡，表情淡漠，嗜睡，反应迟钝，随即转为昏迷。有极少数病人无上述症状而直接进入昏迷期。昏迷期表现：若在昏迷前期未能得到及时诊断与治疗，病人在几小时内转入昏迷；面色苍白，四肢发凉，意识丧失，发绀明显，剧烈呕吐，大小便失禁。重症者发生抽搐，出现脑膜刺激征及病理反射。严重昏迷者，可并发脑出血、心力衰竭、休克、肺水肿和严重感染等，如不及时抢救，则预后不良。

2. 体征

病人常有口唇发绀，心率增快。早期无特殊的神经系统体征，腱反射多数正常，瞳孔对光反射存在。严重患者可出现肢体张力异常，单侧或双侧伸肌趾反射阳性，颈强直，瞳孔不等大，对光反应迟钝或消失等。眼底检查常可见静脉扩张，视网膜水肿，出血和视盘水肿。

（三）救护原则和方法

1. 昏迷前期治疗

绝对卧床休息，对以兴奋性症状为主的病人，给予镇静剂、高渗葡萄糖、能量合剂和地塞米松，吸氧流量为 2～4 L/min。

2. 昏迷期的治疗

（1）吸氧，流量为 4～6 L/min。

（2）使用脱水剂（甘露醇、速尿、高渗葡萄糖）。

（3）应用地塞米松及能量合剂。

（4）防止出血和控制感染。

（四）预　　防

1. 凡过去有癫痫、抽搐等病史者不宜进入海拔 3 500 m 以上地区。

2. 加强体质锻炼，提高机体适应能力，并以阶梯式缓慢进入高原。

3. 进入高原初期发生高原反应时，一定要注意休息，保持健康心态，睡眠不好可适当吸氧。

4. 进入高原后一旦出现早期症状，要及时报告，及时治疗。

第十节　其他常见急症

一、晕　厥

晕厥，俗称“昏厥”、“晕倒”，是指突然发生短暂意识丧失的一种综合征。晕厥的发生往往与体位突然改变有关，其特点是突然发生、很快消失，所谓“来得快，去得快”，数秒后或调整姿势后可自行恢复。晕厥必须与昏迷区分开来。如经常发生晕厥，则应去医院检查寻找原因。

（一）原　因

1. 晕厥可分为体位性晕厥、心源性晕厥、血管反射性晕厥、血源性晕厥、脑源性晕厥和药物性晕厥。

2. 体位性晕厥是最常见的。它是由于身体位置突然发生改变，如从平卧突然坐起、下床；蹲位突然站起；或在阳光下站立时间过久而造成。这是由于平卧时，血管的紧张性低，可满足脑部血液供应，当体位突然改变时，血管紧张度来不及调整。又有重力关系，使大脑暂时缺血而致晕厥。

3. 有些青年男性在清晨起床或午休后起床排尿时也可发生晕厥。称“排尿性晕厥”。

（二）临床表现

1. 发作前，伤病员一般无特殊症状，或自觉头晕、恶心，很快即感眼前发黑，全身软弱无力而倒下。此时，伤病员面色苍白、四肢发凉，脉细而弱，血压下降。上述情况持续时间很短。

2. 排尿性晕厥如跌倒，有时易造成头部外伤。

（三）救护原则和方法

1. 迅速让伤病员平卧，头部可略放低，额部用湿凉毛巾湿敷刺激可促其苏醒。

2. 保持室内空气清新，维持伤病员呼吸道通畅，解开衣领、腰带。

3. 有条件的予以吸氧，监测呼吸、循环体征。

4. 如经上述处理不见好转，应拨打急救电话，请医生救治。

二、中　　暑

中暑是指在高温环境和热辐射的长时作用下，机体体温调节功能紊乱而引起的中枢神经系统和循环系统障碍为主要表现的急性疾病。若不给予迅速有力的治疗，可引起抽搐和永久性脑损害，甚至死亡。

（一）病因及诱因

中暑的因素很多，不仅和气温有关，还与湿度、风速、劳动强度、高温环境、曝晒时间、体质强弱、营养状况及水盐供给等情况有关。

（二）临床表现

根据临床表现的轻重，中暑可分为先兆中暑、轻症中暑和重症中暑，而它们之间的关系是渐进的。

1. 先兆中暑

高温环境下，出现头痛、头晕、口渴、多汗、四肢无力发酸、注意力不集中、动作不协调等症状。体温正常或略有升高。

2. 轻度中暑

体温往往在 38 ℃以上。除头晕、口渴外往往有面色潮红、大量出汗、皮肤灼热等表现，或出现四肢湿冷、面色苍白、血压下降、脉搏增快等表现。

3. 重度中暑

皮肤干燥无汗、面色潮红或苍白，皮肤灼热、痉挛、昏迷、体温在 40 ℃以上或出现虚脱、休克。

（三）救护原则和方法

1. 迅速将病人移到通风阴凉处，或空调房，解开衣扣、腰带，平卧休息。

2. 用冷水毛巾敷头部，风油精涂太阳穴；或用温水擦身降温；或 4 ℃水中浸浴降温，但对于年老体弱和心脏病病人不宜使用。

3. 饮用凉开水和淡盐水、绿豆汤或清凉饮料。也可选用仁丹、十滴水、藿香正气丸等。

（四）预　　防

1. 穿单薄、浅色、宽松的衣服，以利散热，戴草帽、开领卷袖劳动。厂房、教室应开窗使空气流通，地面经常洒水，设遮阳窗帘等。

2. 多饮用凉开水，一般每日在 2 000 mL 以上（参考矿泉水瓶的标示，约 4 大瓶）。适当补充含有钾、镁等元素的饮料。多食用含水量较高的新鲜水果和蔬菜。

3. 合理安排作息时间，不宜在炎热的中午、强烈日光下活动及工作。

第三篇　公共卫生篇

第八章　重点传染病及其预防

第一节　概　　述

一、基本概念

传染病是由细菌(图8—1)、病毒(图8—2)、寄生虫(图8—3)等特殊病原体引发的、具有传染性的疾病。传染的构成必须具备病原体、人体和它们所处的环境三个因素。人体感染病原体后，可以表现出不同的结局，如病原体被清除、隐性感染、病原携带状态、显性感染甚至死亡等。

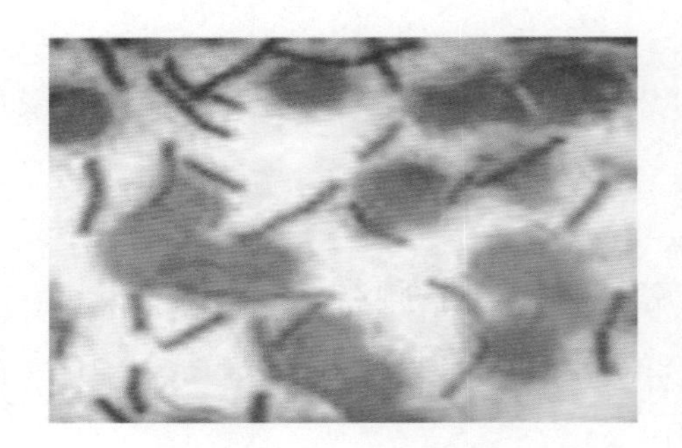

图8—1　细菌

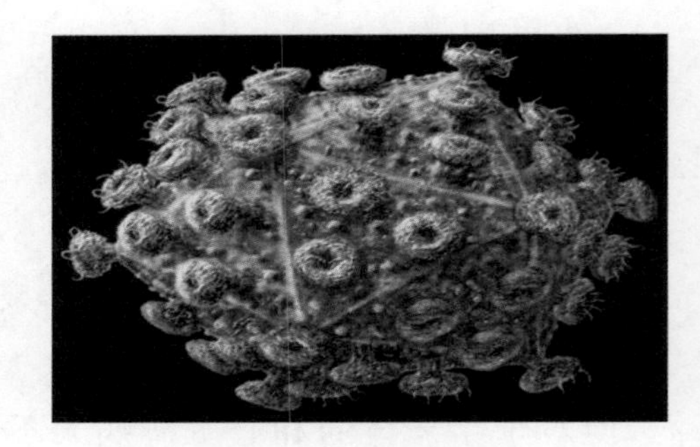

图8—2　病毒

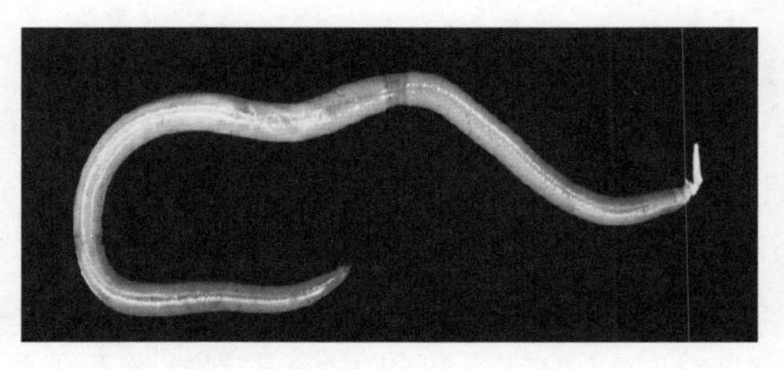

图8—3　寄生虫

传染病主要特征是：有特异的病原体，有传染性，有流行性、季节性、地方性，有一定潜伏期（病原体侵入机体后到出现最早临床症状前的这一段时间），有特殊临床表现：包括高热、肝脾肿大、毒血症、皮疹。

传染病的传播和流行必须具备三个环节（图8—4），即传染源（能排出病原体的人和/或动物）、传播途径（病原体传染他人的途径，如：空气、水、食物、接触、媒介节肢动物）及易感者（对该种传染病无免疫力者）。若能完全切断其中的一个环节，即可防止该种传染病的发生和流行。各种传染病的薄弱环节各不相同，在预防中应充分利用。除主导环节外对其他环节也应采取措施，只有这样才能更好地预防各种传染病。

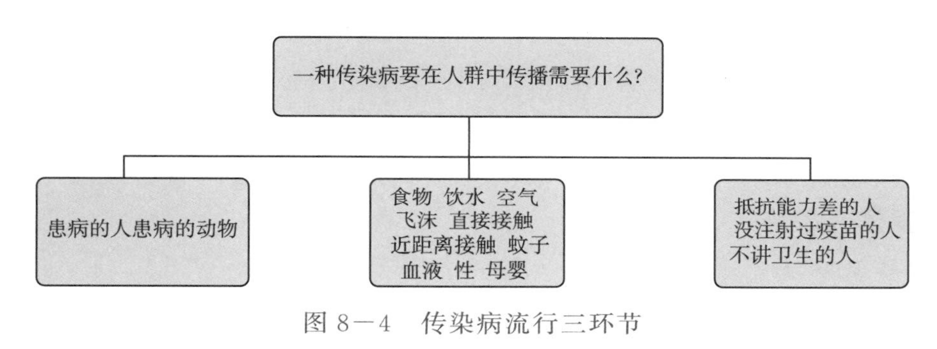

图8—4　传染病流行三环节

二、传染病预防控制的基本原则

（一）基本原则

国家对传染病防治实行预防为主的方针，防治结合、分类管理、依靠科学、依靠群众。

有效抑制传染病的流行，关键在于切断传染病的传播链：即控制传染源、切断传播途径、保护易感人群。为此，要做到：

1.早发现（当自己或周围人出现传染病症状时，应立即去医院就医）、早报告（发现或怀疑传染病病人时应及时报告当地疾病预防控制机构）、早隔离（对传染病病例和疑似病例要及时隔离，对密切接触者进行医学观察，以防止疫情扩散和交叉感染）、早治疗（对患者，积极开展救治，特别是对同时患有其他慢性疾病的人更要及早治疗）；

2.注意个人卫生、食品卫生、环境卫生，养成讲卫生的良好习惯；

3.按时接种疫苗；

4.加强锻炼，尽量维持良好的身体健康状况，保证充足的睡眠，保持好的精神心理状态，喝足够的液体和食用有营养的食物，提高免疫能力。

（二）季节性防治重点

1. 春季流行的传染病主要包括：流行性脑脊髓膜炎（简称流脑）、麻疹、水痘、腮腺炎、猩红热、风疹、流感等呼吸道传染病；甲型病毒性肝炎；接触传播引起的手足口综合症等。防治方法：居室常通风，熏醋可消毒，被子勤晾晒，疫苗按时注，春季好郊游，莫去人密处。

2. 夏季是肠道传染病高发期，主要包括：细菌性痢疾、阿米巴痢疾、病毒性肠炎、伤寒、病毒性肝炎等。防治方法：食物采购严把关，餐具消毒双保险，个人卫生要注意，生蔬凉拌莫多餐，瓜果食前先去皮，大型家宴要削减，室内清洁灭蚊蝇，保证营养足睡眠。同时，可以多食用杀菌食品：大蒜、洋葱、韭菜、香葱、蒜苗、醋。

3. 秋季位于夏、冬之间，因此，夏冬季节的传染病都可能在秋季发生。

4. 冬季受气候和人口流动（春运）等因素的影响，易发生呼吸道传染病的局部性大爆发。冬季常见的呼吸道传染病包括：普通感冒、流行性感冒、麻疹、水痘、风疹、腮腺炎、流脑等，主要通过空气飞沫传播。防治方法：按时接种疫苗，注意增减衣服，加强体育锻炼。

（三）传染病疫源地的消毒

疫源地是指传染源及其排出的病原体向周围波及的范围。单个传染源可形成一个疫源地。但一个疫源地内可存在多个传染源。把范围较小的疫源地或单个疫源地称疫点；如：一个家庭、一个班组、一节车厢。将范围较大的疫源地或若干疫源地连接成片称疫区；如：一条街、一个城市等。疫源地的范围大小取决于传染源的活动范围、传播途径的特点及疫源地的条件。如 SARS 的传播因素是 SARS 病人的飞沫和体液（唾液、大小便）引起的飞沫与接触传播，在病人卧床或隔离治疗期间，疫源地范围仅限于病房或隔离室。

灭菌是杀灭或清除传播媒介上一切微生物的处理。消毒（见表 8－1）是指杀灭或清除传播媒介上病原微生物，使其达到无害化的处理。疫源地消毒是指对存在或曾经存在传染源的场所进行的消毒。传染病疫源地消毒应做到“三分开，六消毒”。“三分开”即：分住室（无条件时可用布帘隔开，至少要分床）；分食；分生活用具（包括餐具、洗漱用具、便盆、痰盂等）。“六消毒”是指：消毒排泄物；消毒生活用具；消毒双手；消毒衣服被单；消毒居室；消毒生活污水。以切断主要传播途径。

表 8－1 污染物品的消毒处理方法与剂量

消毒场所	消毒方法	用量	消毒时间
室外污染表面	1 000～2 000 mg/L 含氯消毒剂喷洒 漂白粉喷洒	500 mL/m^2 20～40 g/m^2	60～120 min 2～4 h

续上表

消毒场所	消毒方法	用量	消毒时间
室内表面	250～500 mg/L 含氯消毒剂擦拭 0.5%新洁尔灭擦拭 0.5%过氧乙酸熏蒸 1 000～2 000 mg/L 含氯消毒剂喷洒 2%过氧乙酸溶胶喷雾 0.2%～0.5%过氧乙酸喷洒	适量 适量 适量 100～500 mL/m^2 8 mL/m^3 350 mL/m^2	 60～90 min 60～120 min 60 min 60 min
室内地面	0.1%过氧乙酸拖地 0.2%～0.5%过氧乙酸喷洒 1 000～2 000 mg/L 含氯消毒剂喷洒	适量 200～350 mL/m^2 100～500 mL/m^2	 60 min 60～120 min
室内空气	紫外线照射 臭氧消毒 0.5%过氧乙酸熏蒸	1 W/m^3 30 mg/m^3 1 g/m^3	30 min 30 min 120 min
餐、饮具	蒸煮 臭氧水冲洗 含氯消毒剂浸泡 远红外线照射	100 ℃ 10 mg/L 250～500 mg/L 120 ℃～150 ℃	10～30 min 60～90 min 15～30 min 15～20 min
被褥、书籍	环氧乙烷简易熏蒸	1 500 mg/L	16～24 h
电话机	0.2%～0.5%过氧乙酸擦拭	适量	
服装、被单	煮沸 250～500 mg/L 含氯消毒剂浸泡 0.04%过氧乙酸浸泡	100 ℃ 淹没消毒物品 淹没消毒物品	30 min 30 min 120 min
游泳池水	加入含氯消毒剂 加入二氧化氯	余氯 0.5 mg/L 5 mg/L	30 min 5 min
污水	漂白粉溶液匀 溶液搅匀	10%～20% 30 000～50 000 mg/L	30～120 min 余氯 4～6 mg/L
粪便、分泌物	漂白粉干粉搅匀 30 000～50 000 mg/L 含氯消毒剂	1∶5 2∶1	2～6 h 2～6 h
尿	漂白粉干粉搅匀 1 000 mg/L 含氯消毒剂	3% 1∶10	2～6 h 2～6 h
便器	0.5%过氧乙酸浸泡 5 000 mg/L 过氧乙酸溶液浸泡	淹没便器 淹没便器	30～60 min 30～60 min
手	2%碘酒、0.5%碘伏、0.5%氯已定醇液擦拭 75%酒精、0.1%新洁尔灭浸泡	适量 适量	1～2 min 5 min
运输工具	2%过氧乙酸气溶胶喷雾	8 mL/m^3	60 min

(四)预防传染病顺口溜

阻断传染,预防为主;三早一就,根除源头;家有病人,观察周详;疑似症状,医生帮忙;讲究卫生,养成习惯;餐饮卫生,经常洗手;勤换衣服,居室通风;规律起居,多多饮水;佩戴口罩,人多勿去;及时接种,增强免疫;科学防范,疾病难扰。

第二节 法定传染病

一、概　　念

由于已知传染性疾病中,部分可对人类造成重度伤害,或是可能引发大流行,许多国家因此借用政府的公权力,预防、控制和消除传染病的发生与流行,保障人体健康和公共卫生,这些传染病特称为法定传染病。公民有义务参与传染病的防治。

二、分　　类

《中华人民共和国传染病防治法》(1989 年 2 月 21 日第七届全国人民代表大会常务委员会第六次会议通过,2004 年 8 月 28 日第十届全国人民代表大会常务委员会第十一次会议修订)根据传染病的危害程度和应采取的监督、监测、管理措施,参照国际上统一分类标准,结合我国的实际情况,将全国发病率较高、流行面较大、危害严重的 37 种急性和慢性传染病列为法定管理的传染病,并根据其传播方式、速度及其对人类危害程度的不同,分为甲、乙、丙三类,实行分类管理。

(一)甲类传染病

甲类传染病也称为强制管理传染病,包括:鼠疫、霍乱。对此类传染病发生后报告疫情的时限,对病人、病原携带者的隔离、治疗方式以及对疫点、疫区的处理等,均强制执行。

(二)乙类传染病

乙类传染病也称为严格管理传染病,包括:传染性非典型肺炎、人感染高致病性禽流感、病毒性肝炎、细菌性和阿米巴痢疾、伤寒和副伤寒、艾滋病、淋病、梅毒、肺结核、脊髓灰质炎、麻疹、百日咳、白喉、流行性脑脊髓膜炎、猩红热、流行性出血热、狂犬病、钩端螺旋体病、布鲁菌病、炭疽、流行性乙型脑炎、黑热病、疟疾、登革热、新生儿破伤风等。对此类传染病要严格按照有关规定和防治方案进行预防和控制。其中,传染性非典型肺炎、炭疽中的肺炭疽和人感染高致病性禽流感这三种传染病虽被纳入乙类,但可直接采取甲类传染病的预防、控制措施。

（三）丙类传染病

丙类传染病也称为监测管理传染病，包括：血吸虫病、丝虫病、包虫病、麻风病、流行性感冒、流行性腮腺炎、流行性和地方性斑疹伤寒、风疹、急性出血性结膜炎以及除霍乱、痢疾、伤寒和副伤寒以外的感染性腹泻病等。对此类传染病要按国务院卫生行政部门规定的监测管理方法进行管理。

《传染病防治法》还规定，国务院和国务院卫生行政部门可以根据情况，分别依权限决定法定传染病病种的增加或者减少。2008 年卫生部将手足口病列为丙类传染病，2009 年又将甲型 H1N1 流感纳入乙类传染病，并采取甲类传染病的预防、控制措施。

三、传染病的报告时限

法律规定，任何单位和个人发现传染病病人或者疑似传染病病人时，应当及时向附近的疾病预防控制机构或者医疗机构报告。不得瞒报、缓报、谎报或者授意他人瞒报、缓报、谎报。责任报告单位对甲类传染病、传染性非典型肺炎和乙类传染病中艾滋病、肺炭疽、脊髓灰质炎的病人、病原携带者和疑似病人，城镇应于 2 h 内，农村应于 6 h 内通过传染病疫情监测信息系统进行报告。对其他乙类传染病病人、疑似病人和伤寒副伤寒、痢疾、梅毒、淋病、乙型肝炎、白喉、疟疾的病原携带者，城镇应于 6 h 内、农村于 12 h 内通过传染病疫情监测信息系统进行报告。对丙类传染病和其他传染病，在 24 h 内进行报告。

第三节　重点传染病的预防和控制

一、传染性非典型性肺炎

传染性非典型肺炎，又称为严重急性呼吸综合症（SARS），是由新型的冠状病毒引起的一种严重急性呼吸道疾病。SARS 患者是主要的传染源，主要通过近距离呼吸道飞沫传播，即通过与患者近距离接触，吸入患者咳出的含有病毒颗粒的飞沫。潜伏期为 1 天至 11 天，大多数人感染 4 天后发病。临床主要表现为急性发热、有流感样症状和呼吸道症状、肺部浸润病灶、白细胞计数正常或降低，并有明显的家庭和医院聚集现象。传染性非典型肺炎的控制主要采取加强疫情监测报告、做好传染源的管理和控制、预防控制医院内传播为主的综合性防治措施。

（一）传 染 源

传染性非典型肺炎患者是主要传染源。极少数患者在刚出现症状时即具有传染性。一般情况下传染性随病程而逐渐增强，在发病的第2周最具传播力。通常认为症状明显的患者传染性较强，特别是持续高热、频繁咳嗽时传染性较强，退热后传染性迅速下降。尚未发现潜伏期患者以及治愈出院者有传染他人的证据。某些携带或感染SARS冠状病毒的动物可能为人类最初感染病例的来源。

（二）传播途径

近距离呼吸道飞沫传播，即通过与患者近距离接触，吸入患者咳出的含有病毒颗粒的飞沫，是传染性非典型肺炎经空气传播的主要方式，是本病传播最重要的途径；气溶胶传播是经空气传播的另一种方式，被高度怀疑为严重流行疫区的医院和个别社区暴发的传播途径之一；通过手接触传播也是一种重要的传播途径。

（三）人群易感性

一般认为人群普遍易感，但儿童感染率较低，原因尚不清楚。传染性非典型肺炎症状期患者的密切接触者是罹患本病的高危险人群。医护人员和患者家属与亲友在治疗、护理、陪护、探望患者时，同患者近距离接触次数多，接触时间长，如果防护措施不力，很容易感染传染性非典型肺炎。

（四）预防和控制措施

1. 要做到"早发现、早报告、早隔离、早治疗"，强调就地隔离、就地治疗，避免疫情的播散。

2. 对临床诊断患者及疑似患者分别进行严格隔离或医学观察，病人应隔离至体温正常、病情显著改善后7天。对于密切接触者应在末次接触后进行隔离医学观察14天。

3. 禁止探视及患者间接触。

4. 切断传播途径目前采用室内通风、个人防护、紫外线和消毒剂消毒等综合措施。

二、人感染高致病性禽流感

人感染高致病性禽流感是由禽甲型流感病毒某些亚型中的一些毒株如H5N1、H7N7等引起的人类急性呼吸道传染病。不同亚型的禽流感病毒感染人类后可引起不同的临床症状。主要为发热，体温大多持续在39℃以上，可伴有流涕、鼻塞、咳嗽、咽痛、头痛、肌肉酸痛和全身不适。部分患者可有恶心、腹痛、腹泻、稀水样便等消化道症状。少数重症患者可出现头痛、谵语、躁动等神经精神异常。本病多发生于冬春季，通常伴随着禽尤其是家禽中禽流感暴发，呈零星分布。近年来H5N1型禽流感病毒在全球蔓延，不断引起人类发病，并且推测这一病毒可能通过基因重配或突变演变为能引起人类流感大流行的病毒，因此成为全球关注的焦点。我国已将其列为乙类传染病，但实行甲类管理，即一旦发生疫情，采取甲类传染病的预防控制措施。

（一）传 染 源

传染源主要为患禽流感或携带禽流感病毒的鸡、鸭、鹅等家禽，特别是鸡；野禽在禽流感的自然传播（图 8—5）中扮演了重要角色。

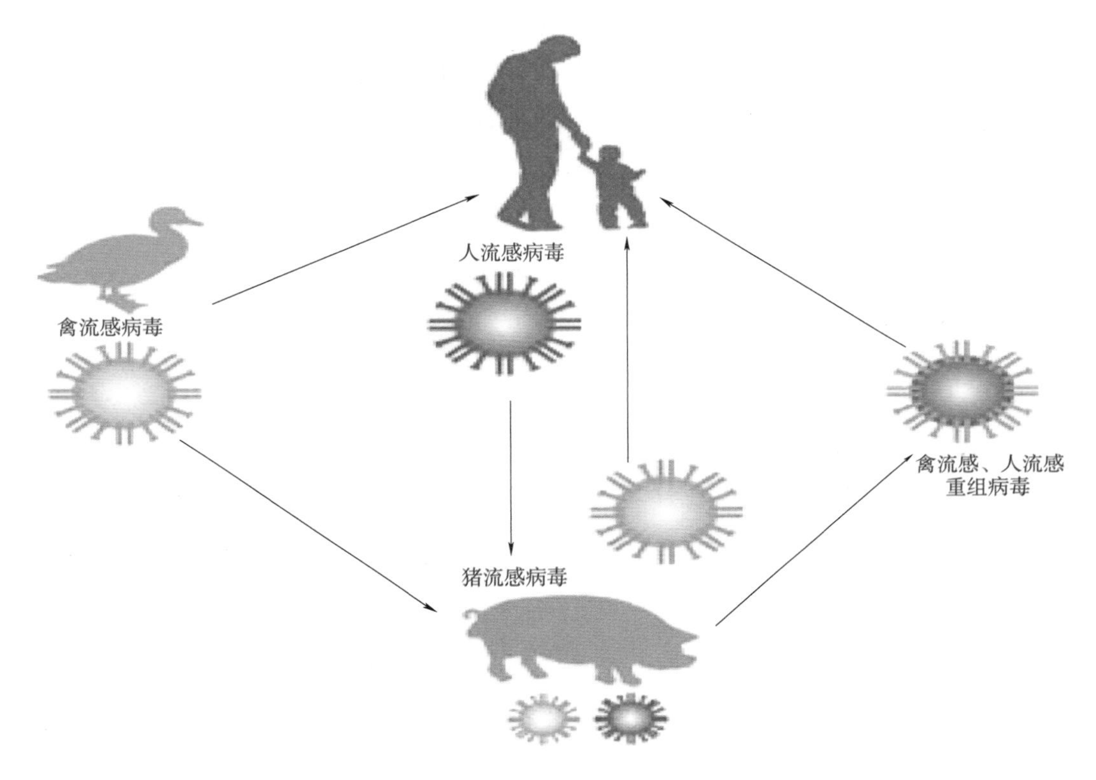

图 8—5　禽流感的自然传播过程

（二）传播途径

1. 空气传播：病禽粪便中，以及病禽咳嗽和鸣叫时喷射出的 H5N1 病毒在空气中漂浮，人吸入呼吸道被感染发生禽流感。

2. 食物传播：食用病禽的肉及其制品、禽蛋，食用病禽污染的水、食物，用被污染的手拿东西吃，都可能受到传染而发病。

3. 接触传播：经过损伤的皮肤和眼结膜容易感染 H5N1 病毒而发病。

（三）人群易感性

由于种属屏障的原因，人类对禽流感病毒多不易感。但对禽流感病毒普遍缺乏抗体，无特异性抵抗力。任何年龄均具有被感染的可能性，但一般来说 12 岁以下儿童发病率较高，病情较重。与不明原因病死家禽或感染、疑似感染禽流感家禽密切接触人员为高危人群。

(四)预防和控制措施

1.洗手：预防疾病最好的方法是注意个人卫生，勤洗手。

2.熟吃：鸡蛋和鸡肉一定要煮熟后食用。不吃半熟的白斩鸡、醉鸡、半熟的鸭鹅肉，不吃半熟鸡蛋。到正规场所购买经过检疫的禽类制品，不自行宰杀食用。

3.消毒：高温加热的方式：60 ℃下加热 10 min，70 ℃下加热数分钟。阳光直接照射：40～48 h 可消毒。乙醚、丙酮等有机溶剂和常见家用消毒药品亦可。

4.强身：增强体质，多锻炼，保证睡眠，保证营养。

5.保护儿童：12 岁以下的儿童最容易受到感染。不要让小孩触摸、拥抱禽类动物，更不要带小孩去禽类市场。

6.管好鸟类宠物：清除鸟粪时注意消毒。笼舍要保证通风和卫生。与鸟接触后及时洗手。鸟患病后，及时联系兽医诊治。

三、艾 滋 病

艾滋病又称获得性免疫缺陷综合症(AIDS)，它是由于感染了人类免疫缺陷病毒(简称 HIV)而引起的一种致死性传染病。病毒感染后导致机体免疫功能部分或完全丧失，继而出现各种机会感染(如卡氏肺孢子虫肺炎、肺结核、口腔食道念珠菌感染、神经系统疾病等)和肿瘤(霍奇金淋巴瘤、卡波济肉瘤)等多种多样的临床表现。艾滋病病毒主要存在于艾滋病病毒感染者/艾滋病患者的各种体液(血液、精液、阴道分泌液、乳汁、伤口渗出液等)中，任何能交换体液的行为，都有可能传播艾滋病病毒，但是艾滋病病毒不会通过一般的社交接触、公共设施或蚊虫叮咬等传播。

AIDS 目前尚无法治愈，但可预防。为此倡导预防为主是预防和控制 HIV 感染/艾滋病的关键。

(一)传 染 源

艾滋病的传染源是艾滋病患者和艾滋病病毒感染者(即病原携带者，因本病潜伏期长，其作为传染源的意义比艾滋病患者大得多)。

(二)传播途径

1.性接触传播：HIV 主要传播途径。

2.血液传播包括：输入污染了艾滋病病毒的血液、血液成分或血液制品；移植或接受了艾滋病病毒感染者或高危人群的器官、组织；使用了被艾滋病病毒污染的未经消毒的针头与注射器；共用其他医疗器械、生活用具(如牙刷、剃刀)，也可能经破损处传染，但罕见。

3.母婴传播：被感染的母亲传染给未出生的婴孩。

（三）人群易感性

人群普遍易感。男同性恋者、静脉吸毒者、血液病病人及与艾滋病病毒携带者有性或血液接触的人都属于高危人群。

（四）预防和控制措施

1.洁身自爱，无性乱行为，提倡安全性生活，使用避孕套。

2.供输血用的血液应经过艾滋病毒抗体检测，不吸毒品，尽可能使用一次性注射器或对注射器进行严格消毒。避免直接接触病人的血液、分泌液等。

3.感染艾滋病的妇女不应怀孕，如已经怀孕，要在孕妇分娩前3个月给予治疗艾滋病的药物二叠氮胸苷，不用母乳喂养，不接受有危险（如卡介苗等）的免疫。

4.艾滋病患者或感染者：应敢于面对现实，不要悲观绝望。要尽可能避免其他细菌、病毒、霉菌等各种感染。过性生活应使用避孕套。不要献血，不要怀孕，不与他人共用注射器、刮胡刀、剃刀、牙刷等。及时、认真地消毒被血液、精液等分泌物污染的物品。

5.艾滋病患者家庭预防：不要与艾滋病患者或感染者发生性接触。夫妻间性生活应该使用避孕套。被艾滋病患者、感染者的血液、分泌物、排泄物等污染的物品及时消毒处理。有创伤、皮肤病时不要去照顾患者或感染者。衣物分开洗涤。接触者定期到医院检查。

6.推荐消毒方式：

药剂消毒：次氯酸钠或其他含氯消毒剂。消毒剂含有效氯500～5000 ppm，处理10～30 min即可。碘伏消毒剂可用于物品表面的消毒。含有效碘50～150 ppm的溶液作用10～30 min即可。75%的乙醇（酒精）可用于手的消毒，作用10 min即可。戊二醛多用于医疗器械的消毒。

加热消毒：在56 ℃条件下作用30 min，或100 ℃作用（如煮沸）20 min。

四、霍　　乱

霍乱（图8-6、8-7）是由产霍乱毒素的霍乱弧菌引起的以严重水样腹泻为特征的急性细菌性肠道传染病。霍乱弧菌为革兰氏染色阴性细菌，经食物和水传播，目前发现引起暴发流行的菌株都属于O_1群和O_{139}群。霍乱最明显的特征是暴发突然、传播快、可跨地区和年份流行，甚至引起全球性大流行。临床上根据病情严重程度分为轻、中、重三型。对发现的霍乱病人应隔离治疗并确定疫点、疫区，对其进行严格消毒管理，通过健康教育和接种疫苗保护易感人群。治疗以纠正脱水与电解质紊乱为主，合理使用抗菌药物为辅。

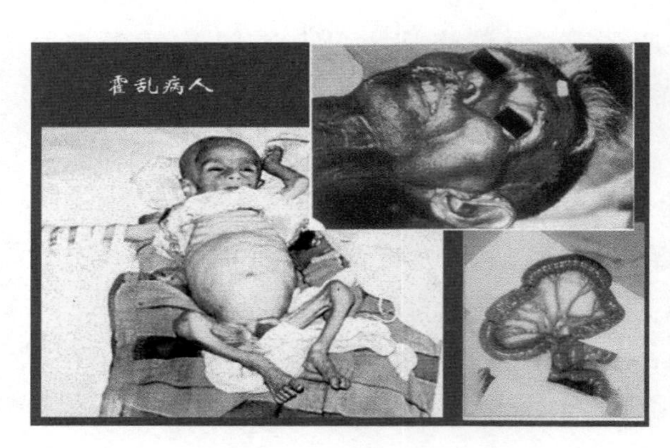

图 8—6 霍乱

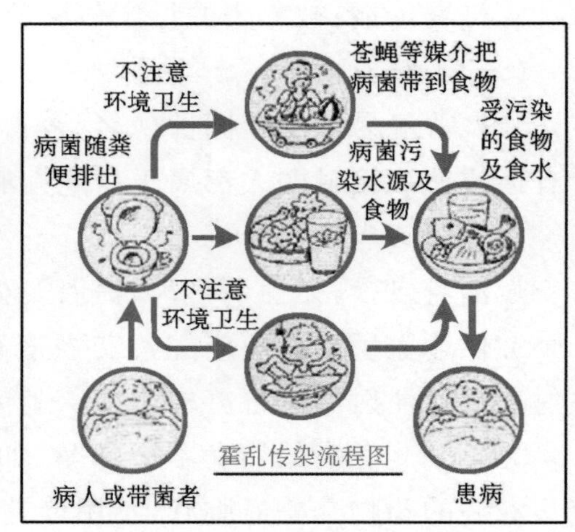

图 8—7 霍乱传染流程图

（一）传 染 源

传染源是霍乱患者和带菌者。带菌者无症状却排菌，更易感染他人，是重要的传染源。

（二）传播途径

1. 食用了污染的食品，尤其是海产品；

2. 饮用水消毒不严或不消毒，被霍乱弧菌污染；

3. 病人或带菌者粪便未经消毒处理而排入河流或池塘等中，造成霍乱暴发流行。

（三）人群易感性

人群普遍易感。

（四）预防和控制措施

1. 隔离治疗病人：对发现的病人应隔离治疗，隔离区内配备消毒设备和药品，需消毒物品在隔离区内完成。

2. 确定疫点疫区处理：发现霍乱病人、疑似病人或带菌者的居住地点为疫点，根据具体情况，在相关更大范围确定疫区。坚持“早、小、严、实”的原则处理疫点疫区，即处理时间要早、范围要小、措施严格、落在实处。对疫点疫区进行严格的消毒处理。密切监测与管理疫区内饮食和环境卫生。

3. 保护易感人群：对疫点疫区内人员和周围人群开展健康教育，使疫区人群明白共同防治的重要性，了解和掌握防病知识，共同参与控制流行。要求限制不必要的外出和相互间走动，宣传安全卫生的饮食方法以及餐具消毒方法。积极鼓励有腹泻症状或胃肠不适者尽早就诊。

五、鼠　　疫

鼠疫(图 8—8)是由鼠疫耶尔森氏菌引起的一种非常见的、在人和动物中传播的传染病,是危害人类最严重的烈性传染病之一,属国际检疫传染病,在我国规定为甲类传染病。原发于啮齿动物,可通过多种途径传播,并能引起人间流行。其传染性强,传播速度快,病死率高。临床主要表现为高热、淋巴结肿痛、出血倾向、肺部特殊炎症等。

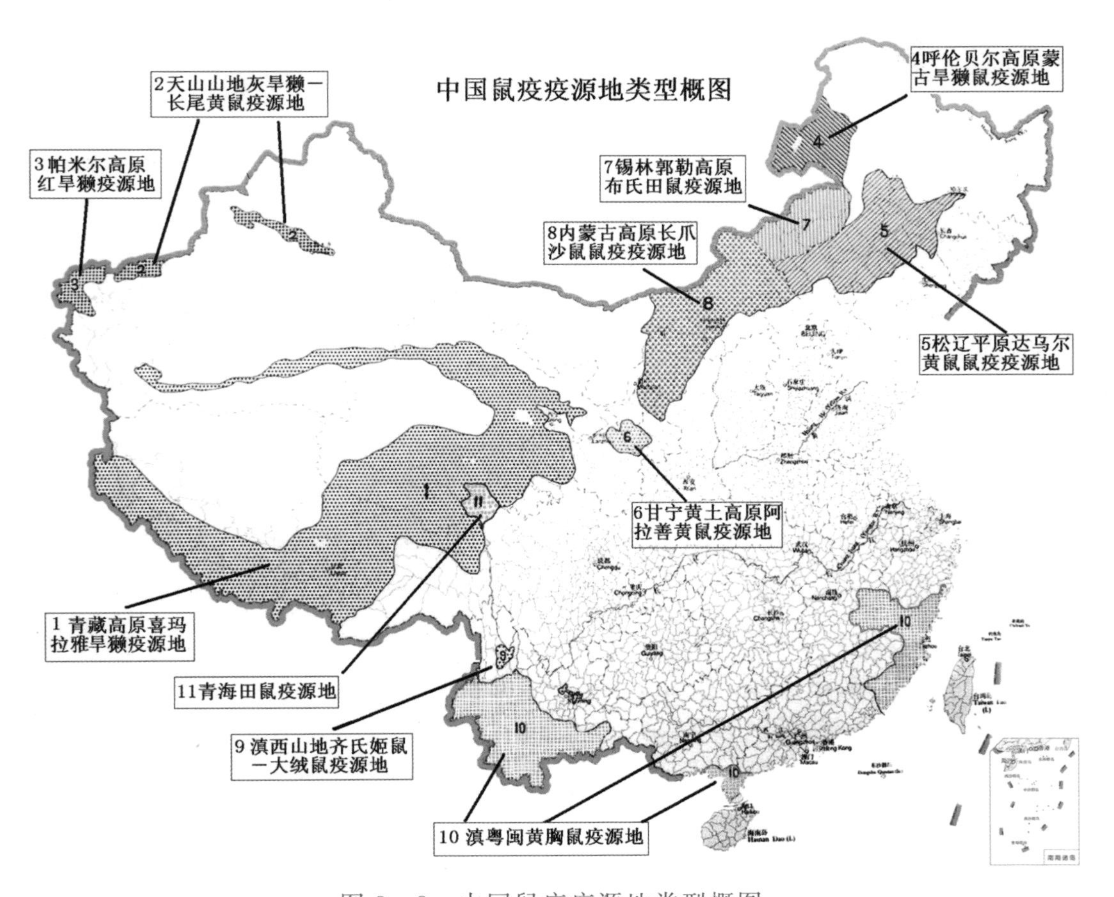

图 8—8　中国鼠疫疫源地类型概图

(一)传　染　源

主要是鼠类和其他啮齿动物。肺鼠疫病人(图 8—9)是续发人间鼠疫的重要传染源。

(二)传播途径

1.通过蚤类作为媒介,构成动物—跳蚤—人的传播为主要传播途径,多引起腺鼠疫。

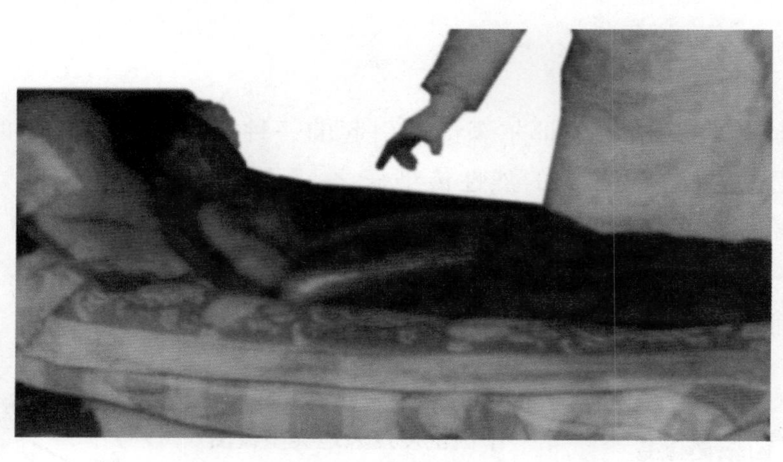

图 8—9 鼠疫病人

2. 肺鼠疫病人痰中的鼠疫耶尔森氏菌可以通过人—人的空气飞沫传播。

3. 剥食患有鼠疫的病死动物时，鼠疫菌直接进入伤口感染可引起腺鼠疫、肺鼠疫和鼠疫败血症。

(三)人群易感性

人对鼠疫菌普遍易感，没有年龄、性别和种族的差别，并可为隐性感染。病后可获得持久免疫力。预防接种可获一定免疫力。

(四)预防和控制措施

1. 发现有鼠疫症状的病人，必须及时就医。及时向疾病预防控制机构报告。

2. 禁止探视及病人互相往来；接触者应检疫 9 天，对曾接受预防接种者，检疫期应延至 12 天；隔离期限为症状消失，血液、分泌物或痰培养连续 3 次阴性，肺鼠疫 6 次阴性，每次间隔 3 天。

3. 病人尸体应火葬。

4. 开展灭鼠爱国卫生运动，旱獭在某些地区是重要传染源，应大力捕杀。

第九章　食物中毒

一、概　　念

食物中毒是指食用了被有毒有害物质污染的食品或者食用了含有有害物质的食品后出现的急性、亚急性疾病。通俗地说食物中毒就是一种由于吃了不洁或有毒食物而产生的疾病。在吃了有问题的食物后，病人通常在1～72 h后发病。食物中毒的症状主要包括恶心、呕吐、腹痛、腹泻、头晕、头痛、乏力、发热、抽搐等。病情严重者可以致命。

二、特　　点

食物中毒一般具有下列特点：

1. 潜伏期短、发病急，短时间内可能有许多人同时发病，病程较短；
2. 所有中毒病人临床表现相似；
3. 中毒病人在相近的时间内均食用过某种同样的食物，发病范围局限在食用该种有毒食物的人群，未食用者不发病；停止食用该食物后，发病很快停止；
4. 一般人与人之间不传染。

三、分　　类

食物中毒按病原不同，一般可分为细菌性、真菌(霉菌)性、化学性和有毒动植物四类。细菌性食物中毒较为常见。

(一)细菌性食物中毒

细菌性食物中毒是指摄入含有细菌或细菌毒素的食品而引起的食物中毒。病原菌主要包括沙门氏菌、葡萄球菌、蜡样芽孢杆菌、副溶血性弧菌、志贺氏菌、肉毒梭菌等。细菌性食物中毒多发生在气候炎热的季节，主要是由于气温高，适合细菌的生长繁殖；此外，人体肠道的防御机能下降，易感性增强。细菌性食物中毒发病率高，但病死率一般较低(肉毒中毒除外)，恢复快，预后良好。年长、体弱者如抢救不及时也可能造成死亡。

引起细菌性食物中毒的食品主要是肉、乳、蛋和水产等动物性食品，少数是植物性食品如剩饭、糯米凉糕等引起的葡萄球菌毒素中毒或蜡样芽孢杆菌中毒，豆制品、面类发酵食品也会引起肉毒梭菌毒素中毒。因为动物性食品营养丰富、水活性和酸碱度适宜，加上适宜的温度条件，适合病原菌繁殖产毒。细菌性食物中毒的发生与不同区域食物种类和人群的饮食习惯有密切关系，如副溶血性弧菌食物中毒多见于东南沿海，与丰富的海产品有关。

除肉毒中毒外，细菌性食物中毒与非细菌性食物中毒相比，一般潜伏期较长、急性胃肠炎症状明显，有低或中度发热，病情较轻，预后良好。抗菌药物是治疗的特效药。

（二）真菌（霉菌）毒素食物中毒

真菌在谷物或其他食物中生长繁殖产生有毒的代谢产物，称为真菌毒素。食入这种毒性物质发生的中毒症称为真菌毒素食物中毒或真菌性食物中毒。植物在储存过程中霉变、未经适当处理即作食料，或是已做好的食物存放过久发霉变质误食，也有的是在制作发酵食品时被有毒真菌污染。发霉的花生、玉米、大米、小麦、大豆、小米、植物秧秸和黑斑白薯是引起真菌性食物中毒的常见食品。

真菌毒素中毒发生的特点为：

1. 中毒发生主要通过被真菌污染的食品；

2. 用一般的烹调方法加热处理不能破坏食品中的真菌毒素；

3. 没有传染性和免疫性；

4. 真菌生长繁殖及产生毒素需要一定的温度和湿度，因此中毒往往有比较明显的季节性和地区性。

（三）化学性食物中毒

随着化工技术的发展，人类提纯或合成了大量能够致命的有毒有害化学物。这些化学物如果通过食物被人体摄入，很容易造成中毒或死亡。常见的引起中毒的有毒化学物，多是剧毒，在体内溶解度大，易被消化道吸收。化学性食物中毒发生的原因主要有：

1. 有毒化学物直接污染食品或被误作食品：如误食喷洒农药不久的蔬菜、水果；误用盛装化学毒物或被污染的容器盛装食品；误将化学毒物用作调味剂或食品添加剂，比如将亚硝酸盐作食盐、碳酸钡作发酵粉等；还有些是滥用有毒化学物，比如用甲醇勾兑后作白酒出售。

2. 有毒化学物间接污染食品：食用已吸收有毒化学物质的动物或植物，如食用滥用瘦肉精等饲料添加剂动物的肉或内脏。

3. 无毒或毒性小的化学物在体内转化为有毒或毒性强的化学物质：比如硝酸盐在肠道有关细菌的作用下，变为毒性较强的亚硝酸盐。

化学性食物中毒的发病潜伏期较短，多在数十分钟至数小时，少数超过一天。

多数患者无发热。

（四）动植物性食物中毒

有些动物或植物本身含有毒素或在一定条件下产生毒素，从而能导致食用者中毒。造成中毒的有毒动物包括河豚鱼（图 9－1）、能产生高组氨的鱼类、家畜甲状腺、鱼胆、有毒贝类等，其中以河豚和有毒贝类毒性高，死亡率可达 50%以上；有毒植物包括毒蘑菇（图 9－2）、未彻底煮熟的豆浆或豆奶、发芽的土豆（图 9－3）、未炒熟的四季豆、鲜黄花菜（图 9－4）以及其他一些有毒的植物或植物果实。其中最有毒的植物是毒蘑菇，常造成死亡。

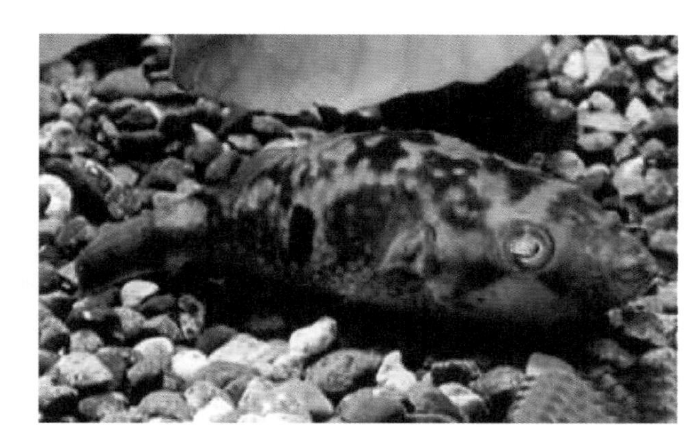

图 9－1　河豚鱼

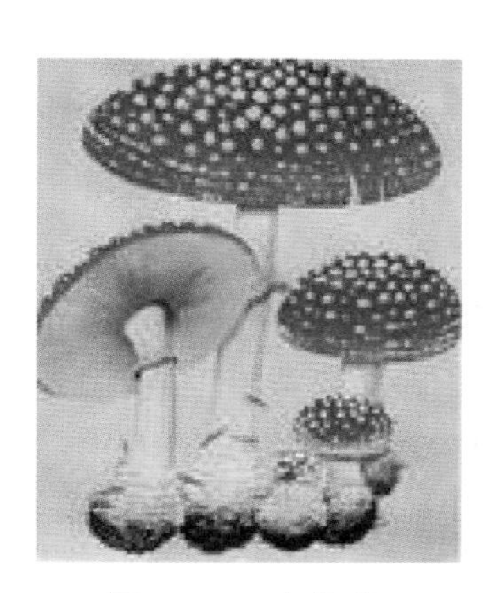

图 9－2　毒蘑菇

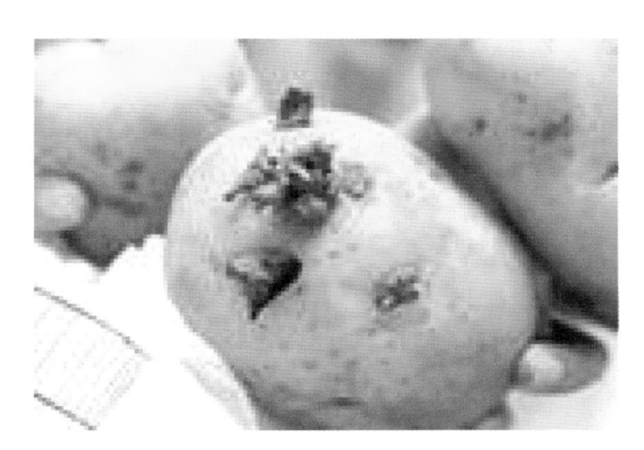

图 9－3　发芽的土豆

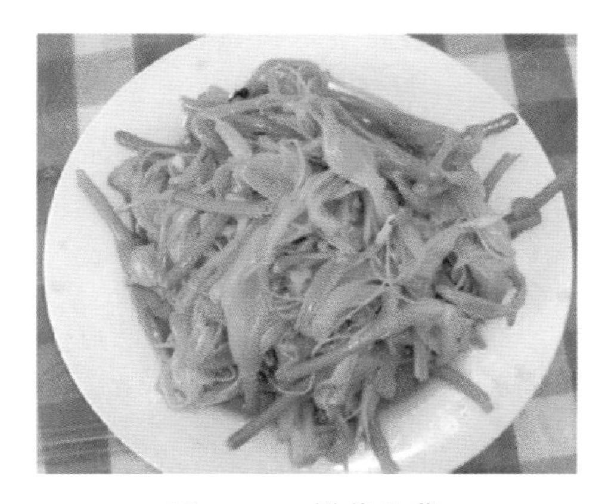

图 9－4　鲜黄花菜

有毒动植物引起的食物中毒的特点是：野生的有毒动植物中毒多发生在农村、城郊、沿江海等容易获得的地方，与季节、有毒动植物分布、生长成熟、采摘捕捉、饮食习惯等有关。常呈独户或数户散发，偶然性较大。如河豚鱼中毒多发生在沿海地区，误食或处理不当造成中毒；毒蘑菇多发生在雨后野生蘑菇大量生长季节；此类中毒的特点是食用后很快发病，多在数十分钟至十几小时，也有少数超过一天，一般无发热。发芽的土豆、未煮熟的豆浆、鲜黄花菜以及未炒熟的四季豆经常发生在集体食堂，由于集中供餐一次加工量大，不容易翻炒均匀，或者加工人员不了解有关彻底加热的知识，结果造成中毒。

四、食物中毒的预防原则和主要措施

（一）细菌性食物中毒

1. 避免食品受到各种致病菌的污染。防止熟食品与生食品接触；熟食容器要专用，必须做到盛放生食与熟食品的容器和用具分开使用；食品从业人员要经常洗手；要保持食品加工操作场所的清洁，避免昆虫、鼠类等动物接触食品。

2. 杀灭病原体。杀灭食物中的病原体是控制细菌性食物中毒的关键措施之一，加热食品使食品的中心温度达到 70 ℃以上，是杀灭病原体的有效方法。许多生的食品，如绝大多数的家禽、肉类以及未消毒的牛奶常被病原体污染，彻底加热则可杀灭其中的病原体。此外还必须注意食品的切块不宜过大，食品加热达到 70 ℃以上时要持续一定时间。

3. 抑制微生物的生长繁殖。最常用的方法是食品冷藏，冷藏可降低微生物的繁殖速度，把食品贮存温度控制在 10 ℃以下。尽量缩短食品存放时间，不给微生物生长繁殖的机会。熟食品应尽快吃掉，食品原料应尽快使用完。

4. 加强清洗和消毒，防止食品受到污染。如对接触食品的所有物品应清洗干净，凡是接触直接入口食品的物品（如餐具、食品用工具等），应在清洗的基础上进行消毒。一些生吃的蔬菜水果也应进行清洗消毒。

5. 控制食品的加工量。食品的加工量应与加工条件相吻合，因为食品加工量超过加工场所和设备的承受能力时，难以做到按卫生要求加工，极易造成食品污染，引起食物中毒。

6. 从业人员应身体健康，凡有腹泻、呕吐、发热、皮肤有伤口感染、咽部炎症等症状时，应立即脱离接触食品的岗位。

（二）真菌性食物中毒

1. 食品库房应保持清洁、干燥。发酵食品如酱、腐乳、酱油、啤酒、面包等应妥善保存，以免食物被有毒真菌污染。

2. 食品加工的原料及食品，不宜积压过久；已经发生变质的食品，不再食用。

（三）化学性食物中毒

1. 妥善保管有毒有害物品，农药、杀虫剂、灭鼠剂和消毒剂等不要存放在食品加工场所，避免被误食误用。

2. 不购买、不存放、不使用亚硝酸盐。不吃腐烂变质的蔬菜、不饮用苦井水、不吃存放过久的蔬菜和新腌制的菜类。

3. 不买、不饮用散装、标签标注不全的酒类。

4. 蔬菜应浸泡 0.5 h 以上再加工、食用。

（四）动、植物性食物中毒

1. 不采摘、捡拾、购买、食用来历不明的食物、死因不明的畜禽或水产品以及不认识的野菜、野蘑菇和野果。不加工、食用河豚鱼。

2. 食品要烧熟煮透。生豆浆烧煮时将上涌泡沫除净，煮沸后再以文火维持煮沸 5 min 左右。四季豆烹调时先放入开水中烫煮 10 min 以上再炒。

3. 不加工、食用发芽的土豆。

（五）预防食物中毒十大要点

食品卫生抓要点，把好预防十大关；
一把采购验收关，二把食品加热关；
三把生熟分开关，四把清洗消毒关；
五把食品存放关，六把人员健康关；
七把个人卫生关，八把环境卫生关；
九把扁豆加工关，十把亚硝酸盐关；
预防中毒并不难，总结教训抓重点；
关关把好才见效，安全责任大如天。

常见食物中毒的特征及预防措施见表 9—1。

表 9—1　常见食物中毒特征及预防措施

致病因素	潜伏期	中毒食物及原因	主要症状体征	预防措施
沙门氏菌	6～72 h（一般 12～36 h）	肉、禽、蛋、鱼、奶类及其制品受到被沙门氏菌感染的动物或粪便污染	腹痛、呕吐、腹泻和发热、全身乏力、寒战，一般病程 3～4 天。急性腹泻以黄色或黄绿色水样便为主	1. 不食用病死牲畜肉，加工冷荤熟肉一定要做到生熟分开 2. 肉禽蛋类食品要热透、煮熟后食用，剩余食品彻底加热 3. 储存食品要在 5 ℃以下
葡萄球菌肠毒素	1～6 h	奶类、蛋及蛋制品、糕点、熟肉类受到人或者动物的化脓性病灶污染	恶心，剧烈地呕吐（严重者可呈喷射状）、腹痛、腹泻等。病程较短，一般在 1～3 天痊愈，很少死亡	1. 食品加工或消费者要养成良好的卫生习惯，饭前便后洗手 2. 奶蛋类食品加工要彻底加热后食用 3. 带奶油的糕点及其他奶制品等食品要低温保藏 4. 厨师有皮肤溃破、外伤、感染、腹泻症状等不要带病加工食品

续上表

致病因素	潜伏期	中毒食物及原因	主要症状体征	预防措施
蜡样芽胞杆菌（致吐肠毒素和致腹泻肠毒素）	8～16 h	剩米饭、剩菜、凉拌菜、奶、肉、豆制品受到土壤、空气、尘埃、昆虫的污染，中毒季节以夏秋季为多	呕吐型和腹泻型或两型兼有。呕吐型症状以恶心、呕吐为主，并有头晕、四肢无力等。腹泻型以腹痛、腹泻为主。病程一般8～36 h，预后良好	1. 蜡样芽胞杆菌在15 ℃以下不繁殖，剩饭、剩菜应放低温保藏 2. 该菌污染产毒的食品一般无腐败变质的异味，不易被发觉，因此，剩饭、剩菜一定要在餐前再加热 3. 注意食品的贮藏卫生和个人卫生，防止尘土、昆虫及其他不洁物污染食品
副溶血性弧菌	8～12 h	为嗜盐菌，海产品类、卤菜、咸菜受到海水、海产品上的细菌污染，多发于6～9月份	发病急，恶心、呕吐、腹泻、腹痛、发热，尚有头痛、多汗、口渴等症状。腹泻为水样便，重者为黏液便和黏血便。失水过多者可引起虚脱并伴有血压下降。病程2～3天	1. 加工海产品一定要烧熟煮透 2. 烹调或调制海产品、拼盘时可加适量食醋 3. 加工过程中生熟用具要分开，宜在低温下储藏 4. 防止生熟食品的交叉污染。熟食品不要用盛放生海产品的容器存放
志贺菌（宋内志贺菌和福志贺菌）	10～24 h	含水量高的食品、熟制品，以冷盘和凉拌菜为主，受到感染者粪便、水源污染，7～10月份多发	剧烈腹痛、呕吐和频繁的腹泻，水样便、混有血液和黏液，并有里急后重感，恶寒、发热，体温高者可达40 ℃以上，重者出现痉挛	1. 食品使用前要彻底加热，剩余食品要重新加热后食用 2. 制作食品前要彻底洗手 3. 保持良好个人卫生，便后要洗手 4. 食品容器要洗净，盛放和加工凉拌食品的容器、工具要消毒
肉毒梭菌（肉毒毒素）	12 h到7天	发酵豆、谷类制品（面酱、臭豆腐），肉制品、低酸性罐头受到土壤、动物粪便污染，冬、春季多发	头晕、无力、视力模糊、眼睑下垂、复视、咀嚼无力、张口困难、伸舌困难、咽喉阻塞感、饮食发呛、吞咽困难、呼吸困难、头颈无力、垂头等。轻重程度有所不同，病死率较高	1. 自制发酵酱类时，盐量要达到11%以上，并提高发酵温度。要经常日晒，充分搅拌，使氧气供应充足 2. 不吃生酱
产气荚膜梭菌	8～24 h	肉类、水产品、熟食、牛奶受到人畜粪便、土壤、污水污染，多发生在夏秋季节	腹痛和腹泻，除老幼体弱者外，一般预后良好	1. 注意食品的彻底加热和食用前再加热 2. 冷荤凉菜要冷藏 3. 食品容器、工具要清洁

续上表

致病因素	潜伏期	中毒食物及原因	主要症状体征	预　防　措　施
致泻性大肠埃希菌[产肠毒素型(ETEC)、肠道侵袭型(EIEC)、肠道致病型(EPEC)、肠道出血型(EHEC)]	6～72 h	熟肉制品、蛋及蛋制品、牛奶、乳酪、蔬菜、水果、饮料受到牛、鸡、猪等粪便污染，多发于3～9月份，老人及婴幼儿易感	ETEC：水样腹泻、腹痛、恶心、低热 EPEC：发热、呕吐、腹泻、粪便中有大量黏液但无血，由类感冒症状 EIEC：发热、剧烈腹痛、水样腹泻、粪便中有少量黏液和血，与痢疾相似 EHEC：潜伏期长，3～10天，突发性腹部痉挛，类似阑尾炎的疼痛；水样便继而转为血性腹泻；可发展多器官损害，死亡率高	1. 不吃生的或加热不彻底的牛奶、肉等动物性食品。不吃不干净的水果、蔬菜。剩余饭菜食用前要彻底加热。防止食品生熟交叉污染 2. 养成良好的个人卫生习惯，饭前便后洗手。避免与病人密切接触，或者在接触时应特别注意个人卫生 3. 食品加工、生产企业尤其是餐饮业应严格保证食品加工、运输及销售的安全性 4. 大力提倡体育锻炼，提高身体素质，增强机体免疫力，以抵御细菌的侵袭
其他致病性弧菌(河弧菌、创伤弧菌等)	24～48 h	生的或未煮熟的鱼、贝类海产品受到海水和沉积物污染，多发于温暖季节	恶心、呕吐、水样便腹泻，创伤弧菌还有发热、畏寒，肌肉痛、血压下降、血小板减少等病症	1. 广泛宣传进食生的或未熟的海产品对人的健康的危害，特别要提醒肝病病人等高危人群，生食海产品将有生命危险 2. 海产品宜在低温下储藏。食用海产品时可加适量的醋 3. 加工过程中生熟用具一定要分开
霉变谷物(黄曲霉毒素和脱氧雪腐镰刀菌烯醇)	1 h内	田间已污染真菌毒素的谷物(玉米、花生、大米、麦类)在收获后未及时晾晒或保存不当，致使真菌继续生长并产生毒素，南方高温高湿地区多发	短时间、一过性的恶心、呕吐、腹痛、腹泻、头晕、头痛、乏力，可伴有发热、黄疸、嗜睡，轻者1天或1周内恢复，黄曲霉毒素中毒的重症病人在2～3周内可出现腹水、下肢浮肿、肝和脾肿大，可很快死亡	不加工、食用霉变玉米、大米和麦类
豚毒鱼类(河豚鱼)	10 min～3 h	河豚鱼的卵巢、肝脏、血液、腮等内脏未去除或误食，多发于春季的沿海地区及江河入海口	唇、舌、面部或肢端感觉异常，有麻木和漂浮感，可抑制呼吸中枢而死亡，死亡率高	严禁饭店、酒店自行加工河豚鱼

续上表

致病因素	潜伏期	中毒食物及原因	主要症状体征	预防措施
含高组胺鱼类（青皮红肉鱼类如鲭鱼、鲐鱼、金枪鱼等）	0.5～1h	食用不新鲜或腐败的鲐鱼等青皮红肉鱼可引起中毒含鱼质腐败、腌制不透组胺含量高的鱼类	类过敏性症状，如脸红、头晕、心跳呼吸急促、心慌、脉快、胸闷和血压下降等，部分病人眼结膜充血、瞳孔散大、视力模糊，口、舌及四肢发麻、恶心、呕吐、腹痛、荨麻疹等	1. 选购鲜鲐鱼等要特别注意其鲜度。如发现鱼眼变红、色泽不新鲜、鱼体无弹力时，则不应选购，亦不得食用。购后应及时烹调；如盐腌，应劈背并加 25% 以上的食盐腌制 2. 食用鲜、咸鲐鱼等时，烹调前应去内脏、洗净，切段后用水浸泡几小时，然后红烧或清蒸、酥闷，不宜油煎或油炸 3. 注意烹调方法。有过敏性疾病人，以不吃此类鱼为宜
麻痹性贝类毒素	0.5～1h	食用受藻类污染的贝类含有的石房蛤毒素及其衍生物	唇、舌、手指麻木感，进而四肢末端和颈部麻痹，步态蹒跚，并伴有发音障碍、流涎、头痛、口渴、恶心、呕吐等，严重者因呼吸肌麻痹而死亡。根据毒素类型不同，可有腹泻和呕吐型、记忆丧失和意识障碍型、肝损害型和日光性皮炎型	加工、食用贝类时应除去内脏
菜豆（又叫扁豆、四季豆、芸豆、刀豆等）	0.5～5h	菜豆加热、烹调不透引起中毒。多发生于单位或学校集体食堂	初期胃部不适，继而以呕心、呕吐、腹痛为主，部分病人可有头晕、头痛、出汗、畏寒、四肢麻木、胃部烧灼感、腹泻，少有发热。病程为数小时或 1～2 天，预后良好	1. 菜豆应彻底加热后再食用，用大锅加工菜豆更要注意翻炒均匀，煮熟焖透，使菜豆失去原有的生绿色和豆腥味 2. 吃剩的已加工的菜豆应予销毁
毒蘑菇（褐鳞小伞、肉褐鳞小伞、白毒伞、褐柄白毒伞、残托斑毒伞、毒粉褶蕈、秋生盔孢伞、包脚黑褶伞、鹿花蕈）	0.5～6h	不同地区毒蘑菇的种类不同；多发于夏秋阴雨季节，以家庭散发为主	胃肠炎型：剧烈恶心、呕吐、腹泻，阵发性腹痛，不发势，该型预后好；神经精神型：幻觉、狂笑、手舞足蹈、行动不稳、共济失调，形似醉汉，类似精神分裂症，也可引起交感神经兴奋，如瞳孔散大、心跳加快、血压上升、颜面潮红，预后好；溶血型：发病 3～4 天后出现溶血性黄疸、肝脾肿大、肝区疼痛，少数病人出现血红蛋白尿，死亡率高	1. 不食用野蘑菇 2. 加工盛放毒蘑菇食品的容器炊具应洗刷干净

续上表

致病因素	潜伏期	中毒食物及原因	主要症状体征	预防措施
含氰甙类植物	0.5～2 h	以苦杏仁引起的最为多见，还有苦桃仁、枇杷仁、李子仁、樱桃仁和木薯等	流涎、头晕、头痛、恶心、呕吐、心慌、四肢无力，不同程度的呼吸困难、胸闷，严重者意识不清，呼吸急促，四肢冰冷，昏迷或阵发性痉挛，可因呼吸麻痹死亡；儿童病死率高	1. 加强宣传教育，不生吃各种苦味果仁，也不能食用炒过的苦杏仁 2. 若食用果仁，必须用清水充分浸泡，再敞锅蒸煮，使氢氰酸挥发掉 3. 不吃生木薯，食用时必须将木薯去皮，加水浸泡 2 天，再敞锅蒸煮后食用
发芽马铃薯	10 min～4 h	发芽马铃薯的幼芽及芽眼部分含有大量龙葵素，加热不充分食后可引起中毒，中毒多在春末夏初散在发生	初期咽喉抓痒感或烧灼感，上腹部烧灼感或疼痛，然后剧烈恶心、呕吐、腹疼、腹泻。轻者症状逐步缓解，严重脱水者可导致电解质紊乱、血压下降，还可有头晕、头痛、烦躁不安、瞳孔散大、视物模糊、心慌、多汗、抽搐、昏迷。重者可因心力衰竭、呼吸麻痹而死亡	1. 不要购买和食用发芽的马铃薯 2. 妥善保存马铃薯，防止发芽。应把马铃薯贮藏在低温、无阳光直射的地方。购买马铃薯时应吃多少买多少，尽量避免存放 3. 加工轻微发芽的马铃薯，必须彻底挖去芽、芽眼及芽周部分
生豆浆	0.5～1 h	食用加热不彻底的豆浆造成中毒。多发于集体食堂和小型餐馆	恶心、呕吐、腹胀、腹泻，可伴有腹痛、头晕、乏力等症，一般不发热，预后良好	1. 不饮用未煮开的生豆浆 2. 豆浆彻底煮开后饮用，特别要注意当把豆浆加热到一定程度时，豆浆出现泡沫，此时豆浆还未煮开，应继续加热至泡沫消失，豆浆沸腾，再持续加热数分钟 3. 当豆浆量大或较稠时，一定把豆浆搅拌均匀，防止烧糊锅底，影响热力穿透
有毒化学物	多在 1 h 内	误食	随不同毒物而不同	1. 严禁将有毒有害化学物与食品同一处放置。有毒化学物，如鼠药、农药要标签明显，防止专门场所并上锁 2. 不随便使用来源不明的食品或容器 3. 蔬菜要彻底清洗后再加工，一般要洗三遍，温水效果更好 4. 厨房、食品加工间和仓库要经常上锁，防止坏人投毒 5. 手接触有毒化学物后要彻底洗手

第十章　铁路站车突发公共卫生事件应急处置原则

铁路突发公共卫生事件(简称突发事件)是指国内突然发生重大传染病疫情、群体性不明原因疾病,造成或者可能造成社会公共健康严重损害,并有可能借铁路传播的事件;铁路车站、列车发生3人以上集体性或者有死亡的食物中毒事件;铁路单位内部发生的3人以上集体性职业中毒、食物中毒、传染病暴发流行事件。由于集体性职业中毒在站、车发生较为少见,在此不作介绍。

一、重大传染病疫情、群体性不明原因疾病

重大传染病疫情是指某种传染病在短时间内发生、波及范围广泛,出现大量的病人或死亡病例,其发病率远远超过常年的发病率水平的情况。旅客列车上发生鼠疫、霍乱、肺炭疽、传染性非典型肺炎(SARS)、人感染高致病性禽流感和其他新发传染病病例(如甲型H1N1流感)时,应按重大传染病疫情进行处置。

群体性不明原因疾病则是指在短时间内,某个相对集中的区域内同时或相继出现具有共同临床表现的患者,且病例不断增加,范围不断扩大,又暂时不能明确诊断的疾病。

通常国内发生重大传染病疫情、群体性不明原因疾病,并有可能借铁路交通工具传播时,铁道部将按国家统一部署启动应急处理预案;部分地区发生突发公共卫生事件时,则由相关铁路局启动应急预案。

(一)处置原则

车站、旅客列车上发生重大传染病疫情和群体性不明原因疾病时,应按以下原则进行处置:

1.成立处理小组

车站、旅客列车应成立由客运、红十字救护员(或卫生人员)、公安人员组成的突发事件处理小组。

2.报告

(1)报告程序:车站应立即报告当地铁路疾病预防控制机构。旅客列车应由列车长立即报告本单位值班室和前方车站(图10－1);接到报告的前方车站和相

关单位值班室应报告运输管理部门和铁路疾病预防控制机构。

(2)报告内容:车次、时间、运行区间、病人的一般情况及主要症状体征、旅行目的地、病人所在车厢号等。

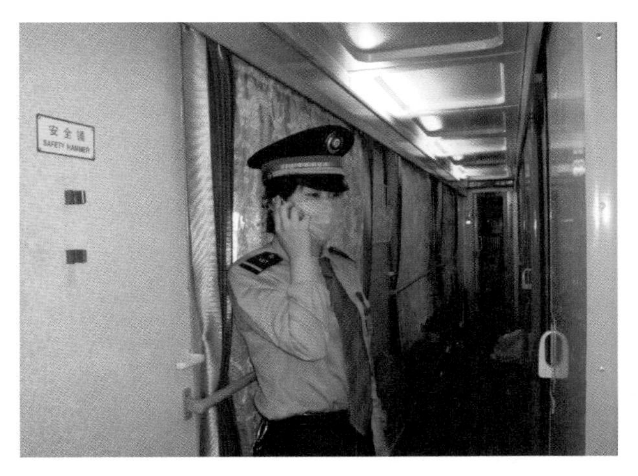

图 10—1　车长电话报告

3. 现场初步处理

(1)隔离病人(包括疑似病人)及施救:车站应将病人隔离在相对独立的房间内;旅客列车应将病人隔离在包房或乘务室(图 10—2)。病人生命垂危时,要通过广播向旅客中的医务人员求助,测量血压、脉搏、呼吸,观察生命体征变化,询问发病旅客有何症状,身体何部位不适,并做好记录。在专业医生到来之前做好紧急救助准备。在救护的同时,将有关情况告诉患者及同行的旅客。

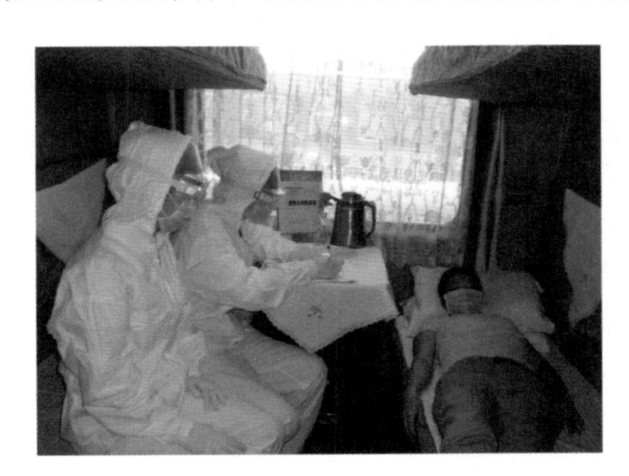
图 10—2　被隔离房内的患者在接受流行病学调查

(2)密切接触者管理:病人的同行人员为密切接触者,此外旅客列车上病人所在硬座车厢、硬卧车厢、软卧同包厢的旅客及与病人有密切接触的乘务员均为密切接触者。应控制密切接触者的流动并进行登记(图 10—3),登记内容包括:姓名、性别、年龄、身份证号码、联系方式等(表 10—1)。

表 10—1　铁路旅客列车旅客登记表

段　　车次　　组　　始发站　　　终到站　　　填报时间:　　年　　月　　日　　时

序号	姓名	性别	年龄	车厢号	席位号	车票号	通信联络方式	身份证件号码	现住址
1									
2									
…									

填报人:

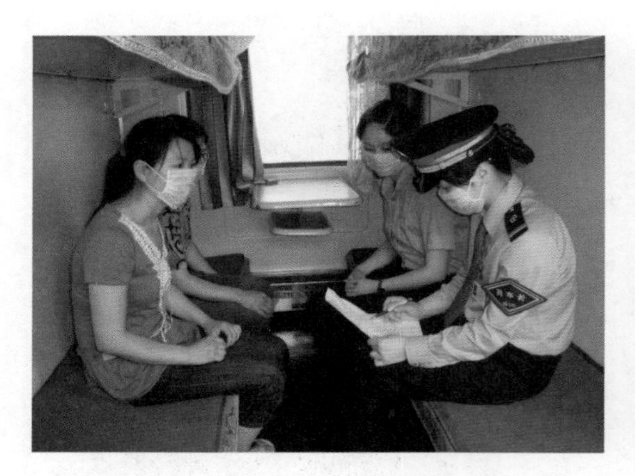
图 10－3 列车乘务员对密切接触者登记

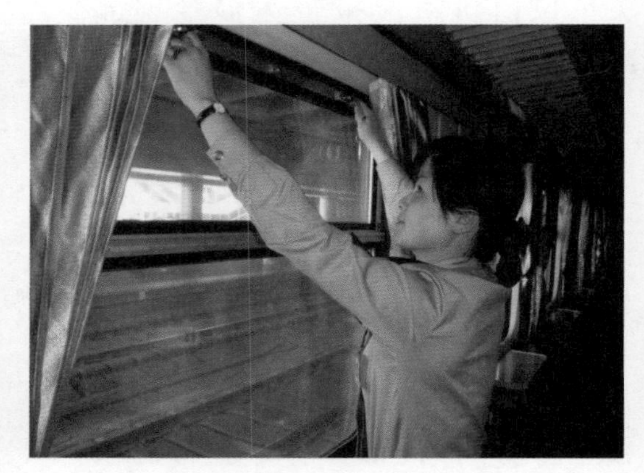
图 10－4 打开车窗通风

(3)列车通风。疑似为呼吸道传染病时，应关闭车厢空调，开启车窗通风换气(图 10－4)。

(4)初步消毒：利用列车上配备的消毒器械和消毒剂对病人污染的车厢、厕所及可能污染的场所进行消毒(图 10－5)。方法：用含氯消毒剂配制成浓度为500 mg/L 的溶液，喷洒至物体表面湿润，作用 60 min。

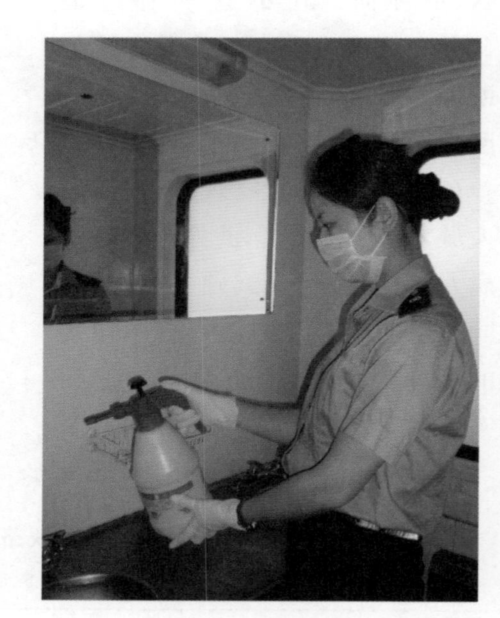
图 10－5 对可能污染的场所进行初步消毒

(5)病人移交：列车在下交病人前，要认真取证，收集所在车厢二名以上旅客或同行人及参加抢救医务人员的旅客证明，确保真实有效。编写记录，一式两份，将旅客及随身携带物品连同客运记录和车票一并移交客运调度指定的车站。如因时间紧，来不及取证和编写记录，必须于 3 日内向站方补交有关材料。

车站在接到列车移交的急病旅客及相关材料后，凭加盖车站或客运公章的客运记录，按照铁路卫生管理部门要求，移交当地卫生部门，并做好移交记录。车站需留存患病旅客身份证及车票的复印件，登记好旅客联系方式，并及时向铁路局客运主管部门上报处置情况。

(6)车站负责开通病人离开车站的专用通道，通道应尽量避开人流密集区。

（二）个人防护

1. 接触病人时，应戴医用一次性乳胶手套或橡胶手套。脱掉手套后，必须立即洗手或对手进行消毒。标准洗手方法见图 10－6。

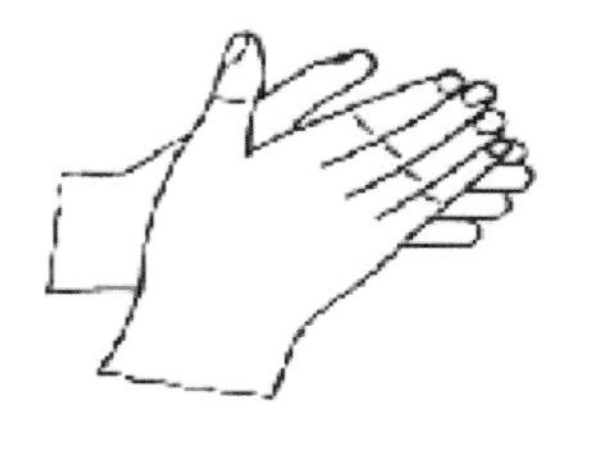

掌心对掌心搓擦

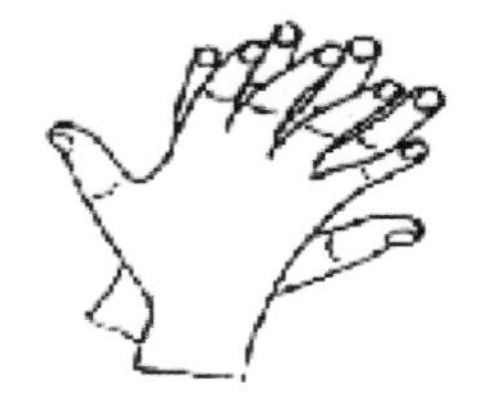

手指交错掌心对手背搓擦

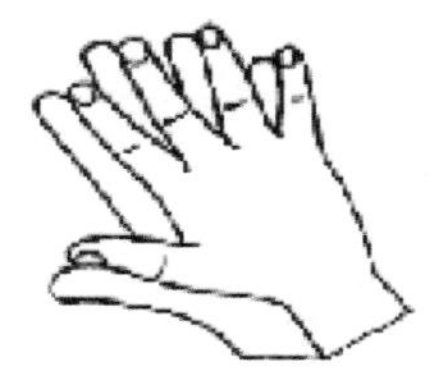

手指交错掌心对掌心搓擦

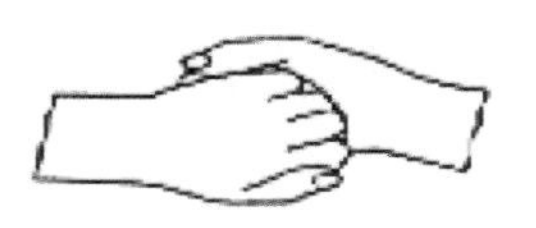

两手互握互搓指背

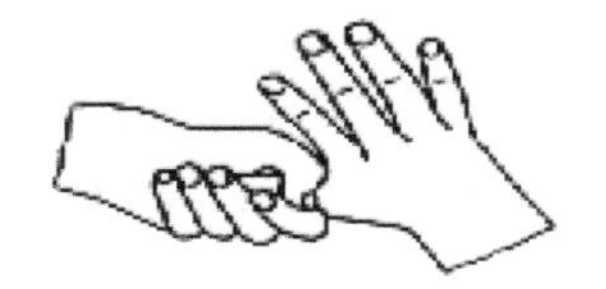

拇指在掌中转动搓擦

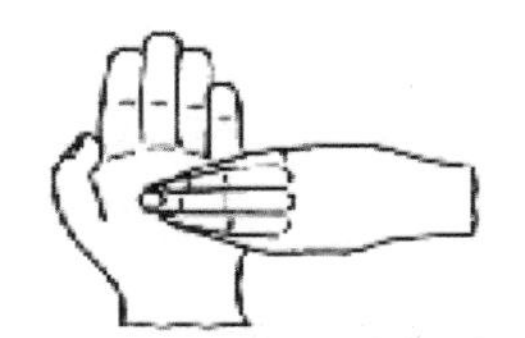

指尖在掌心中搓擦

图 10－6　标准洗手方法

手消毒的方法：用 0.3%～0.5% 碘伏消毒液或快速手消毒剂（异丙醇类、洗必泰一醇、新洁尔灭一醇、75% 酒精等消毒剂）揉搓作用 1～3 min。

2. 直接接触病人时应穿防护服（图 10－7）。

3. 如果接触的是 SARS、禽流感等传染病时，还必须佩戴防护眼镜。

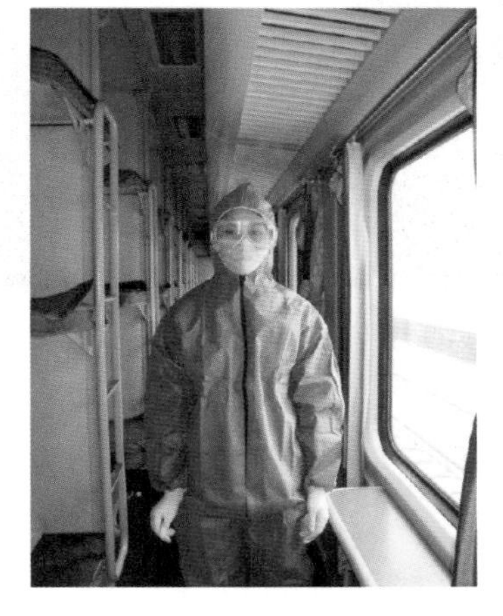

图 10－7　穿戴好防护服的列车乘务人员

二、食物中毒事件

食物中毒是指食用了被有毒有害物质污染的食品或者食用了含有有毒有害物质的食品后出现的急性、亚急性疾病（见第九章）。车站、旅客列车上发生 3 人以上集体性食物中毒或者有因中毒而死亡的病例时则为食物中毒事件。

（一）报　　告

1. 报告程序：车站发生了食物中毒事件或接收了列车下交的食品中毒患者时，应立即报告上级主管部门和当地铁路卫生监督机构，并向调度部门通报。旅客列车应由列车长立即报告本单位值班室和前方车站，同时报告铁道部劳卫司和运输局。

2.报告内容：日期、车次、时间、运行区段、中毒人数、危重人数及死亡人数、患者车厢分布、主要中毒表现、可能引起中毒的食物、采取的急救措施、现场控制措施等。

（二）应急处理

1.列车

（1）救治中毒患者：随车红十字卫生员对患者进行诊治，使用列车红十字药箱内的非处方药品进行对症治疗，并通过列车广播找专业医生；

（2）停止列车食品生产经营活动，停止食用可疑中毒食品，保留所有食品及其原料、工具、设备、现场，封闭餐车后厨和食品仓库，禁止人员进入；

（3）及时收集患者呕吐物、排泄物、剩余食品（图 10—9），使用密闭清洁容器存放，标识清楚（患者姓名、采集时间、是否用药、存放地点、收集人姓名等）；

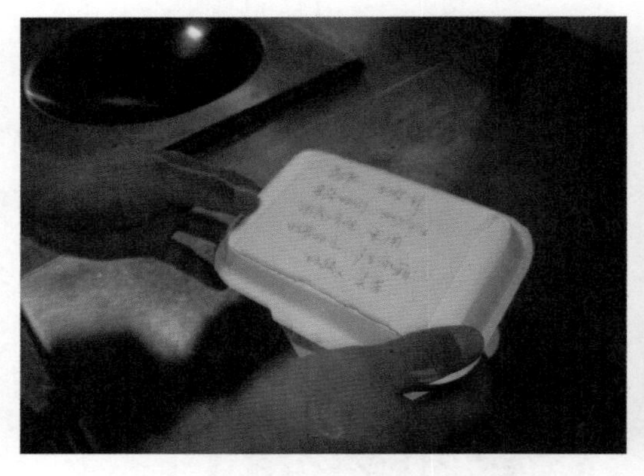

图 10—8 收集呕吐物、排泄物等，并做好标识

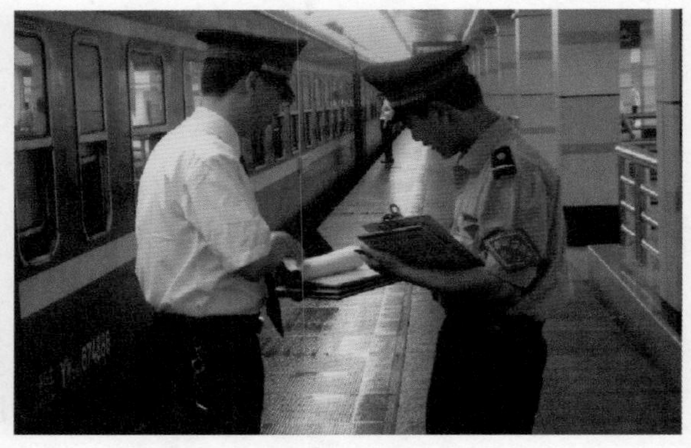

图 10—9 做好交接

（4）列车长、乘警开展调查，询问中毒患者，了解中毒经过，提取文字、影像资料，判定是否为投毒案件或恐怖事件。

（5）根据患者病情，确定下交车站，并做好下交患者各项准备工作。

2.车站

（1）接报告后立即拨打“120”急救电话；

（2）向接收患者的医院通报中毒情况和病人病情；

（3）尽可能安排列车停靠一站台，并明确急救车进出站线路；

（4）与列车长办理患者交接手续（图 10—9）；

（5）派专人护送患者到医院就诊。

附件 1

中国红十字会总会、教育部、公安部、民政部、国土资源部、建设部、
铁道部、交通部、卫生部、民航总局、国家林业局、国家旅游局、
国家安全生产监督管理局、中国电力企业联合会、中国商业联合会

关于印发《中国红十字会关于广泛深入开展救护工作的意见》的通知

红十字[2001]44 号

各省、自治区、直辖市红十字会，教育、公安、民政、国土资源、建设、铁道、交通、卫生、民航、林业、旅游、安全生产监督管理局（厅、委），电力企业、商业联合会：

中国红十字会是以人道主义为宗旨的社会救助团体，致力于保护人的生命和健康，在政府有关部门多年的支持下，认真开展了救护知识的培训和防病知识的普及工作，为维护生产作业人员健康，提高大众健康水平作出了积极贡献。特别是《中华人民共和国红十字会法》颁布以来，在教育、公安、民政、国土资源、建设、铁路、交通、卫生、民航、林业、旅游、安全监管、电力、商业等有关部门的大力支持下，各级红十字会和广大红十字工作者，认真履行《中华人民共和国红十字会法》赋予的“普及卫生救护和防病知识，进行初级卫生救护培训，组织群众参加现场救护”职责，积极开展救护培训工作，取得了“与安全生产相结合、与职业培训相结合、与精神文明建设相结合、与发展红十字组织相结合”的成功经验，倡导了“人道、博爱、奉献”的精神，为我国的精神文明和经济建设作出了积极贡献。

我国自然灾害多发，各种生产第一线的意外突发事件及生产事故经常发生，中国红十字会开展的救护工作为减少事故和自然灾害造成的损失、保护生产力起到了积极的作用，是实践江泽民总书记关于“三个代表”和“以德治国”重要思想的具体体现。

2000 年 4 月，李岚清副总理在听取中国红十字会工作汇报时指出：“红十字

会的工作非常重要,红十字会组织的群众性救护活动很好,一是培养助人精神,二是学习卫生救护常识,要大力提倡,进一步普及。”李副总理的讲话对救护工作提出了新的要求。去年9月,中国红十字会召开了全国救护工作会议,会议制定了今后救护工作的奋斗目标,即经过若干年的努力,在有人身伤害事故的现场,就有经过红十字会培训的红十字救护员开展现场救护。会议通过的《中国红十字会关于广泛深入开展救护工作的意见》符合各部门的安全生产的要求,有利于保护广大第一线人员的健康,完善安全生产措施。红十字会开展的救护工作,必将在我国今后的经济建设和社会发展中发挥积极的作用。现将《中国红十字会关于广泛深入开展救护工作的意见》发给你们,请积极配合,认真贯彻执行,有关部门要给予大力支持,红十字会要切实组织、开展好救护工作,为我国的经济建设和人类健康事业,为红十字人道主义事业作出更大的贡献。

二〇〇一年八月二十四日

附　件

中国红十字会关于广泛深入开展救护工作的意见

现场救护是红十字运动的起源，是红十字会与红新月会国际联合会四项核心任务之一；也是《中华人民共和国红十字会法》赋予红十字组织的七项职责之一，也是中国红十字会"生命工程"的重要内容。我国红十字组织依法开展现场救护及培训工作，经过培训的红十字救护员在参与自然灾害救助、处理突发事件、保障安全生产、普及救护知识、提高群众自救互救能力方面发挥了积极作用，为保护人的生命和健康作出了贡献。

我国属自然灾害多发国家，各种灾害、突发事件、意外伤害、生产事故时常威胁着人的生命与安全。开展现场群众性初级的救护工作对减少上述伤害而致的死亡和伤残将起到积极的作用。人们越来越迫切地要求了解和掌握自救互救技能。李岚清副总理曾指出："红十字会的工作非常重要，红十字会组织的群众性救护活动很好，一是培养助人精神，二是学习卫生救护常识，要大力提倡，进一步普及。"李副总理的指示，对我们的工作提出了新的要求。为贯彻李副总理的指示精神，落实《中国红十字会2000—2004年工作规划纲要》，大力开展全民参与的救护普及培训，拓宽工作领域，进一步提高红十字会救护整体水平和群众自救互救能力，在有人身伤害事故的现场，就有经过红十字会培训的红十字救护员参加现场救护，根据《中华人民共和国红十字会法》提出以下指导意见。

一、指导思想

贯彻《中华人民共和国红十字会法》中关于"为了保护人的生命和健康，发扬人道主义精神，促进和平进步事业"的宗旨；实现红十字运动七项基本原则和红十字会与红新月会国际联合会确定的"改善最易受损害群体的境况"的工作目标；大力开展全民参与的救护普及培训，为我国的社会和经济发展服务。

二、工作目标与任务

1. 2004年前，救护普及人数达到当地人口总数的0.5%～1%。在乡镇、街道的每个红十字基层单位有2～3个红十字救护员。

2.扩大培训范围,在现有行业救护培训的基础上,协调有关部门,在2004年前再拓展2～3个行业的救护培训。

3.到2004年,在救护工作开展较好的省、自治区、直辖市及省辖市和一些行业系统中达到每150～300个人中有一名接受过救护培训并考核合格的红十字救护员。

4.5年内在省级红十字会建立2～3个全国区域性救护培训基地(依托区域性备灾救灾中心和红十字医疗机构)。

5.加强开展救护工作的指导,规范培训教材。研究制定指导全国不同区域和不同层次的救护培训大纲,实行全国统一的救护培训师资标准及红十字救护员证件。

6.制订总会及地方红十字会在紧急状况下组织红十字救护员配合医务人员进行现场医疗救护预案。

7.有条件的地方开办以"一老一小"为服务对象的康复机构以及进行残疾儿童的教育和康复等项目。

三、措施和要求

1.提高认识,加强领导

救护工作是红十字会的传统业务和主要工作之一。普及卫生救护和防病知识,进行初级卫生救护培训,提高群众自救互救能力,组织群众参加现场救护是《中华人民共和国红十字会法》赋予各级红十字会的职责。要全面理解救护工作的含义,它不仅是一般的救护和防病知识的普及,而且是社会主义精神文明建设、提高人口素质、促进安全生产和红十字社会服务的重要内容之一。

2.加强管理、抓出实效

各级红十字会要有相应的职能部门或人员负责此项工作,要将此项工作列入年度计划和工作规划,实行目标管理责任制,明确分工,落实责任,抓出成效。总会将加强分类指导和检查,定期举办全国或区域性救护工作经验交流会及研讨会,总结经验,发现典型,推动工作。对工作中成绩突出的红十字会专职人员要给予奖励,推动救护工作全面发展。

3.加强同政府及其他组织的协调与合作

各级政府有关部门对红十字会开展的卫生救护工作应予以支持。各级红十字会要加强同政府有关部门的协调及情况沟通,争取支持。严格执行国家的有关法律、法规,接受有关部门的监督审计。要协调有关团体和组织,深入社区开展卫生救护知识的普及,促使普及救护知识成为社区工作的重要内容之一。加强同其他组织的合作,争取共同发展。

4.严格规范培训,确保培训质量

总会和省(自治区、直辖市)红十字会要积极建立救护培训基地,发挥指导和辐射作用。省级红十字会要特别重视师资培训,建立一支高素质的、稳固的师资队伍。地市级以下红十字会由各省根据实际情况分级管理。各级红十字会要按总会要求做到四统一,即:统一教学计划,统一教材,统一质量标准,统一考核发证。在保护人的生命和健康方面发挥现场急救的作用。

5.加大宣传和传播人道主义精神的力度

各级红十字会要注重救护工作的宣传,注意把开展救护培训同传播人道主义精神、同发展和壮大红十字组织、同职业培训、同精神文明建设结合起来。通过举办救护培训,扩大红十字会的影响,提高红十字会的声誉。

6.加强与有关国家红十字会的合作与交往,及时吸取先进技术和经验,不断提高救护培训的水平。

附件 2

铁道部、卫生部、中国红十字会总会

关于印发《旅客列车急救药箱管理办法》(暂行)的通知

铁运函[2003]72 号

各铁路局,各省、自治区、直辖市卫生厅(局),新疆生产建设兵团卫生局:

多年来,旅客列车配置的急救药箱,在保障旅客健康和救治突发疾病时发挥了重要作用,受到了社会的支持和拥护。

近年来,由于国家卫生管理法律、法规和制度的不断完善,特别是在《药品管理法》、《执业医师法》、《医疗事故处理条例》等法律、法规相继颁布实施后,旅客列车急救药品配置、使用一些传统做法需要按照国家的法律进行新的定位和调整。为保障旅客的健康与安全,履行铁路运输企业对遇险旅客实施救助的法律义务,适应卫生和铁路运输体制改革,进一步加强旅客列车急救药品的管理和人员的培训,现将《旅客列车急救药箱管理办法》(暂行)发给你们,请按照执行。

二〇〇三年二月二十七日

旅客列车急救药箱管理办法(暂行)

第一条 为了使旅客在乘车中突发疾病、创伤能够得到及时的救护和简易治疗,保障旅客的健康与安全,履行铁路运输企业对遇险旅客积极救助的法律义务,特制定本办法。

第二条 办理公共运输的旅客列车(包括混合列车)均应设置“旅客意外伤害救急药箱”(简称“药箱”)。“药箱”实行药品使用证管理制度。药品使用证的记录内容主要包括:时间、车次,车票发到站,患者单位、姓名、发病症状,用药名称,经办人签字等,具体格式由各铁路局自定。

第三条 “药箱”规格、药品配置和使用证(需编号)由各铁路局自行规定,由客运部门会同同级铁路卫生部门统一制作配发,原已配置的药箱可继续使用。

第四条　根据国家药品管理制度的要求,"药箱"内的药品配置应该是国家基本药物范围内的常用、安全、方便、有效的药品,应包括治疗突发性心脑血管疾病、高热、疼痛、突发精神异常、外伤止血、急性炎症的药品(含说明书)、消毒的药剂;同时,要配置临床常用的诊疗用具,如听诊器、血压计、体温计、镊子、剪刀和有效期内的一次性清创包(简易接生包)等。

第五条　每趟旅客列车上要有两名以上经过红十字会救护员培训合格的乘务员(即红十字救护员)。"药箱"由红十字救护员专人负责掌管。如掌管人员调离岗位,应另指定专人掌管。

第六条　各领用单位每月补充药材时,必须携带"药箱"使用证及药材补充申领表。医疗单位根据客运部门核发的"药箱"使用证和药品配置标准配备药品。领取药品后,申领表一式两份,双方签字后各保留一份。医疗单位将双方签字后的申领表作为药品费用的清算依据。客运公司可根据具体情况与供药医疗单位签订供药合同。

第七条　"药箱"内的药品材料每月补充一次,如有特殊情况药品用完可随时申请补充,但必须提出正当理由。"药箱"药品使用证如有遗失,由领用单位向所属单位挂失,并进行补发。

第八条　"药箱"药品及药品补充费用,由医疗单位按市场批发价格向客运部门财务定期清算,在铁路运输营业外支出中列支。

第九条　在旅客列车上遇到旅客患病时,通过列车广播向旅客中的医务工作者求助。列车红十字救护员立即携带"药箱"到达现场。

第十条　医务工作者要发扬救死扶伤和人道主义精神,到达现场后出示证件并积极投入对患者的救治。

第十一条　在紧急救治中,医务工作者应当将患者的病情、医疗措施、医疗风险等如实告诉患者或同行的旅客,但应当避免对患者产生不利后果。红十字救护员在实行紧急救护时应将有关情况告知患者及同行旅客。

第十二条　处方药使用后要填写药品使用记录。需要转送到医院治疗的病人,医务工作者、红十字救护员要填写简要治疗记录。

第十三条　抢救诊疗表现突出的,列车客运乘务部门要向医务工作者所在单位通报医务工作人员的事迹。

第十四条　培训红十字救护员要与落实"中国红十字会关于深入开展救护工作的意见"要求结合起来,真正做到"在有人身伤害事故的现场,就有经过培训的红十字救护员参加现场救护"。按照中国红十字会"严格规范培训,确保培训质量”要求，做到四个统一，即：统一教学计划，统一教材，统一质量标准，统一考核发证。

第十五条 中国铁路红十字会负责组织制定铁路系统的教学计划并组织实施。各铁路局红十字会负责组织红十字救护员的培训。培训合格的红十字救护员发放统一的中国红十字会培训证书。

第十六条 培训的主要内容包括：“药箱”药品和诊疗用具的使用，现场急救原则，创伤急救，心肺复苏，常见危重病处理，意外灾害应急技能等。

第十七条 本办法自2003年4月1日起实行。本办法的解释权在铁道部。

附件 3

铁道部运输局、劳动和卫生司

关于认真贯彻《旅客列车急救药箱管理办法》(暂行)有关问题的通知

运营客营[2003]8号

各铁路局：

为使《旅客列车急救药箱管理办法》能够顺利有效地实施并形成良性循环，现将有关具体问题通知如下：

一、在运输中对遇险旅客实施现场初级救护关系到旅客生命健康，各级客运和卫生主管部门对这项工作务必高度重视，责任到人，严格管理。“药箱”的日常管理由各铁路局客运部门负责，红十字会和卫生部门要加强配合指导。

二、各铁路局客运部门对“药箱”药品请领使用、登记，器械的交接、监督检查等要建立岗位责任制度，按规定配置药箱内药品、器械。严禁自行采购药品、器械。

三、铁路局红十字会和卫生主管部门指定的医疗机构负责按规定为客运部门供应药箱、器械、药品。药箱内的口服药品、注射针剂注明有效期限，过敏者慎用标志。对超过无菌期的创伤包、简易接生包由客运部门交卫生主管部门指定的医疗机构处理。

四、旅客列车“药箱”药品、器械和材料的配置，按旅客列车运行距离分别为甲类、乙类、丙类。运距在1500 km以上的旅客列车按甲类配置；运行距离在500～1500 km的旅客列车按乙类“药箱”配置；运行距离在500 km以下的旅客列车按丙类“药箱”配置(附各类药箱配置建议目录)。

五、“药箱”所在车厢内设置紧急救护标志。标志应置于车厢显著醒目位置，使旅客容易知晓紧急救护设施的存在，以便遇有紧急情况时及时向工作人员求助。紧急救护标志和“药箱”外标志统一使用红十字标志(式样附后)。车内标志采用可移除式胶贴，要求质地良好、美观大方并满足防水、便于清洁的要求。标志由铁路局客运和卫生主管部门联合监制。

六、箱内药品限于在旅客列车运行中车上乘员发生意外时简易救治免费使用,每人以一日用量为限,不得挪做他用。红十字救护员用药后应当客观、翔实地填写《药品使用证》(封皮式样附后)。

七、红十字救护员的培训工作由铁路局客运部门负责组织,铁路局红十字会负责救护知识培训。红十字救护员的培训不得少于38个课时(理论授课26个课时,实习练习12个课时),培训合格后颁发中国铁路红十字会统一的《中国铁路红十字救护员》证书。

八、中国铁路红十字会宣教服务中心负责提供培训用统一教材和配套光盘,提供必要教具。根据各铁路局需要,还可以直接帮助培训。红十字救护员骨干、师资由中国铁路红十字会宣教服务中心直接培训。

九、铁路客运、卫生主管部门对旅客列车红十字急救药箱配置、使用情况检查要纳入日常规范化管理和检查评比,保证“药箱”处于良好的使用状态,切实发挥现场初级紧急救护的作用。

附件:旅客列车红十字急救药箱配置建议目录(略)

二〇〇三年四月八日

附件 4

铁路红十字药箱的配备标准及使用原则

1 范　　围

本标准规定了铁路红十字急救药箱的配备原则、配备标准、使用原则与管理规定。

本标准适用于铁路旅客列车、客运车站及沿线小站、工区红十字急救药箱的配置与使用。

注:沿线小站、工区是指交通不便、缺乏医疗条件、偏远的车站、工区,一般指四等以下车站。

2 术语和定义

下列术语和定义适用于本标准。

2.1 铁路红十字药箱　railroad redcross medicine kit

在旅客列车、客运车站及沿线小站、工区旅客或铁路职工突发疾病或意外伤害时,用于应急救助便于携带装有非处方药品与器械的药箱。以下简称药箱。

2.2 非处方药品　over the counter

是消费者可不经过医生处方,直接从药房或药店购买的药品,而且是不在医疗专业人员指导下就能安全使用的药品。在药品包装盒上有 OTC 标识的药品。

3 配备原则

3.1 铁路红十字药箱内的药品配置应该是国家基本药物范围内的常用、安全、方便、有效的非处方药品、消毒剂以及临床常用的诊疗用具。

3.2 非处方药品应包括治疗突发性心血管疾病、高热、咳喘、腹泻、眩晕、过敏、疼痛、外伤出血的药品。

3.3 根据配置情况,药箱分为甲、乙、丙三类。

3.4 药品配置数量由管理单位根据使用情况配备。

4 配备标准

4.1 甲类药箱配备药品及器械种类

4.1.1 药 品 类

4.1.1.1 口 服 药

a）感冒、退热、止咳化痰类：氨咖黄敏胶囊、小儿氨酚黄那敏颗粒、美酚伪麻片、羧甲司坦片；

b）心血管类：速效救心丸；

c）平喘类：二羟丙茶碱片；

d）止泻类：盐酸小檗碱片、口服补液盐；

e）抗过敏类：盐酸异丙嗪片；

f）抗眩晕类：氢溴酸东莨菪碱片；

g）其他：云南白药、藿香正气丸。

4.1.1.2 外 用 药

a）退热：小儿退热贴、小儿布洛芬栓；

b）外伤类：湿润烧伤膏、碘伏、苯扎氯铵贴；

c）其他：清凉油、松节油搽剂。

4.1.2 器 械 类

表式袖带血压计1台、听诊器1个、体温计2支、袖珍手电筒1个、大剪刀1把、16 cm弯头和直头止血钳各1把、12 cm直镊子1把、消毒棉(签、球)、医用胶带1卷、三角巾4个、无菌纱布1包、无菌绷带1轴、弹力绷带1卷、橡胶止血带3根、保护带2条、无菌手套3副、呼吸面膜2片、一次性压舌板4片、一次性产包1个、一次性连体防护服3件、一次性口罩6个。

4.1.3 消 毒 剂

含氯消毒片剂或粉剂(用于环境及物品消毒，单独放置)。

4.2 乙类药箱配备药品及器械种类

除器械类不配置保护带、一次性产包外，其他与甲类相同。

4.3 丙类药箱配备药品及器械种类

4.3.1 药 品 类

4.3.1.1 口 服 药

a）感冒、退热、止咳化痰类：氨咖黄敏胶囊、美酚伪麻片、羧甲司坦片、复方甘草片；

b）心血管类：速效救心丸；

c）平喘类：二羟丙茶碱片；

d）胃肠道类：多潘立酮片、盐酸小檗碱片、口服补液盐、氢氧化铝复方制剂；

e）抗过敏类：盐酸异丙嗪片；

f）其他：云南白药、蛇药片、藿香正气丸。

4.3.1.2 外用药

a）外伤类：湿润烧伤膏、碘伏、苯扎氯铵贴；

b）其他：氯霉素滴眼液、驱风油、复方丁香罗勒油（红花油）、松节油搽剂、伤湿止痛膏。

4.3.2 器械类

血压计1台、听诊器1个、体温计2支、袖珍手电筒1个、大剪刀1把、16cm弯头止血钳1把、消毒棉（签、球）、医用胶带1卷、三角巾2个、无菌纱布1包、无菌绷带1轴、弹力绷带1卷、橡胶止血带2根、无菌手套2副。

4.3.3 消毒剂

含氯消毒片剂或粉剂（用于环境及物品消毒，单独放置）。

5 使用原则

5.1 药箱配置

5.1.1 甲类药箱配置：单程全程运行时间超过4 h、运行区间超过1 h或总运行距离超过1 000 km的旅客列车。

5.1.2 乙类药箱配置：达不到上述条件的旅客列车或客运车站。

5.1.3 丙类药箱配置：沿线小站、工区。

5.1.4 各铁路局根据本局担当旅客列车使用药械的情况可适当增加药品及器械的配置。

5.2 使用规定

5.2.1 旅客列车使用：在旅客列车上遇到旅客患病时，通过列车广播向旅客中的医务工作者求助。列车红十字救护员立即携带药箱到达现场，并对伤病员及时实施初步救护。红十字救护员在实行紧急救护时应将有关情况告知患者及同行旅客。箱内药品与器械限于在旅客列车运行中，车上人员突发疾病或创伤时简易救治。红十字救护员用药械后应当客观、翔实地填写《药械使用登记》（登记表应包含日期、药品名称、数量、发放人签名和使用人签名）。

5.2.2 客运车站使用：在车站遇到旅客患急重症需要紧急抢救时，应旅客要求或本人已神志不清时立即联系120急救中心。在120救护车到来之前，车站红十字救护员立即携带药箱到达现场，并对伤病员及时实施初步救护，同时通过车站广播向旅客中的医务工作者求助。红十字救护员在实行紧急救护时应将有关情况告知患者及同行旅客。箱内药品与器械限于在旅客候车期间突发疾病或创伤时简易救治。红十字救护员用药械后应当客观、翔实地填写《药械使用登记》。

5.2.3 沿线小站、工区使用：箱内药品与器械限于职工工作期间突发疾病或创伤时简易救治。用药械后应当客观、翔实地填写《药械使用登记》。

5.2.4 药械补充：各管理单位每月补充药械时，必须携带上月的《药械使用登记》及药械补充申领表。列车红十字药箱内的药械每次使用消耗后，必须在返乘时及时向客运段申领补充，确保在出乘时药械齐全。其他单位红十字药箱内的药械每月补充一次，如有特殊情况药械用完可随时申请补充。

6 铁路红十字药箱管理

6.1 放置地点与标识

旅客列车红十字药箱放置于列车医疗点，客运车站红十字药箱放置于候车室，工区放置方便使用的地方。放置红十字药箱的位置应设置紧急救护标识，明示紧急救护设施。紧急救护标识和药箱外标识统一使用红十字标识(见图1)。

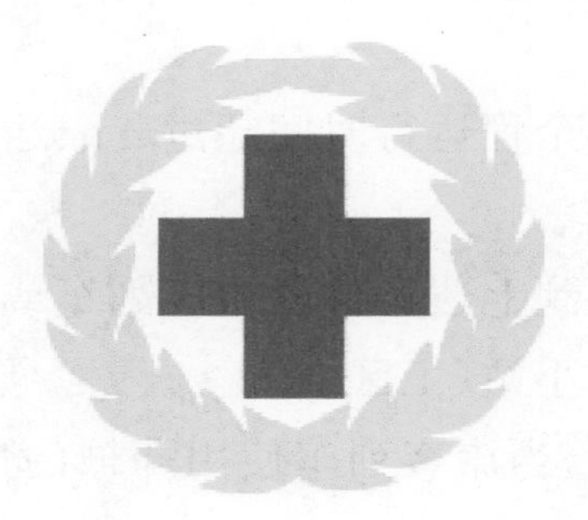

图1 红十字标识

6.2 使用证和清单目录

每个药箱内应有使用证(见图2)和清单目录，使用证应有发证机构盖章，清单目录包括药品品名、数量及有效期。

6.3 管理人员

药箱由经过初级及以上红十字救护培训并取得合格证的红十字救护员专人负责管理，并及时检查药品的完整性和有效期。上级管理部门定期对药箱的使用情况进行检查与指导。

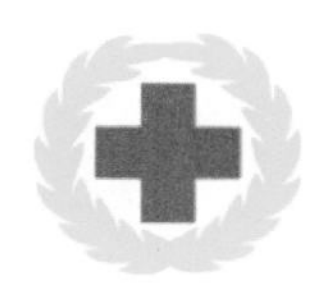

铁路红十字药箱使用证

单位名称：
使用地址：
适用范围：旅客或铁路职工突发急病或创伤时，简易救治免费使用。
发证机关：　　　　　　（盖章）

图 2　铁路红十字药箱使用证

6.4　药品回收

使用单位不得随意丢弃过期药品，而应做好登记，交回给配备部门，由配备部门交回医药部门集中销毁，以防流入非法渠道。

附件 5

国内交通卫生检疫条例

中华人民共和国国务院令第 254 号

第一条 为了控制检疫传染病通过交通工具及其乘运的人员、物资传播，防止检疫传染病流行，保障人体健康，依照《中华人民共和国传染病防治法》(以下简称《传染病防治法》)的规定，制定本条例。

第二条 列车、船舶、航空器和其他车辆(以下简称交通工具)出入检疫传染病疫区和在非检疫传染病疫区的交通工具上发现检疫传染病疫情时，依照本条例对交通工具及其乘运的人员、物资实施交通卫生检疫。在中华人民共和国国际通航的港口、机场以及陆地边境和国界江河口岸的国境卫生检疫，依照《中华人民共和国国境卫生检疫法》的规定执行。

第三条 本条例所称检疫传染病，是指鼠疫、霍乱以及国务院确定并公布的其他传染病。检疫传染病的诊断标准，按照国家有关卫生标准和国务院卫生行政部门的规定执行。

第四条 国务院卫生行政部门主管全国国内交通卫生检疫监督管理工作。县级以上地方人民政府卫生行政部门负责本行政区域内的国内交通卫生检疫监督管理工作。

铁路、交通、民用航空行政主管部门的卫生主管机构，根据有关法律、法规和国务院卫生行政部门分别会同国务院铁路、交通、民用航空行政主管部门规定的职责划分，负责各自职责范围内的国内交通卫生检疫工作。

第五条 省、自治区、直辖市人民政府依照传染病防治法的规定，确定检疫传染病疫区，并决定对出入疫区的交通工具及其乘运的人员、物资实施交通卫生检疫。

第六条 对出入检疫传染病疫区的交通工具及其乘运的人员、物资，县级以上地方人民政府卫生行政部门或者铁路、交通、民用航空行政主管部门的卫生主管机构根据各自的职责，有权采取下列相应的交通卫生检疫措施：

(一)对出入检疫传染病疫区的人员、交通工具及其承运的物资进行查验；

（二）对检疫传染病病人、病原携带者、疑似检疫传染病病人和与其密切接触者，实施临时隔离、医学检查及其他应急医学措施；

（三）对被检疫传染病病原体污染或者可能被污染的物品，实施控制和卫生处理；

（四）对通过该疫区的交通工具及其停靠场所，实施紧急卫生处理；

（五）需要采取的其他卫生检疫措施。

采取前款所列交通卫生检疫措施的期间自决定实施时起至决定解除时止。

第七条　非检疫传染病疫区的交通工具上发现下列情形之一时，县级以上地方人民政府卫生行政部门或者铁路、交通、民用航空行政主管部门的卫生主管机构根据各自的职责，有权对交通工具及其乘运的人员、物资实施交通卫生检疫：

（一）发现有感染鼠疫的啮齿类动物或者啮齿类动物反常死亡，并且死因不明；

（二）发现鼠疫、霍乱病人、病原携带者和疑似鼠疫、霍乱病人；

（三）发现国务院确定并公布的需要实施国内交通卫生检疫的其他传染病。

跨省、自治区、直辖市在非检疫传染病疫区运行的列车、船舶、航空器上发现前款所列情形之一时，国务院卫生行政部门分别会同国务院铁路、交通、民用航空行政主管部门，可以决定对该列车、船舶、航空器实施交通卫生检疫和指令列车、船舶、航空器不得停靠或者通过港口、机场、车站；但是，因实施交通卫生检疫导致中断干线交通或者封锁国境的，须由国务院决定。

第八条　在非检疫传染病疫区的交通工具上，发现检疫传染病病人、病原携带者、疑似检疫传染病病人时，交通工具负责人应当组织有关人员采取下列临时措施：

（一）以最快的方式通知前方停靠点，并向交通工具营运单位的主管部门报告；

（二）对检疫传染病病人、病原携带者、疑似检疫传染病病人和与其密切接触者实施隔离；

（三）封锁已经污染或者可能污染的区域，采取禁止向外排放污物等卫生处理措施；

（四）在指定的停靠点将检疫传染病病人、病原携带者、疑似检疫传染病病人和与其密切接触者以及其他需要跟踪观察的旅客名单，移交当地县级以上地方人民政府卫生行政部门；

（五）对承运过检疫传染病病人、病原携带者、疑似检疫传染病病人的交通工具和可能被污染的环境实施卫生处理。

交通工具停靠地的县级以上地方人民政府卫生行政部门或者铁路、交通、民用航空行政主管部门的卫生主管机构，应当根据各自的职责，依照传染病防治法的规定，采取控制措施。

第九条 县级以上地方人民政府卫生行政部门或者铁路、交通、民用航空行政主管部门的卫生主管机构，根据各自的职责，对出入检疫传染病疫区的或者在非检疫传染病疫区发现检疫传染病疫情的交通工具及其乘运的人员、物资，实施交通卫生检疫；经检疫合格的，签发检疫合格证明。交通工具及其乘运的人员、物资凭检疫合格证明，方可通行。

检疫合格证明的格式，由国务院卫生行政部门商国务院铁路、交通、民用航空行政主管部门制定。

第十条 对拒绝隔离、治疗、留验的检疫传染病病人、病原携带者、疑似检疫传染病病人和与其密切接触者，以及拒绝检查和卫生处理的可能传播检疫传染病的交通工具、停靠场所及物资，县级以上地方人民政府卫生行政部门或者铁路、交通、民用航空行政主管部门的卫生主管机构根据各自的职责，应当依照传染病防治法的规定，采取强制检疫措施；必要时，由当地县级以上人民政府组织公安部门予以协助。

第十一条 检疫传染病疫情发生后，疫区所在地的省、自治区、直辖市人民政府卫生行政部门应当向有关铁路、交通、民用航空行政主管部门的卫生主管机构通报疫情。铁路、交通、民用航空行政主管部门的卫生主管机构接到疫情通报后，应当及时通知有关交通工具的营运单位。检疫传染病疫情的报告、通报和公布，依照传染病防治法及其实施办法的规定执行。

第十二条 国务院卫生行政部门应当依照传染病防治法的规定，加强对检疫传染病防治的监督管理，会同国务院铁路、交通、民用航空行政主管部门，依照本条例的规定，拟订国内交通卫生检疫实施方案。

第十三条 检疫传染病病人、病原携带者、疑似检疫传染病病人和与其密切接触者隐瞒真实情况、逃避交通卫生检疫的，由县级以上地方人民政府卫生行政部门或者铁路、交通、民用航空行政主管部门的卫生主管机构，根据各自的职责分工，责令限期改正，给予警告，可以并处1 000元以下的罚款；拒绝接受查验和卫生处理的，给予警告，并处1 000元以上5 000元以下的罚款；情节严重，引起检疫传染病传播或者有传播严重危险，构成犯罪的，依法追究刑事责任。

第十四条 在非检疫传染病疫区的交通工具上发现检疫传染病病人、病原携带者、疑似检疫传染病病人时，交通工具负责人未依照本条例规定采取措施的，由县级以上地方人民政府卫生行政部门或者铁路、交通、民用航空行政主管部门的卫生主管机构，根据各自的职责，责令改正，给予警告，并处1 000元以上5 000元以下的罚款；情节严重，引起检疫传染病传播或者有传播严重危险，构成犯罪的，依法追究刑事责任。

第十五条　县级以上地方人民政府卫生行政部门或者铁路、交通、民用航空行政主管部门的卫生主管机构，对发现的检疫传染病病人、病原携带者、疑似检疫传染病病人和与其密切接触者，未依法实施临时隔离、医学检查和其他应急医学措施的，以及对被检疫传染病病原体污染或者可能被污染的物品、交通工具及其停靠场所未依法进行必要的控制和卫生处理的，由其上级行政主管部门责令限期改正，对直接负责的主管人员和其他直接责任人员依法给予行政处分；情节严重，引起检疫传染病传播或者有传播严重危险，构成犯罪的，依法追究刑事责任。

第十六条　本条例自1999年3月1日起施行。1985年9月19日国务院批准、1985年10月12日铁道部、卫生部公布的《铁路交通检疫管理办法》同时废止。